供本科、专科护理学类专业使用

护理管理学

主　编　米光丽

副主编　宁艳花　张米玮

编　者（按姓氏笔画排序）

于　慧（宁夏回族自治区妇幼保健院　宁夏儿童医院）

马　嫔（宁夏医科大学护理学院）

王　艳（宁夏医科大学总医院）

王　景（宁夏医科大学总医院）

戈　蕊（宁夏医科大学）

宁艳花（宁夏医科大学护理学院）

刘　娜（宁夏医科大学总医院）

米光丽（宁夏医科大学护理学院/宁夏医科大学总医院）

杨荔枝（宁夏回族自治区人民医院）

张　燕（宁夏医科大学护理学院）

张米玮（宁夏回族自治区妇幼保健院　宁夏儿童医院）

郑栋莲（宁夏医科大学总医院）

姚彦蓉（宁夏医科大学总医院）

倪文思（宁夏医科大学）

唐　彦（宁夏医科大学总医院）

谢晓华（宁夏医科大学总医院）

科学出版社

北　京

内 容 简 介

　　本教材从护理管理概述、管理理论和原理、五大职能、护理质量管理的相关理论与具体方法、沟通与冲突、临床护理教学管理、护理科研与护理信息及法律法规等视角，将护理工作中应该遵循的管理理念和方法作为明线，同时把满足患者"隐含的护理需求"当作护理管理和护理质量改革的切入点和暗线，对护理管理者和护理学生进行理论教学与思维塑形。

　　其中，亮点体现在课后知识思维导图与课堂知识拓展两个方面。知识思维导图可供学习者在课后梳理本章节内部逻辑结构，以便掌握更加通透与系统的架构，而知识拓展则服务于拥有更深层次求知欲和好奇心的读者。

图书在版编目（CIP）数据

护理管理学 / 米光丽主编 . —北京：科学出版社，2021.11
ISBN 978-7-03-070106-0

Ⅰ.①护…　Ⅱ.①米…　Ⅲ.①护理学 – 管理学　Ⅳ.① R47-05

中国版本图书馆 CIP 数据核字（2021）第 212305 号

责任编辑：王　颖 / 责任校对：宁辉彩
责任印制：李　彤 / 封面设计：陈　敬

科学出版社出版
北京东黄城根北街 16 号
邮政编码：100717
http://www.sciencep.com
北京凌奇印刷有限责任公司印刷
科学出版社发行　各地新华书店经销
*
2021 年 11 月第　一　版　开本：787×1092 1/16
2024 年 6 月第四次印刷　印张：14 1/4
字数：328 000
定价：**55.00 元**
（如有印装质量问题，我社负调换）

前　言

　　护理工作是卫生健康事业的重要组成部分，加强护士队伍建设是卫生健康事业发展的重要基础工作。而提到护士队伍建设，就离不开高质量护理人才的培养，构建符合新时代需求的护理人才是当下院校护理教育的新风尚与新靶点。如何进行高质量人才培养？答案永远跳不出"护理管理是核心能力与素养"这一中心论点。无论从宏观还是微观层面来审视，护理管理始终贯穿于护理人才培养体系中"生根—发芽—开花—结果"的各个阶段。对于护理学生，它是种子与幼苗，自护理生涯的起点便开始起作用；对于临床护士，它是促使开花的催化剂，学懂了、悟透了就可以更上一层楼；而对于护理管理者，则是成熟的果实，不断汲取果实的新养分，可以拓宽其思维广度，驾驭更多的复杂问题。由此可见，护理管理的重要性与多维性不言而喻。

　　本教材的亮点主要体现在增设课后知识思维导图与课堂知识拓展方面。其中，知识思维导图可供学习者在课后梳理本章内部逻辑结构，以便掌握更加通透与系统的架构，而知识拓展则服务于拥有更深层次求知欲和好奇心的读者。

　　具体来讲，本教材从护理管理概述、管理理论和原理、五大职能、护理质量管理的相关理论与具体方法、沟通与冲突、临床护理教学管理、护理科研与护理信息及法律法规等视角，把护理工作中应该遵循的管理理念和方法作为明线，同时将满足患者"隐含的护理需求"当作护理管理和护理质量改革的切入点和暗线，对护理管理者和护理学生进行理论教学与思维塑形。有利于逐步培养护理人才的管理素养，从而为医院培养高质量的护理管理人才奠定基础。

米光丽

2021 年 5 月

前　言

目　　录

第一章 绪 论

【学习目标】

1. 知识目标 掌握管理与护理管理的相关概念；管理的基本特征；护理管理的研究内容。

2. 能力目标 掌握护理管理的任务；不同理论模式下的护理管理者的角色。

3. 素质目标 学会正确运用管理职能及方法，提高个人综合素质，为更好地开展护理管理工作奠定基础。

【学习建议】

参阅《管理学原理》《医院管理学》等相关书籍，采用阅读、自学、课堂讨论、医院实践等形式增加对护理管理理论的有形认识。

管理广泛存在于人类各种活动之中，涉及社会的各个角落，与人们的社会活动、组织息息相关。管理学是自然科学、社会科学和其他学科相互交融的一门综合性学科。而护理管理学是将管理科学运用于护理管理中，护理管理者应将管理学的基本理论、方法和技术应用于护理实践，并结合护理管理特点加以研究和探索，建立适合我国医院工作的护理管理理论和方法，使护理管理更趋于科学化、专业化和效益化。

第一节 管理概述

一、管理的内涵

（一）管理的概念

管理（management）是管理者为实现组织目标，通过计划、组织、人事、领导、控制等各项职能工作，合理有效利用并协调组织管理所拥有的资源要素，与被管理者共同实现组织目标的过程。管理作为一种社会活动，普遍存在于各个领域的各项工作中。

国内外管理学界目前公认的管理过程（management process）是指管理者与被管理人员共同实现既定目标的活动过程，是一切组织不可或缺的要素。准确理解这一概念，需明确：

（1）管理的宗旨是实现组织目标，以组织目标为出发点，根据组织目标和工作标准，有意识、有目的地协调行为。

（2）管理的核心是计划、组织、人力资源管理、领导和控制五大职能。

（3）管理的基础是对人、财、物、信息、空间和时间等资源的合理使用和分配。

（4）管理的作用是用最小的投入获取最大的社会效益和经济效益。

（5）管理的重点：一是明确目标；二是正确决策。

> **知识拓展**
>
> 管理不是"管理人"，管理是"领导人"，管理的目标是充分发挥和利用每个人的优势和认识。

（二）管理职能

管理职能（management function）也就是管理或管理人员应发挥的作用或承担的任务，是管理活动内容的理论概括。1916 年法国管理学家亨利·法约尔（Henri Fayol）提出，所有的管理者都应履行计划、组织、指挥、协调和控制 5 种管理职能。20 世纪 50 年代中期，美国两位管理学家哈罗德·孔茨（Harold Koontz）和西里尔·奥唐奈（Cyril O'Donnell）将这 5 种职能作为管理教科书的框架。本教材也将从计划、组织、人力资源管理、领导、控制 5 个方面来论述管理职能：

1. 计划职能 计划是管理最基本的职能，是为实现组织管理目标而对未来行动方案做出选择和安排的工作过程，具体来说就是 5W1H：确定做什么（What）、为什么做（Why）、谁去做（Who）、什么时间做（When）、什么地点做（Where）和怎样去做（How）。严密、统一的计划，能保证组织的各项活动协调有序地进行，确保预定目标顺利实现；如果没有计划或者科学的计划，组织管理活动就会陷入盲目状态，实现组织目标就没有保障。同时，计划与其他职能密切联系。

2. 组织职能 组织职能是为实现组织预定目标，根据计划对组织的各种资源进行科学、合理的安排，设计、维持合理的组织架构。组织工作的具体程序和内容包括组织设计、人员配置和组织变革 3 部分：①组织设计是为实现计划目标，对各种业务活动进行组合分类，设置相应的岗位和职务，并按一定标准将岗位和职务进行组合，形成不同的工作部门。②人员配置是根据各个岗位活动的要求以及组织成员的素质和技能特点，对组织结构所规定的不同岗位所需人员进行恰当有效的选择、考评、培养和使用，将合适的人员安置在恰当的岗位上，以便更好地胜任组织结构规定的各项职务，从而实现组织目标。③组织变革是根据组织活动及其环境的变化，对组织结构进行相应的调整。组织职能使医院护理管理中的各种关系结构化，是完成计划、实现预定目标的重要保障。

3. 人力资源管理职能 人力资源管理职能是指管理者根据组织管理内部的人力资源供需状况进行的人员选择、培训、使用、评价的活动过程，其目的是保证组织任务的顺利完成。人力资源管理作为一项独立的管理职能，已得到越来越多的管理学家和管理工作者的认同；并将人员配备职能的含义扩展为选人、育人、用人、评人和留人等 5 个方面。随着管理理论研究和实践的不断深入，这一职能已经发展成为一门独立的管理学科分支。

4. 领导职能 领导职能是使各项管理职能有效地实施、运转并取得实效的统率职能。护理管理的领导职能就是管理者引导护理团队同心协力实现组织目标的过程。领导职能发挥的关键是正确运用领导者的影响力，有效激励下属的工作自主性、积极性和创造性，提高工作效率，保证组织目标的实现。

5. 控制职能 控制职能的核心是实现组织目标，是根据预定目标和标准对组织活动进行监督、检查，发现偏差时采取纠正措施，以确保预期目标顺利实现。控制职能与计划职能密不可分，计划是控制的前提，它为控制提供了目标和标准；控制是实现计划的手段，没有控制计划就不能顺利实现。控制工作是一个延续不断、反复进行的过程，其目的在于保证组织实际的活动及其成果同预期目标相一致。

计划、组织、人力资源管理、领导、控制这五项职能是一个统一的有机整体，各项职能之间是相互联系、相互交叉的闭合式循环过程。

（三）管理的对象

管理的对象是指管理过程中管理者实施管理活动的对象，也称为管理客体。在一个组织中，管理对象主要是指人、财、物、信息、技术、时间、空间等一切资源，其中最重要的管理对象就是人。

1. 人力资源 人力资源是组织中第一资源，是一种可以反复利用、不断增值的资源。如何使人的主动性、积极性和创造性得以充分发挥，提高组织劳动生产率，是管理者面临的最大挑战。人力资源管理不仅强调以人为本，而且重视对人的思想、心理和行为进行有效的管理，做到事得其人、人尽其才、人事相宜，同时还注重通过有效的人力资源的开发和人员职业生涯规划达到提高组织人力资本价值的目的。

2. 财力资源 在市场经济中，财力资源既是各种经济资源的价值体现，又是具有一定独立性和运动规律的特殊资源。财力资源是企业高速度发展的社会生产力的基础，任何组织都可以通过财力资源的有效整合及运用，达到提高管理成效的目的。财力资源管理的目标就是通过对组织财力资源的科学管理，做到财尽其力，用有效的财力资源为组织创造更大的社会效益和经济效益。

3. 物力资源 物质是人们从事社会实践活动的基础，所有组织的生存发展都离不开物质基础。在进行组织物力管理时，管理者要遵循事物发展的客观规律，根据组织管理目标和实际情况，对各种物力资源进行最优配置和最佳组合利用，做到物尽其用。

4. 信息资源 随着信息社会的到来，广泛收集信息、精确加工和提取信息、快速准确地传递和处理信息、有效利用信息已成为信息管理的重要内容。信息产生于人类活动，人类对各种资源的有效、合法地获取、分配及合理使用是凭借着对信息资源的开发和有效利用来实现的。信息是医院护理管理中不可或缺的构成要素。管理者应保持对信息的敏感性，捕捉有效信息资源，精确地加工和提取信息、快速准确地传递处理信息，并迅速做出反应，以求达到效益最大化。

5. 技术资源 技术资源广义上属于社会人文资源，其在经济发展中的作用日益增大。技术是自然科学知识在生产过程中的应用，是直接的生产力，是改造客观世界的方法、手段。对于一个组织来说，技术包括两个方面：①解决实际问题相关软件方面的知识。②解决这些实际问题而使用的设备、工具等硬件方面的知识。软件方面和硬件方面的知识总和构成了组织的技术资源。

6. 时间资源 时间是物质运动的存在形式，物质与时间、空间与实践都是客观存在且不可分割的。时间无形，但却有价值。成功者与不成功者具有相同的时间，实现的价值却不尽相同。管理者要善于管理和安排时间，做到在最短的时间里完成更多的事情，创造更多的财富。

7. 空间资源 从资源学的角度来讲，空间资源主要包括高度资源、环境资源和物质资源。研究和开发空间资源，是为了更好地利用空间资源弥补资源不足的缺陷、优化资源配置、提高资源的综合利用水平，以拓展人类的生存与发展空间。管理者要重视空间资源学的研究对象、范围、内容以及与其他学科之间的联系，进一步加强人类对空间资源的利用。

知识拓展

信息素养（information literacy）是一种对信息社会适应的基本能力。美国教育技术CEO论坛2001年第4季度报告提出21世纪的能力素质，包括基本学习技能（读、写、算）、信息素养、创新思维能力、人际交往与合作精神、实践能力。信息素养是其中一个方面，它涉及信息的意识、信息的能力和信息的应用。

信息素养这一概念是信息产业协会主席保罗·泽考斯基（Paul Zurkowski）于1974年在美国提出的。它包括文化素养、信息意识和信息技能三个层面。能够判断什么时候需要信息，并且懂得如何去获取信息，如何去评价和有效利用所需的信息。

（四）管理的方法

管理的方法是指用于实现管理目的而进行的手段、方式、途径和程序的总和。即运用管理原理，实现组织目标的方式。

1. 行政管理方法 行政管理方法是指在一定的组织内部，以组织的行政权力为依据，运用行政手段，按照行政隶属关系来执行管理职能、实施管理的一种方法。

行政管理方法的特点：①具有一定的强制性：以组织的行政权力为基础，以下级服从上级为原则。因此，行政方法的时效性很强，见效快。②具有明确的范围，只能在行政权力所能够管辖的范围内发挥作用。③不平等性：行政管理方法是以组织权力为基础，以服从为原则。上级对下级发出的命令，下级在执行中不能讨价还价。

2. 经济管理方法 经济管理方法是指以人们对物质利益的需要为基础，按照客观经济规律的要求，运用各种物质利益手段来执行管理职能，实现管理目标的方法。

经济管理方法特点：①利益性：经济管理方法是主要利用人们对经济利益和物质利益的需求来执行的管理方法。②交换性：经济管理方法实际上是以一定的交换为前提的。管理者运用一定的报酬手段引导被管理者完成所承担的任务。③关联性：经济管理方法覆盖范围十分广泛，影响面宽，与各个方面都有着直接或间接的联系。但是同时也存在一定的局限性，因为人的需求不可能仅限于物质利益，决定人行为的积极性也并非只有对经济利益的追求，管理者在具体实践中要注意这一点，否则会导致"一切向钱看"的倾向。

3. 教育管理方法 教育管理方法是按照一定的目的和要求对受教育者从德、智、体、美几方面施加影响，使受教育者改变行为的一种有计划的活动。

教育管理方法的特点：①教育是一个缓慢的过程：教育以转变人的思想、价值观为特征，以提高人的素质为目的，是一个缓慢的过程。②教育是一个互动的过程：在教育过程中，教育者和受教育者双方都在提高，是一个相互学习、相互影响的活动。在这个过程中教育者必须为人师表、以身作则、身体力行。③教育形式的多样性：教育的方法很多，如思想政治教育、企业文化建设、工作岗位培训、对员工情感投资等都是行之有效的教育方法。

4. 法律管理方法 法律管理方法又称"制度方法"，是指运用法律规范或类似法律规范性质的各种行为规则进行的一种管理方法。在管理的法律方法中，既有国家正式颁布的法律，也有各级政府机构和各个管理系统所制定的具有法律效力的各种社会规范。

法律管理方法的特点：①强制性：法律、组织规范不同于其他社会规范，法律、组织规范一般是由国家或组织强制实施的、公民必须遵守的行为规则，具有普遍的约束力和强制性。②规范性：法律、组织规范规定人们在什么情况下可以做什么、应当做什么或不应当做什么；

同时又可作为评价人们行为的标准，根据这些规范可以估计到自己或他人的行为是合法或是违法。③概括性：法律、组织规范制约的对象不是具体的人，而是概括的人，故具有普遍适用性和相对稳定性。

5. 数量分析方法　数量分析方法是建立在现代系统论、信息论、控制论等科学基础上的一系列数量分析、决策方法。

数量分析方法的特点：①模型化：指在假定的前提条件下，运用一定数理的逻辑分析方法，针对需要解决的问题而建立的模型。②客观性强：在使用这些方法时，除了假定前提条件和选择分析的数量分析方法之外，在建立模型和推导的过程中，基本上不受人为因素的影响，具有较强的客观性。

二、管理的基本特征

（一）管理的二重性

管理具有二重性，一是自然属性，二是社会属性。自然属性是指对人、财、物、时间、信息等资源进行组合、协调和利用的管理过程，包含着许多客观的、不因社会制度与社会文化不同而变化的规律和特性。管理的这种不因生产关系、社会文化的变化而变化，只与生产力发展水平相关的属性，就是管理的自然属性。社会属性是指人们在一定生产关系条件下和一定社会文化、政治、经济制度中必然要受到生产关系的制约和社会文化、政治、经济制度影响的特性。不同的生产关系、不同的社会文化和经济制度都会使管理思想、管理目的及管理方式呈现出一定的差别，从而使管理具有特殊性和个性化，这就是管理的社会属性。

管理的自然属性为我们学习、借鉴发达国家和地区的管理经验提供了理论依据，使我们可以大胆地引进国内、外先进、成熟的管理经验，以便迅速提高我们的管理水平。管理的社会属性则告诉我们，不能全盘照搬别人的做法，必须结合实情，建立具有特色的管理模式。

（二）管理的科学性与艺术性

1. 管理的科学性　科学是反映自然社会和思维等客观规律的知识体系。管理的理论是由一系列概念、原理、原则和方法构成的知识体系，这些知识是从假设、实验和分析发展而成的。管理活动具有其内在、共同的规律性，具有普遍适用的一般性原则，是一项专门的业务活动，管理活动必须建立在科学基础之上才能有效地进行管理。管理活动的科学性是指管理者在管理活动中遵循管理的原理原则，按照管理客观规律解决管理中的实际问题的行为活动过程。

2. 管理的艺术性　艺术性就是强调管理的实践性，没有实践也就无所谓艺术。它是管理者熟练运用管理知识，针对不同的管理情景采用的不同管理方法和技能，以达到预期管理效果的管理行为。管理活动的动态发展变化决定了管理的随机性和灵活性。管理的艺术性还体现在管理活动中管理者个人在解决管理问题时采用方法的创新性和多样性。对管理学理论知识的正确理解是有效运用管理艺术的基础。

管理实践活动是一门艺术，而指导这种实践活动的知识体系的管理学则是一门科学，所以管理既是科学，又是艺术，是科学性和艺术性的辩证统一。

（三）管理的普遍性与目的性

管理的普遍性在于管理广泛存在于人类各种活动之中，涉及社会每一个角落，与人们的各项社会活动、组织活动都息息相关。管理的目的性同其他社会实践活动一样，都是有意识、有目的的活动，管理的一切活动都要为实现组织目标服务。正是因为有了共同的目标，不同的管理职能、管理活动才能成为一个整体，组织才能得以生存和发展。

（四）管理任务的一致性

管理过程就是要设计和维持一种系统，以保证在这一系统中共同工作的人们用尽可能少的资源支出（包括人力、物力、财力、时间及信息），去实现组织预定的目标。虽然各级管理人员处于不同的层次，执行的任务也不尽相同，但他们的基本职能具有一致性。所有成员都需要为组织创造一种环境，使人们在其中可以通过努力去实现共同目标。

第二节　护理管理概述

护理管理是将管理的科学理论和方法运用于护理管理实践中的过程，其任务是研究护理管理的特点，找出其规律性，对护理管理工作中涉及的（人、目标、任务、信息、技术等）各要素进行综合统筹，使护理系统实现最优运转，以提高护理工作效率。医院护理管理水平直接影响医院护理质量和护理工作效率，是医院管理工作的重要体现。

一、护理管理的相关概念

（一）护理管理的概念

护理管理（nursing management）是以提高护理质量和工作效率为主要目的的活动过程。世界卫生组织（World Health Organization，WHO）对护理管理的定义：护理管理是为了提高人们的健康水平，系统地利用护士的潜在能力和其他人员、设备、环境和社会活动的过程。护理管理就是对护理工作的诸多要素，如人员、时间、信息、技术、设备等，进行科学的计划、组织、协调、控制，从而使护理系统有效地运转，放大系统的效能，实现组织目标。

（二）护理管理者的概念

护理管理者是从事护理管理活动的人或人群的总称，具体是指那些为实现组织目标而负责对护理资源进行计划、组织、领导和控制的护理人员。

护理管理者的基本要求：①具有丰富的临床和管理经验，能全面地履行管理者角色所固有的职责。②掌握护理管理实践领域的相关知识、技能及理论知识。

二、护理管理思想的形成与发展

（一）国外护理管理思想的形成与发展

医学之父希波克拉底（Hippocrates）提出护理、观察、报告都要以病人为中心的观点，强调在病人床边对病人进行仔细观察，强调生活条件、周围环境对病人康复的意义。

弗洛伦斯·南丁格尔（Florence Nightingale）被誉为近代护理学创始人。她最先提出医院管理需要采用系统化方式、创立护理行政制度、注重护士操作技术的训练等。无论是在伦敦的看护所还是在克里米亚战争中，她都特别注重采光、给水、通风、清洁等环境对病人康复的影响。由于她的科学管理，在 1854～1856 年的克里米亚战争期间，战伤死亡率从 50% 下降到 2.2%，创造了护理发展史上的奇迹，极大地推动了护理学科及护理管理学科的发展。

进入 20 世纪后，随着医学与管理学的发展与进步，护理管理学也得到迅速发展。各级护理管理组织不断完善，护理管理职能逐步明确，护理管理的作用也得到重视。1946 年美国波士顿大学护理系首次开设护理管理学课程，培养护士的行政管理能力。美国医院护理管理及护理教育成果，引起世界各国的关注，许多国家也随即开设护理管理学课程，培养专业的护理管理人才。1969 年美国护士学会（American Nurses Association，ANA）对护理管理人员的任职学历要求规定最低为学士学位，进一步促进了护理管理学的发展。

20 世纪 70 年代后，随着经济的迅速发展，欧美等发达国家对护理管理人员的知识结构提出了更高的要求，要求护士长不仅具有护理管理学知识，还必须具有工商管理、经济学及财务预算等方面的知识。

（二）国内护理管理思想的形成与发展

中国医学在几千年封建社会中，一直保持着医、药、护不分的状态。中医药中提到的"三分治，七分养"中的"七分养"是指我们今天的"护理"。中医把人体视为统一的有机整体，并提出了人的健康与内在心理状态及外在生活环境互为影响的观点。中医药学为护理学的起源提供了丰富的理论和技术基础。

中华护理学会（Chinese Nursing Association，CNA）成立于 1909 年 8 月 19 日，曾先后使用中国看护组织联合会、中华护士会、中华护士学会、中国护士学会等名称，1964 年更名为中华护理学会。中华护理学会是中国共产党领导下的护理科技工作者的学术性群众团体，是党联系广大护理工作者的纽带和桥梁。其宗旨是团结广大护理工作者，为繁荣和发展中国护理科学事业，促进护理科学技术的普及、推广和进步，为保护人民健康而服务。中华护理学会作为中国科学技术协会（以下简称中国科协）所属全国性学会之一，受中国科协和国家卫健委（原卫生部）双重领导，其总会设在北京，全国 31 个省（自治区、直辖市）和香港、澳门特别行政区均设有地方护理学会。2013 年 5 月 8 日中华护理学会获准加入国际护士会。

20 世纪 80 年代初，我国恢复护理高等教育，在高等护理教育课程中开设了"护理管理学"的课程。同时，在借鉴国外先进护理理论及管理方法的基础上，探索适合我国国情的临床护理工作模式及相应的护理管理模式，形成了初步的护理管理理论体系，并逐渐从经验管理转向标准化管理。

20 世纪 90 年代以后，随着现代管理学的发展与进步，护理管理学也得到迅速发展，并逐渐形成了符合中国国情的学科体系，护理管理工作也朝着现代化、科学化、标准化、制度化和法治化的方向发展。

三、护理管理的任务

护理管理是管理理论与管理方法在护理管理实践中的具体应用，以提高护理质量和工作效率为主要目的的活动过程。根据工作内容的不同可将护理管理分为护理行政管理、护理业务管理、护理教育管理和护理科研管理。

1. 护理行政管理 护理行政管理是遵照国家的方针政策和医院相关的规章制度，对护理工作进行组织、物资、人力资源和经济等方面的管理，保证护理质量持续改进，有效地提高组织和部门的绩效。

2. 护理业务管理 护理业务管理是对各项护理业务工作进行协调控制，提高护理人员专业水平，保证护理工作质量，提升专业服务能力，丰富护理服务内涵，满足社会健康服务需求，提高工作效率。

3. 护理教育管理 护理教育管理主要是为了培养高层次的护理人才，提高护理队伍整体素质而进行的管理活动。随着人们对健康服务需求的不断增加，护理服务内涵不断拓宽，护理教育也逐渐向现代化、社会化、综合化、多样化、终身化和国家化的趋势发展。临床护理教育是培养各层次护理人才的重要途径，临床护理教育体系包括：中专、大专、本科、研究生的教育，护士规范化培训，专科护士培训，护理进修人员培训等方面。

4. 护理科研管理 护理科研管理是运用现代科学管理的原理、原则和方法，结合护理科研规律和特点，对护理科研工作进行领导、协调、规划和控制的过程。

四、影响护理管理发展的因素

护理管理作为一个过程，容易受到医院内外政策、服务对象、护理人员及科学技术等因素的影响，同时还受管理者自身条件影响。要提高管理效率，必须关注影响护理管理的各种因素。

（一）护理管理的一般环境

管理环境是指医院和护理管理的外部环境，即对医院和护理管理绩效产生影响的外部条件和力量的总和。外部环境不仅为组织活动提供了发展条件，而且对组织活动起到制约作用。国家的路线、方针、政策、法规等作为外环境因素对医院起着直接或间接的推动和制约作用。医院和护理管理者必须时刻关注外部环境的变化，及时了解和预测其变化对护理工作的影响，辩证地看待其内在蕴含的机遇和挑战，保持护理管理工作的主动性。

社会制度、发展计划、国家卫生相关政策及科学技术的进步直接或间接地影响医院的运转及利益的分配。医院的管理结构应随着外部环境的变化及内部各种因素的改变进行适当的调整。在新的医学模式的背景下，护理工作模式也逐渐由以疾病为中心转向以病人为中心、以人的健康为中心。随着护理工作模式的改变，护理管理思想、方法也发生一系列的变化。护理管理模式不断创新，建立了医院护理"垂直"管理系统，健全了医院内的护理管理制度和护理质量标准。护士执业注册制度、护士继续教育制度等日趋完善。

（二）医院护理管理组织结构

护理部在医院管理中属于职能部门，与行政、医务、教学、科研、后勤管理等职能部门并列，相互配合共同完成医院的各项工作。护理部在院长或主管护理的副院长领导下，全面负责医院的护理工作。发挥垂直管理职能，这对加强护理管理、提高管理效能有着重要的意义。根据国家卫健委的要求，目前我国大多数医院护理管理体制的职称设置情况如下：

1. 护理部主任 县和县级以上医院均设护理部，实行院长领导下的护理部主任负责制。500 张以上床位的医院要求配专职副院长，另设护理部主任 1 人，副主任 2 人；300 ~ 500

张床位的医院，或不足 300 张床但医教研任务繁重的专科医院，设护理部主任 1 人，副主任 1 ~ 2 人；300 张床位以下的医院，设总护士长 1 人。

2. 科（总）护士长 100 张床位或设有 3 个护理单元以上的科室，以及任务繁重的手术室、急诊、门诊部设科护士长。科护士长在护理部主任领导和科室主任业务指导下，全面负责本科室的护理管理工作。

3. 护士长 护士长是医院病房和其他基层单位（门诊部、急诊、手术室、供应室、产房、婴儿室、ICU 等）护理工作的管理者，病房护理管理实行护士长负责制。护士长在护理部主任（或总护士长）、科护士长领导和科主任业务指导下开展工作，并与主治医师共同配合负责病房的全面管理工作。

目前我国医院均已实行护理部主任—科护士长—护士长三级管理体系或总护士长—护士长二级管理体系。

（三）宗旨和目标

宗旨是组织对其信仰和价值观的表述，宗旨回答了"一个组织应该干什么"的问题。护理工作的宗旨包括对护理活动、病人、护理人员三方面问题的认识和观点。明确组织宗旨是有效进行组织管理的基本前提。护理管理者应明确护理工作的宗旨和目标，履行目标责任制管理，明确护理人员的岗位责任；做好工作计划；激发护理人员实现自我价值的意识，参与并协助护理管理工作的开展与推进，做好职业发展规划。目标宗旨明确，可在护理管理活动中做到心中有数，预先制订工作计划及进度安排，客观分析护理人员绩效以及目标和效果之间的差距，及时向上级汇报工作，并为下级给出工作的具体指导意见，调动护理人员的积极性。

（四）人员因素

护理管理人员在医院护理人才队伍建设中发挥着重要的作用，他们是提高组织人才竞争力的关键，高素质的护理人才队伍是完成各项护理工作，实现组织目标的关键。管理人员的能力具体表现在处理各种问题的综合能力。优秀的护理管理者在充分运用管理艺术保证护理管理活动高效率的同时，善于有效地将医院和部门目标转化为护理群体的自觉行为，调动护理人员工作的积极性；管理者应具有敏捷的思维和准确的判断力，及时发现问题并做出正确决策，保证护理工作及部门管理良性运转；护理管理人员还应具备科研创新思维，通过科研手段优化管理，提高工作效率，能够带领全体护理成员共同实现组织目标。

五、护理管理者的角色

角色（role）是描述一个人在某位置或某种状况下被他人期望的行为总和，也是指个体在特定的社会关系中的身份及由此而规定的行为规范和行为方式的总和。例如，教师角色包括三方面的意思：一是教师的行为；二是教师的地位和身份；三是对教师的期望。根据管理者的工作任务和特点，管理学家对管理者的角色模式作了不同的探讨和分析。

（一）明茨伯格的管理角色模式

20 世纪 70 年代，亨利·明茨伯格（Henry Mintzberg）提出了著名的管理者角色理论，他将管理者在管理过程中的工作特性分析归纳为 10 种角色，并将这 10 种角色划分为 3 种类型，即人际关系型、信息型和决策型"三元"角色模式，如图 1-1 所示。对于护理管理者而言，由于护理工作的特殊性，其承担的角色内涵有所不同，具有特殊性。

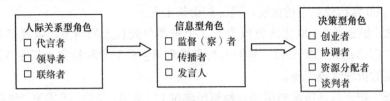

图 1-1　管理者所承担的角色

1. 人际关系型角色

（1）代言者：作为护理管理的代言人，管理者必须履行有关法律、法规、专业和礼仪等方面的责任。他们对组织能否顺利运转起着十分重要的作用。

（2）领导者：作为领导者，护理管理者需要制订清楚明确、具体可行的组织目标，这些将作为护理人员工作目标的依据，发挥引导、培育、激励护理人员的功能。其活动主要包括两方面：一是选拔和培养人才，包括对下属的聘用、培训、评价、报酬、提升、奖惩等；二是引导和激励员工，领导者优良的品格、扎实的理论知识、娴熟的专业技能和管理能力能够激励护理人员，带领并指导下属完成护理工作任务，共同实现组织目标。

（3）联络者：护理管理者在工作中需要不断地与各个部门进行沟通、协调，主动营造一个良好的工作氛围和有利于病人治疗和康复的环境。

2. 信息型角色

（1）监督（察）者：作为监督（察）者，护理管理者要持续关注内外环境的变化，及时获取对组织发展有利的信息，通过掌握分析这些信息，有效地控制组织各种资源，识别组织的机遇和挑战。因此，作为护理管理者，应具备高水平的信息素养，及时、主动地收集各种信息，监督并审核各项护理活动与资料，全面评估护士的工作能力，保证各项工作顺利进行，提高工作绩效。

（2）传播者：作为传播者，护理管理者要把信息向上级和下属传递。传递的信息包括从外部人员和上级部门那里获得的信息、文件、命令，有关方针、政策、规章制度等；还有护理工作中的各种信息，经过整理分析后汇报给相关的部门和人员。护理管理者应掌握信息传递技巧，在适当的场合，恰当的时机对相应的人群发布相关信息，以便指导下属正确决策和行动。

（3）发言人：发言人是代表某一政权机关或组织发表意见的人。护理管理者代表组织向外界、公众、护理对象、同行及媒体等发布组织的信息，使组织内外部的人群都对组织产生积极反应。

3. 决策型角色

（1）创业者：作为创业者，管理者能够适应不断变化的环境，用敏锐的目光发现和引进本专业的新思想、新理论、新方法等，为病人提供新服务，并进一步改革创新新技术，开发新产品，谋划和改进组织的现状与未来。

（2）协调者：在日常护理工作中，经常会出现一些突发事件，这就要求护理管理者能及时协调各种关系及处理各种冲突和矛盾。例如，护理人员之间或与服务对象之间的冲突与矛盾；不同科室之间的对立；护理资源受损或受到威胁；各种突发事件及其他重大意外事件等。护理管理者要恰当地使用协商、解释说明、劝告等手段，解决冲突与矛盾，维持和谐团结的工作氛围。

（3）资源分配者：护理管理者负责并监督组织资源的分配，根据组织的整体目标及决策，合理有效地利用资金、时间、材料、设备、人力及信息等资源，以保证各项医疗护理工作顺利进行。

（4）谈判者：护理管理者常代表组织与组织内外成员进行正式、非正式的协商和谈判，如向上级部门和相关职能部门申请调配护理人员、增添医疗设备和护理用品、改建病房环境、讨论人员培训计划、福利待遇、医护协作等有关事项，通过沟通谈判尽力与各部门之间达成共识。

（二）"成功管理者（competence）"角色模式

霍尔（Holle）和布兰兹勒（Blatchley）提出关于"成功管理者（competence）"角色的模式。认为护理管理者的角色模式正如英语"competence"这个词，每一个英语字母代表一名成功的护理管理者所承担的角色：

C（care-giver professor）：专业照顾提供者。

O（organizer）：组织者。

M（manager of personal）：人事管理者。

P（professional manager of care）：照顾的专业管理者。

E（employee educator）：员工的教育者。

T（team strategist）：团队的策划者。

E（expert in human relation）：人际关系专家。

N（nurse-advocator）：护理人员的支持者。

C（change-agent）：变革促进者。

E（executive and leader）：执行者和领导者。

（三）其他有关角色

1. 护理学科带头人 护理管理者在承担管理工作的同时，还应该承担护理专业发展与进步的重任。管理者在理论知识的学习、推广、运用及新技术、新业务的引进研发，疑难问题的解决，计算机现代管理技术应用等方面均应成为护理学科带头人，推动护理事业朝着专科化、精细化方向发展。

2. 教育者 护理管理者承担着教育者的角色。作为护理学科的带头人，不仅对护理人员、进修护士、实习护理学生（简称护生）进行专业的知识指导、教育、培训，还要对护士及护生的思想政治、职业道德、职业认同感及价值观进行培育。另外，医院及病房是进行健康教育的最佳场地，护理管理者可利用巡视病房、召开病人联谊会等形式，向病人及家属进行康复指导和健康教育。

> **知识拓展**
>
> 管理存在的目的是帮助组织取得成效。其出发点应该是预期的成效，它的责任是协调组织的资源取得这些成效。它是帮助组织在组织外取得成效的工具，无论这个组织是企业，还是大学或医院。

六、护理管理研究的内容

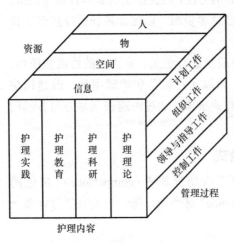

图 1-2   Barbara J. Stevenens 护理
管理模型

随着护理学的发展与进步,护理管理的研究内容逐步拓宽,研究范围非常广泛,涉及护理领域中的方方面面,包括护理理论、护理实践、护理教育和护理科研等诸多问题。其研究目的就是探寻护理领域中护理管理活动基本规律和一般方法,提升科学管理水平,提高护理工作的效率和质量,推动护理学科整体发展(图1-2)。

研究内容包括:

1. 护理管理模式研究   传统护理管理模式属于行政事务性管理,注重对事务的控制。现代护理管理强调的是以人为本,注重人与事相宜,以人、事、职能效益达到最大化的管理理念。护理管理研究的内容从在护理实践中用理念引导护士思想转变,凝练护士职业精神,构筑高质量的护理服务品质,到规范护士行为标准;从依据命令、决定、通知、条例、章程等规章制度来实施管理,转变到依靠激励调动人的积极性,以经济为杠杆调控各方面利益来实施管理。在管理模式中"以人为本"的管理理念是现代管理科学发展和研究的必然趋势。

2. 护理质量管理研究   护理质量是衡量医院护理服务水平的重要指标,是护理管理的核心。我国普遍实行质量分级负责制,采用自我控制、同级控制、逐级控制、回顾性和前瞻性控制等方法来研究护理质量、管理方法和管理手段。护理质量管理应注重护理学专业特点,因此护理质量管理的模式、标准和方法应与现代医学模式及现代护理观相匹配。护理质量管理的具体内容见本教材第八章。

3. 护理人力资源管理研究   护理人力资源是护理管理研究的主要内容之一。护理人力资源管理要从身份管理逐渐向护理管理岗位转变,制订各级护士的聘任标准和岗位职责。在人才开发过程中,管理者要清醒地认识到引入是基础,用人是关键,留人是保障,育人是后劲。努力优化护理人才培养环境,合理使用现有的护理人员,做到人才的选拔、使用、培养、提高和管理一体化。

4. 护理经济管理研究   随着全球经济一体化,护理经济管理也成为护理研究中的一个新的课题,护理成本、市场需求及其相关经济政策方面的研究逐渐受到关注。护理管理者要树立成本管理意识,重视成本效益,通过成本核算,合理使用护理资源,解决护理资源浪费和不足的问题。

5. 护理文化建设研究   经济与文化"一体化"是现代医院发展的重要内容。医院护理文化内涵包括了人文科学、思想意识、行为规范、沟通技巧等,这些文化体现在医院护理的文化素质、服务意识和护理特色等方面。护理管理者要根据护理实践特点和护理发展形势的变化,确立、传承并不断优化医院护理文化,把护理文化作为组织目标,发挥其推动作用。

6. 护理管理环境研究   当前护理管理要随时掌握国内外护理管理的新动态和新发展,

要主动适应医院内外环境的变化，借鉴国内外先进的管理理念和方法，开拓进取，勇于创新，逐步建立适合中国国情的护理管理体系，从而推动护理管理学科的快速发展。

> **知识拓展**
>
> 管理是一种实践，其本质不在于"知"而在于"行"；其验证不在于逻辑，而在于成果；其唯一权威就是成就。

第三节 护理管理面临的挑战及发展趋势

一、护理管理面临的挑战

人们对健康的需求越来越高，护理服务在激烈的市场竞争中面临严重挑战，护理管理如何主动顺应时代的要求迎接新挑战，提供与高度发展的医疗相适应的高水准护理服务，在激烈的市场竞争中求得生存和发展，是摆在护理管理者面前的一项现实而重要的课题。护理管理工作不可避免地要面对这种机遇和挑战。随着优质护理服务的开展，护理服务内涵的拓展，如何审时度势，实现护理学的跨越式发展是护理管理者需要认真思考与研究的一个重要课题。

（一）社会环境变迁的挑战

1. 疾病谱和人口结构变化的影响 随着社会经济和医疗技术的发展，现代医学模式由生物医学模式转向生物、心理、社会和环境相结合的模式，疾病谱随着人们的生活方式、心理、社会因素的改变与之相关的慢性非传染性疾病的发病率逐年增高，这些是影响社会人群健康和生活质量的重要因素。人口老龄化、家庭规模小型化和人口流动化等趋势越来越显著，加之人民群众健康观念的不断提高，健康需求和期望值不断增长，对护理服务需求也日益突出，促使护理服务向高质量、人性化方向发展。因此，研究和发展适宜于我国国情的护理服务模式刻不容缓。

2. 医疗卫生保健体系的影响 随着医疗卫生改革与发展，卫生服务从医疗卫生组织内部扩展到医疗卫生组织外部；健康服务由单纯、被动的医疗服务扩大到主动指导健康人群生活方式的卫生保健服务；医疗保险支付制度的改革等均对护理工作提出了更新、更高的要求，要求护理人员具备丰富的知识、娴熟的技能、主动服务意识和解决问题的能力。如何满足社会对护理服务多元化、高品质的需求，建立长效护理服务体系运行机制，成为护理管理者需要思考的问题。

（二）信息化给护理管理带来的挑战

护理工作作为医院工作的主要组成部分，信息化建设得到了长足发展。如移动护理系统具有移动性、便携性、实时记录和修改功能，能够与电子病历系统等医疗护理系统交互提供信息，改变了传统护理工作模式，改善了护理质量，保证了护理安全，真正体现了"把时间还给护士，把护士还给患者"的理念。然而，移动护理系统的使用也给护理管理提出了新的挑战，如移动护理系统的应用增大了护理管理者的工作量，移动系统要推广使用，每个护士都需要了解其功能并熟练应用，需要护理管理者对其进行培训，并在临床护理中监督。另外，如何优化护理流程、提高工作效率、扩充系统功能、节约成本，使移动护理系统真正成为护士工作的帮手，护理工作的依据和保障，都是护理管理者需不断思索的问题。

（三）新知识、新技术对护理管理的挑战

医学的飞速发展和科学技术的进步，大量高精尖仪器设备和技术应用于医疗领域，各种新业务、新技术广泛开展，使护理操作范围日益拓展。人们对健康保健需求的日益扩大给护士的职能赋予了新的内涵，对护士的知识水平提出了更高要求。目前我国护理队伍中接受过全日制本科护理教育的比例偏小，护理人员的素质与人们日益增长的健康需求不相适应，护理队伍整体素质有待提高。一些护理人员缺乏开展健康教育、心理护理所需的相关知识和技巧，难以满足社区健康保健需求。新业务的开展和新技术的应用对护士知识水平提出了更高要求，临床护理实践和护理教育的发展都将面临与国际接轨的挑战。因此，提高现有护理人员的综合素质成为护理管理者的重要任务。

（四）人才竞争对护理管理的挑战

近年来，由于我国人事和分配制度改革力度加大，各地吸引优秀人才的政策和措施纷纷出台，护理骨干人才流失率呈上升趋势，对本身就缺乏高学历、高层次的护理人才队伍来说问题就显得更加突出。新形势下人才竞争已成为护理管理的突出问题，平均住院日缩短，病床周转率提高，使护士在单位时间内的工作量增加，护理任务日趋繁重，社会经济、文化的发展，使得社会在质与量两个方面对护理服务的需求，均呈明显的上升趋势，护理服务供需矛盾日益突出。我国护理人才队伍面临的挑战包括：相当数量的医院都存在护士缺编问题；高素质护理人才及学科带头人短缺；"外向型"护理人才缺乏或被浪费；有些护理专业的毕业生被其他服务性行业所利用；护士执业教育成本上升等。这些问题不仅制约了临床护理服务水平的提高，而且制约了护理人才队伍的建设和护理事业的发展。

（五）护理学科发展的挑战

2011年初，经过中国学位与研究生教育学会医药科工作委员会专家反复论证，将"护理学"定为国家一级学科，给护理学科提供了更大的发展空间，同时也向护理管理人员提出了更新的挑战。

1. 护理教育改革 过去我国护理学科定位为临床医学的二级学科，护理教育呈"医学＋护理"两段式课程模式，护理学科主体意识不强，知识体系不完整，在护理人才培养方面缺乏护理学科专业特色。2011年护理学成为一级学科后，护理管理者应在护理学科体系结构、学科建制规范，学科的理论基础、研究方法、解决实际问题的思路等方面进行深入探讨。按照一级学科培养目标，以实践为导向，以实践需求为优先，发展具有护理专业特色的教育模式，加快护理教育教学改革的步伐，促进护理事业不断发展。

2. 临床护理实践 随着护理改革的不断深入，一级学科的定位，护理实践领域不断拓宽，实践形式也日趋多样化，这些使护理学科进一步确立了研究和实践的方向。

3. 护理研究 学科建设是科学研究的基础和推动力，科学研究是学科建设的前提和拉动力，而科研项目则是护理学科建设的载体。护理服务是技术性强、内涵丰富、具有一定风险的专业服务，需要科学理论及研究作为基础指南。在护理学科发展的进程中，我国护理学科理论研究相对滞后，在研究问题、研究方法和研究对象等方面缺乏学科领域特色，

在深度和广度方面存在较大局限。为此，管理者要以此为契机，善于发现新的护理现象和护理问题，应用创新的护理研究方法和手段进行研究，用循证护理指导临床实践，促进护理学知识体系的建立与完善，加快护理学科发展的进程。

二、护理管理的发展趋势

（一）护理管理队伍专业化

随着护理学的发展与进步，在医院护理管理改革中，培养和建设一支政策水平高、管理能力强、综合素质好的护理管理队伍是未来发展的趋势。发达国家高级护理实践领域的发展，推动了护理学科的专业化进程。各级医疗服务机构需进一步理顺护理管理职能，按照"统一、精简、高效"的原则，建立完善责权统一、职责明确、精简高效、领导有力的护理管理体制及运行机制，提高护理管理的科学化、专业化和精细化水平，以适应现代医院和临床护理工作发展的需要。

（二）管理手段信息化

信息科学技术在护理管理中的广泛运用，加快了护理管理现代化的进程。护理信息系统的建立和完善改变了传统的护理工作模式，在护理质量管理、人力资源调配、物资管理、教育培训及病人安全管理等方面取得了显著的成效，对促进护理管理科学化、规范化具有重要的意义。

近年来，全国大型综合医院建立了电子病历、移动查房系统、床旁护理移动系统等信息化平台，加快了护理信息共享和护理技术优势互补的步伐，拓宽了护理信息在护理管理中应用的空间，充分利用、开发护理信息系统的功能，合理设定管理指标，从护理绩效考核、岗位管理、人力资源调配、护理质量管理等方面更好地发挥管理职能，为科学预测、正确决策提供了客观的依据，促进临床护理的变革，提高护理管理的效能，这对医院的发展和管理提出了新的挑战，成为护理管理者面临的新课题。

（三）管理方法人性化

随着科学管理方式研究的深入，现已由制度管理时代进入了人性化管理的时代。彼特·德鲁克（Peter F. Drucker）认为：企业只有一项真正的资源——人，管理就是充分开发人力资源。树立人本观念，构建多元化护理组织文化，这需要护理管理者不断更新管理理念和管理模式，将科学、人性、和谐的思想用于管理之中，最大限度地发挥管理效益。在护理管理过程中，要关注护理人员的成长与发展，帮助他们做好职业规划，创造能够使护理人员得到发展的良好机制和环境，建立公平公正的竞争机制，合理配置和利用护理人力资源，提高护理职业满意度，激发护士服务潜能，提升护理服务品质。

（四）管理研究科学化

当前国际护理科学研究范围逐渐扩大、水平日益提高，呈现出研究内容深入和研究手段多样化的特点。管理要素涉及护理人员、劳动生产率、护理成本核算、物资管理、时间分配等方面，这些可变因素随着医院内外环境的变化而变化，给护理管理和决策带来了一系列问题和挑战。这就要求护理管理者具有科研思维、管理技能，科学决策的能力，还能保证管理技能，决策方案的有效实施，提高执行力，从经验型管理转向科学型管理。随着护理管理理念的不断发展，多学科知识的交融将成为研究的方向。护理管理将最终实现管理的标准化、专业化、科学化、现代化。

案例分享　　　　　　　　**困惑的护士长**

　　小李是某高校毕业的硕士研究生，在某三甲医院工作不到两年被提拔为肿瘤化疗病房的护士长，肿瘤化疗病房有14名护士，平均年龄34岁；仅2名护士是护理本科学历，其余均是大专或中专学历；9名护士工龄超过10年。小李刚上任就遇到了很多棘手的问题，首先她感觉到科室护士没有接纳她，每天晨交班或集中开会，她讲话的时候总有护士交头接耳开小会，担任护士长已经6个月了，她一直没有找科室护士谈心，也没有一个护士主动找她谈科室的情况，她想推行的教学科研新计划，一直没有人支持响应，也未付诸行动，护理部主任对她的工作不是很满意。与此同时，又发生了一件令她难堪的事情，一位急诊收住院的化疗病人因出血需要立即建立静脉通道，该病人的血管不好找，管床的责任护士静脉穿刺没有成功，她请护士长小李帮忙，可是小李操作了两次也失败了，就在这个时候，责任护士又请来了科室里一位高年资的护士，她"一针见血"，在场的医师、护士都称赞高年资护士的技术好。事情过去了，小李一直不能释怀，就主动找领导谈了自己目前的情况，领导帮她分析了科室情况，建议她主动与科室护士沟通，跟她们建立良好的关系，也指出她业务知识和技能还需要在工作中积累和提高。

问题：

　　1.护士长小李想要胜任目前的工作，需要完善哪些管理技能？

　　2.这个案例说明了护理管理者应具备哪些管理技能？

思考题

　　1.管理的概念及其含义是什么？

　　2.护理管理者的角色和职能有哪些？

　　3.护理管理学研究的主要内容有哪些？

　　4.如何做一名优秀的护理管理者？

第一章 知识思维导图

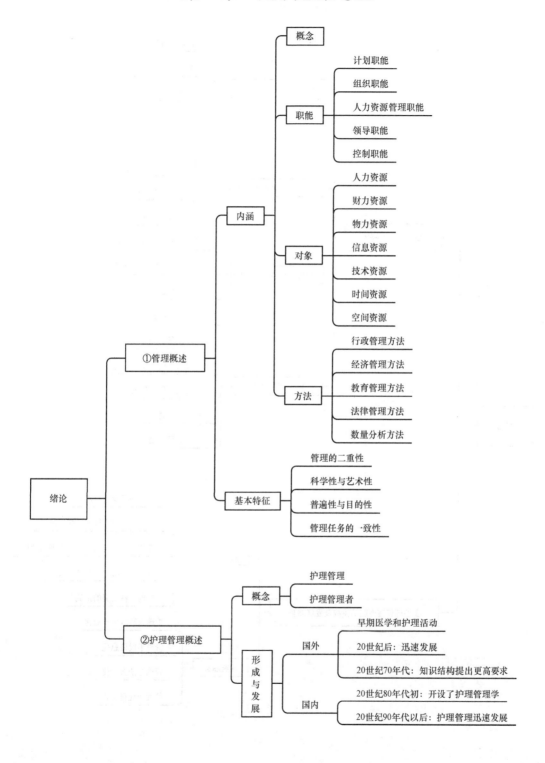

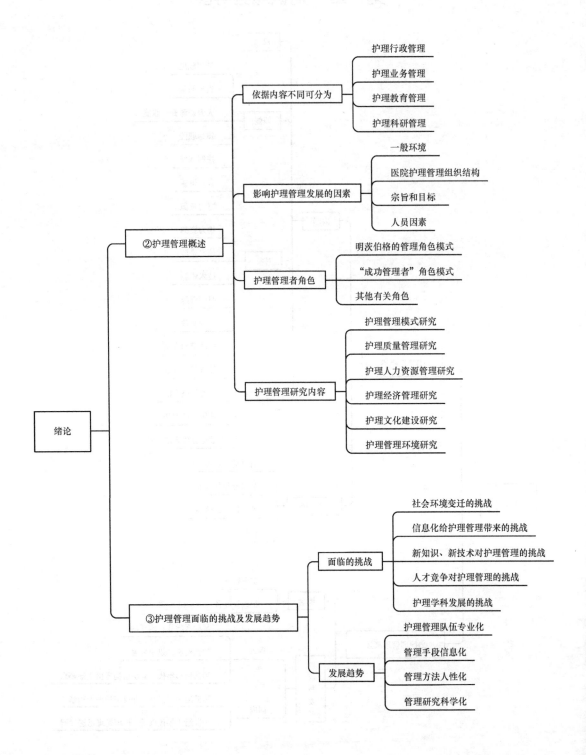

第二章　管理理论和原理

【学习目标】
  1. 知识目标 掌握泰勒科学管理理论的主要内容、管理原理和管理原则。
  2. 能力目标 能结合护理管理实践，分析人本原理和效益原理的主要观点。
  3. 素质目标 应用人本原理和效益原理的主要观点，结合护理管理的实际工作，培养学生基本的护理管理素养。

【学习建议】
  参阅《管理学原理》《医院管理学》等相关书籍，并可采用阅读、自学、课堂讨论、医院实践等形式，增加对护理管理理论的感性认识。

  自从有了人类社会生活，就有了管理，管理是人类社会存在的一种方式。管理活动的产生与人类共同劳动和公共生活息息相关，起着筹划、指挥、领导和监督的作用，成为管理活动产生的动力。管理思想源于人类管理实践，是对管理经验的概括和总结。管理理论是对管理实践中积累的经验进行提炼、总结，形成的系统化认识，管理理论的形成既受管理活动所处的历史环境与阶段影响，又对管理实践起指导和推动作用。

  早期管理思想没有文字记载，只见于一些民间传说中，分为两大阶段：早期管理实践与管理思想阶段（人类集体劳动产生到18世纪）和管理理论产生的萌芽阶段（18～19世纪末）。19世纪末20世纪初，管理成为一门独立的学科，管理学经历了三个发展阶段：古典管理理论阶段、行为科学理论阶段、现代管理理论阶段。

第一节　古典管理理论

  古典管理理论阶段是最初形成管理理论的阶段，这一阶段又被称为经典管理理论，该阶段注重从管理职能、组织方式等方面研究工作效率问题，其观点侧重于管理的科学性、精确性、纪律性和法理性，但是忽略了人的心理因素。主要以泰勒的科学管理理论、法约尔的管理过程理论和韦伯的行政组织理论为代表。

一、泰勒的科学管理理论

  弗雷德里克·温斯洛·泰勒（Frederick Winslow Taylor），是美国古典管理学家，也是科学管理理论的奠基人，被管理界誉为科学管理之父。他18岁开始从一名学徒工做起，逐步被提拔为车间管理员、小组长、工长，最后到总工程师。在此过程中，针对美国工厂中管理落后、工人劳动生产率低下等问题，泰勒进行了一系列探索研究。1898年，在伯利恒钢铁公司进行了著名的搬运生铁块试验和铁锹试验。搬运生铁块试验，是在这家公司的五座高炉的产品搬运班组75名工人中进行的。实验前，一名工人平均每天搬运生铁12.5英吨[①]，泰勒对搬运操作进行观察和研究，改进了操作方法，训练了工

---

  ① 1英吨=1016.05千克。

人，结果每名工人每天可搬运 47.5 英吨，使生铁块的搬运量约提高了 3 倍。铁锹试验首先系统地研究了铲上负载应为多大的问题；然后研究各种材料能够达到标准负载锹的形状、规格，以及各种原料装锹最好方法的问题。此外还对每一套动作的精确时间进行了研究，由此得出了一个"一流工人"每天应该完成的工作量。这项研究的结果使堆料场的劳动力从 400～600 人减少为 140 人，平均每人每天的操作量从 16 吨提高到 59 吨，每个工人的日工资从 1.15 美元提高到 1.88 美元。这些研究最初的成果成为实践科学管理的良好开端，1911 年，泰勒出版了《科学管理原理》一书，该书的出版标志着管理科学正式产生。

> **知识拓展**
>
> 　　管理就是确切地知道你要别人干什么，并使他用最好的方法去干，就是指挥他人能用最好的办法去工作。

（一）泰勒科学管理理论主要观点

1. 提高效益，制订工作定额　通过时间和动作研究对工人工作过程的细节进行科学的观察和分析，制订科学的操作方法，以规范工作活动和工作定额。

2. 挑选一流员工，提高劳动生产率　挑选工人，进行培训，推行标准化操作，以提高劳动生产效率。

3. 劳资双方共同协作　工人和雇主都必须认识到提高效率是需要共同合作实现互利共赢的直接手段。

4. 实行刺激的计件工资报酬制度　根据工人完成工作定额情况支付工资，以激励工人努力工作。

5. 计划职能与执行职能分离　把管理工作称为计划职能，工人劳动称为执行职能，明确各自的工作和责任，将经验工作法转化为科学工作法。

（二）泰勒科学管理理论的主要贡献

1. 采用试验方法研究管理问题　泰勒通过大量的管理试验，将管理学变成了一门严谨的科学研究型的学科。他采用的实证研究方法为管理学研究开辟了无限广阔的天地。

2. 开创了对工作流程的分析，是流程管理学的鼻祖　泰勒选取现场作业与实证相配合的管理方法，对单一或局部工作流程进行研究优化，创造了研究和改进管理工作的主要方法。

3. 率先提出科学管理代替经验管理，开拓管理视野　首次提出以效率、效益的科学管理代替经验型管理，在管理上引进科学研究的方法。

4. 率先提出工作标准化思想，是标准化管理的创始人　泰勒的管理理论最初是为了实现生产效率最大化，其研究结果以标准化为表现形式，开启了标准化管理先河。目前标准化管理已成为现代管理的一个核心构成部分。

5. 首次将管理者和被管理者区分开　泰勒在工作和研究中强调将计划职能和执行职能分离，有利于提高生产效率，其计划职能主要体现在管理者层面，其主要任务是计划，被管理者主要任务是执行，将管理从生产中分离出来，是管理专业化、职业化的重要标志。

（三）泰勒科学管理理论在护理管理中的应用

1. 实行标准化管理 护理管理者应在科学分析的基础上制订护理操作规程、工作流程及工作规范等，使护理工作顺畅有序。

2. 实行激励绩效管理 护理管理者应该在科学分析的基础上制订基于护士的工作岗位、工作量、风险系数、工作质量等的绩效管理方案，提高护士工作的积极性和主动性。

3. 明确岗位职责 护理管理者应制订各层次护理人员的工作职责，做到权责清晰。管理者主要负责统筹、规范，确保护理人员负责并正确执行。

二、法约尔的管理过程理论

亨利·法约尔，出生于法国的一个资产阶级家庭，是管理过程学派的创始人。1866年，他在一个煤矿担任高级管理职务，根据自己的管理实践及对管理过程的研究创立了管理过程理论。1916年出版的《工业管理和一般管理》一书，标志着一般管理理论的形成，他从更广泛的角度研究可普遍适用于较高层次管理工作的原则，被称为"管理过程之父"。

（一）法约尔管理过程理论的主要内容

1. 区别经营和管理 将管理活动从经营职能中分离出来，法约尔认为，管理是一种普遍的单独活动，由各种职能构成，具有独立的知识体系，管理者通过完成各种职能来实现组织目标。

2. 明确提出管理的五个职能 法约尔将管理活动分为计划、组织、指挥、协调和控制5个要素，并进行了相应的分析和讨论。

3. 归纳管理14项基本原则 围绕管理活动和职能，法约尔提出了管理的14项原则：①劳动分工：专业化的劳动分工可提高下属的工作效率，增加产出。②权力和责任的统一：权力是一种广泛存在的社会现象，是政治学、国际关系与国际政治学的核心概念；责任是权力的孪生物，行使权力就要承担责任。③纪律：领导和下属必须遵守和尊重组织的规则，无条件接受纪律的约束，没有纪律，任何一个企业都不能兴旺繁荣。④统一指挥：每个下属应当只接受一位上级的命令，双重指挥是冲突的根源。⑤统一领导：具有相同组织目标的活动，应在一位管理者和一个计划的指导下进行，组织的行动准则应该一致。⑥个人利益服从整体利益：任何组织内个人或群体的利益不能置于组织整体利益之上。⑦个人报酬合理：对下属的劳动必须付给合理的酬劳。⑧集权与分权：集权是下属参与决策的程度。根据组织的情况，决定权力集中与分散程度。⑨等级制度：从最高层管理到最底层管理的等级链，信息按等级链一级一级地传递，如果按等级链传递导致信息传递延迟时，可以横向传递。⑩秩序：秩序分为物品秩序和社会秩序，人员和物品都应当在恰当的时候处在恰当的位置上。⑪公平：管理者应当和蔼和公平地对待下属。⑫人员稳定：员工的高流动率会降低组织效率，管理者应当保持人员的稳定，合理补充人力资源。⑬鼓励员工创造精神：员工的首创精神是组织的一种力量源泉，允许和鼓励下属发挥积极性，调动下属的工作热情。⑭团体合作：全体员工的和谐与团结是一个组织的巨大力量，鼓励团队精神将会在组织中建立起和谐与团结。

4. 倡导管理教育 法约尔认为，管理能力可以通过教育获得，从1900年起，法约尔就开始传播自己的管理思想并引起热烈的反响。

（二）法约尔管理过程理论的主要贡献

1. 明确提出管理的定义　法约尔对管理进行明确的定义并创立相应的管理理论，他的理论引起社会对管理的讨论，最终形成社会公认的管理理论。

2. 管理的普遍性　法约尔的 14 项原则和 5 要素已作为现代管理的普遍准则，正因为这一"普遍性"才使他的理论成为管理史上的一个重要的里程碑。

3. 管理理论的一般性　法约尔的管理理论具有概括性，对一般组织管理都具有一定的应用价值，也被称为"一般管理理论"，这些理论对管理理论发展有很大的影响。

4. 奠定管理过程学派的理论基础　法约尔最先将经营与管理分开，归纳了管理的五大职能（计划、组织、指挥、协调、控制），成为管理过程学派的基础理论，为管理提供了科学的理论构架，这些理论对现代管理理论具有深远的影响。

（三）管理过程理论在护理管理中的应用

1. 强调护理管理者必须承担的责任　作为一名护理管理者，应当充分发挥组织、协调、控制的职责，才能使工作按照计划的方向顺利进行。

2. 强调护理管理者应接受管理教育　管理教育应成为学校教育的一部分，管理者应学习管理知识和理论，为将来走上管理岗位奠定基础。

3. 各层次护理管理者做到分工明确，统一领导　管理教育应明确各层级护理管理者主要职责，并做到分工明确，责任和权力对等。管理者应注意要有统一的领导、统一的指挥、严明的纪律、奖惩分明、个人利益服从集体利益等。

三、韦伯的行政组织理论

马克斯·韦伯（Max Weber），生于德国一个家境殷实的家庭，1882 年进入海德堡大学学习法律，又先后就读于柏林大学、哥廷根大学，是德国著名的经济学家和社会学家。在管理学界，与泰勒、法约尔并列为西方古典管理理论的三位先驱，他最大的贡献是在《社会和经济组织的理论》一书中，提出了理想的行政组织理论，被称为"行政组织理论之父"。对管理学的发展产生了深远的影响。韦伯的行为组织理论从行政管理角度出发，对组织结构进行了深入的研究，解决了管理组织结构优化的问题，创立了全新的组织理论。

（一）韦伯行为组织理论的主要观点

1. 权力论　韦伯认为，任何组织都必须以权力为基础。他把社会所接受的权力分为三类：法定权力、传统权力和超凡权力。传统权力由传统惯例或世袭得来，领导者占据传统所赋予的权力地位，也受传统的制约，但传统权力效率较差，不宜作为行政组织体系的基础。超凡权力是以对别人的崇拜与追随为基础，带有感情色彩，具有非理性特点，也不宜作为行政组织体系的基础。法定权力是以对法律确立的职位或地位权力服从为基础，所以，只有法定权力才能作为行政组织体系的基础。

2. "理想的行政体系"　具有以下特点：①明确的职位分工，组织根据合法程序制订，组织中的人员有固定和正式的职责。②自上而下的权力等级系统，规定成员间的命令与服从关系。③人员任用通过正式考评和教育实现。④严格遵守制度和纪律，这些制度和纪律适用于各种情况。⑤建立理性化的行动准则，工作中人与人之间只有职位关系，不受个人情感和喜好的影响。⑥成员的工资及升迁：按职位支付薪金，并建立奖惩与升迁制度，使成员安心工作，培养事业心。韦伯认为，具有上述特征，组织才能呈现高度的理性化，组织中的成员工作行为才能达到预期效果。

（二）主要贡献

1. 合法权利是有效维系组织和确保目标实现的基础　韦伯在行政组织模式的阐述中，指明了制度化的组织准则，这是该理论在管理思想上最大的贡献。

2. 提出行政组织的基本特征　韦伯行政组织理论的另一个创新点在于提炼了官僚体制的连续性、纪律性、验证性和可靠性的特征。

3. 提供了高效、理性的社会发展管理体制　在韦伯之前组织管理凭借个人力量协调组织状况，韦伯界定了权力和个人的关系，个人在组织管理分权体系下，能够借助组织管理，发挥最大绩效。经过时间的验证，韦伯的行政管理理论成为现代管理体制的基础，也奠定了其在古典组织理论中不可动摇的地位。

（三）在护理管理中的应用

1. 建立不同层级的组织机构　根据医院的规模，建立不同层级的护理管理组织机构，三级医院多采用护理部主任—科护士长—护士长的三级管理，二级医院多采用总护士长—护士长二级管理。在不同的管理层级结构中，每一层级分工明确，职责与权力对应，形成自上而下的护理管理等级系统。

2. 拓宽护理管理的工作内容　在护理管理工作中，护理管理者的工作涉及护理人员的任用、晋升、薪酬、培训、奖励、惩罚等，要与护理人员的实际工作相结合，更好地激励护理人员的工作积极性和主动性。

古典管理理论通过运用科学的方法和管理手段使工作专业化并推动了生产力的发展。但也存在管理过于机械化的缺陷。这种仅仅将工人看成是机械人、经济人，而忽略了人类基本需求的管理观点引起管理学家的重视。

第二节　行为科学理论

从20世纪30年代开始，管理学家通过对管理过程中人的行为以及这些行为产生的原因进行分析研究，揭示人的行为和人际关系的规律，有效地调整生产关系，缓和社会矛盾，逐渐形成了行为科学管理理论。该理论研究个体、团体与组织的行为，重视研究人的心理、行为等对实现组织目标影响的作用。其代表理论包括梅奥的人际关系理论、麦格雷戈的"X理论-Y理论"等。自20世纪60年代后，出现了组织行为学。

> **知识拓展**
>
> 　行为科学理论产生的背景：古典管理理论对管理思想和管理理论的发展做出了卓越的贡献并产生深刻影响，但是古典管理理论过分强调管理的科学性、合理性、纪律性，且并未强调人的因素在管理中扮演的角色。

　　行为科学理论是基于这样一种假设，即社会是由一群群无组织的个人所组成的；他们在思想上、行动上力争获得个人利益，追求最大限度的经济收入，即"经济人"；管理部门面对的仅仅是单一的职工个体或个体的简单总和。基于这种认识，工人被安排去从事固定的、枯燥的和过分简单的工作，成了"活机器"。

　　从 20 世纪 20 年代美国推行科学管理的实践来看，泰勒在使生产效率大幅度提高的同时，也使工人的劳动变得异常紧张、单调和劳累，因而引起了工人们的强烈不满，并导致工人的怠工、罢工及劳资关系日益紧张等事件的出现；另一方面，随着经济的发展和科学的进步，有着较高文化水平和技术水平的工人逐渐占据了主导地位，体力劳动也逐渐让位于脑力劳动，也使得西方的资产阶级感到单纯用古典管理理论和方法已不能有效控制工人以达到提高生产效率和利润的目的。这使得对新的管理思想、管理理论和管理方法的寻求和探索成为必要。

一、梅奥的人际关系理论

　　乔治·埃尔顿·梅奥（George Elton Meyo），是美国行为科学家，人际关系理论的创始人；美国艺术与科学院院士，主要代表著作有《组织中的人》和《管理和士气》。在美国西方电器公司霍桑工厂进行了长达 8 年的霍桑试验，真正揭开了作为组织中的人的行为研究的序幕。

　　霍桑试验的初衷是试图通过改善工作条件与环境等外在因素，找出提高劳动生产率的途径，1924 ~ 1932 年，先后进行了四个阶段的试验：照明试验、继电器装配工人小组试验、大规模访谈试验和对接线板接线工作室的研究。试验结果出乎意料：无论工作条件（照明度强弱、休息时间长短、工厂温度等）是改善还是取消改善，试验组和非试验组的产量都在不断上升；在试验计件工资对生产效率的影响时，发现生产小组内有一种默契，大部分工人有意限制自己的产量，否则就会受到小组的排斥，奖励性工资并未像传统的管理理论认为的那样使工人最大限度地提高生产效率；而在历时 2 年的大规模的访谈试验中，职工由于可以不受拘束地谈自己的想法，发泄心中的闷气，从而态度有所改变，生产率相应地得到了提高。

　　通过 4 个阶段历时 8 年的霍桑试验，梅奥认为，人们的生产效率不仅要受到生理、物理方面等因素的影响，更重要的是受到社会环境、社会心理等方面的影响。

（一）行为科学理论的主要观点

　　1. 工人是社会人　霍桑试验的结果证明，工人除了有物质收入方面的需求外，还有社会、心理方面的需求，如人际感情、安全、归属和受人尊重等方面的需求。工人的情绪对生产率有着直接的影响，管理者要重视，并给工人诉说内心不满的机会。

　　2. 组织中存在非正式组织　非正式组织与正式组织有重大差别。在正式组织中，以效率逻辑为其行为规范；而在非正式组织中，则以感情逻辑为其行为规范。如果管理人员只根据效率来管理，而忽略工人的感情，必然会引起冲突，影响企业生产率的提高和目标的实现。因此，作为管理者必须正视非正式组织的存在，并利用它来影响人们的工作态度，为正式组织的活动和目标服务。

　　3. 新型领导重视提高工人的满意度　传统组织理论认为，生产效率主要受工作条件、工作方法、工资制度等制约，只要改善工作条件、实行恰当的工资制度，就可以提高生产效率；而梅奥通过试验证明，生产率的提高，很大程度上取决于工人工作的主动性、积极性和协作精神，取决于对各需要满足的程度。新型领导应在满足工人需要的同时，解决其物质生活或生产技术方面的问题，还要善于倾听和沟通，理解、激励工人，提高工人的士气，从而从根本上提高生产效率。

（二）主要贡献

1. 现代行为科学的基础　人际关系学说修正了古典管理理论的不足及缺陷，开辟了管理理论研究新的领域，为现代行为科学奠定了基础。

2. 发现了霍桑效应　霍桑效应是由"受注意"引起的效应，提示管理者应善于理解和激励员工，对于绩效显著和工作努力的员工选择适当的管理方法和手段。

3. 组织发展的原动力是人才　梅奥用实证方法揭示了管理主体和客体在组织中重要的地位和作用，指出了人的需要、情感、行为方式等对提高生产效率有着重要作用，为行为科学这门学科的形成奠定了坚实的理论基础。

4. 沟通是管理的重要方法　在霍桑访谈试验中，梅奥发现有效沟通有助于营造和谐的工作气氛，还可以提高员工的满意度。

5. 组织文化　梅奥人际关系理论的重要贡献是发现在组织中存在非正式组织，管理者应重视非正式组织对员工的影响，培养共同的价值观，创造积极向上的组织文化，协调组织内部各利益群体关系，发挥组织协同效应和增强组织凝聚力。

（三）在护理管理中的应用

1. 人并非简单的"经济人"，而是"社会人"　工人们除了物质需要外，还有社会、心理方面的需要，如人际交往、爱与被爱、自我实现等需要，因此，管理者应重视工人这些方面的需要。

2. 正式组织中存在非正式组织　当非正式组织与正式组织目标一致时，对组织目标实现具有正向作用；当非正式组织与正式组织目标不一致，甚至相反时，对组织目标实现具有负向作用。作为管理者必须正确看待与引导非正式组织，提高管理效率。

3. 新型领导应重视职工的满意度　职工的满意度越高，对组织的归属感和荣誉感就越强，成员的工作效率就越高。因此，管理者应通过各种手段提高职工的积极性、主动性及满意度。

二、麦格雷戈的"X 理论 -Y 理论"

道格拉斯·麦格雷戈（Douglas M. McGregor），是美国著名的行为科学家。1957 年他在美国《管理评论》杂志上发表了《组织的人性方面》一文，提出了著名的"X 理论 -Y 理论"，该理论侧重对个体行为的研究。

（一）麦格雷戈的"X 理论 -Y 理论"的主要观点

麦格雷戈在大量研究的基础上，提出了两大类可供选择的人性观。

1. X 理论　这种观点对人性的假设包括：①人大多数是懒惰的，他们尽可能地逃避工作。②人无雄心壮志，宁愿听命于人，不喜欢担负责任。③人的个人目标与组织目标往往自相矛盾，必须采取强迫、控制、指挥及惩罚等手法，使其努力来实现组织目标。④人都缺乏理智，不能克制自己，易受到别人的影响。

根据 X 理论假设，管理人员的职责和相应的管理方式：①管理者应以计划、组织、指引、监督为出发点。②严格管理制度和法规、处罚和控制以保证组织目标实现。③管理者将金钱作为激励的手段。

2. Y 理论 这种观点对人性的假设包括：①人并非天生懒惰，厌恶工作不是人的本性。②人在适当的鼓励下，能接受责任且愿意承担责任后果。③外力的控制和处罚，并不是促进人们为组织目标做出努力的唯一手段，甚至对人是一种威胁和阻碍。④如果给人提供适当的机会，个人目标和组织目标是可以统一的。⑤大多数人在解决组织困难的问题时，能发挥较高的想象力和创造力。

根据 Y 理论假设，管理人员的职责和相应的管理方式：①管理者创造一个使人得以发挥才能的工作环境，发挥员工潜力来实现组织目标。②激励方式：来源于组织内部的激励，担负起相应的责任，促使其做出成绩。③鼓励人们参与自身目标和组织目标的制订，让下属参与管理和决策。

（二）主要贡献

1. 阐述了人性假设与管理理论的内在关系 人性假设是管理理论的哲学基础；提出管理理论都是以人性假设为前提的重要观点，揭示了人本管理原理的实质。

2. 管理理论以人性假设变化为前提 人性假设管理理论是关于不同人性假设在实践中体现为不同的管理观念和行为的观点，动态地分析人性假设变化对管理理论的影响，提出了管理理论的发展是以人性假设变化为前提的观点。

3. 现代管理理论的基础 人性假设管理理论提出管理活动中要注重和调动人的积极性、主动性和创造性，实现个人目标与组织目标一体化的思想，鼓励参与管理、丰富工作内容等方法，对现代管理理论的发展和管理水平的提高有重要的借鉴意义。

（三）在护理管理中的应用

1. 科学用人，使其处于最佳绩效状态 护理组织绩效离不开护士的个人的绩效，护士的个人绩效影响着组织绩效，而不同的人文建设对提高绩效有着不同的意义。根据 X 理论，护士工作是被动的，护理管理者必须采取强制制度来管理护士；Y 理论认为，护士愿意承担责任，在适当的激励下，护士积极工作。因此，在不同的情景下，管理者应科学用人，使护士的个人绩效保持最佳状态，从而使组织绩效达到最佳状态。

2. 依据护理人员不同的价值观采用相应的约束手段 根据 X 理论，护士工作是被动的，护理管理者必须采取强制、监督、命令的方式来指挥护士，并利用惩罚进行威胁；根据 Y 理论，护士工作是积极主动的，护理管理者可适当授权和激励，促进护士成长。

第三节 现代管理理论阶段

20 世纪 40 ～ 80 年代，随着现代自然科学和技术的日新月异，管理理论受到普遍的重视，从而也形成了许多管理学派。主要代表学派包括管理过程学派、管理科学学派、决策理论学派、社会系统学派、系统理论学派、经验主义学派、经理角色学派和权变理论学派等。各学派都有各自的代表人物，各自所主张的理论内容和方法。1961 年美国管理学家哈罗德·孔茨在《管理理论的丛林》中提出，现代管理学派林立，形成了"管理理论丛林"。

一、代表性的现代管理学派

（一）管理过程学派

管理过程学派又称管理职能学派、经营管理学派。开山鼻祖是法约尔，当代最著名的代表人物是哈罗德·孔茨。管理过程学派认为，无论组织性质和组织所处环境是否相同，管理人员所从事的管理职能是相同的。该学派将管理职能分为计划、组织、人事、领导和控制，都是协调管理的本质。孔茨利用这些管理职能对管理理论进行分析、研究和阐述，建立了管理过程学派。孔茨在继承法约尔理论的基础上，将法约尔的理论更加系统化、条理化，使管理过程学派成为管理各学派中最具有影响力的学派。

（二）管理科学学派

管理科学理论以系统的观点，运用统计学、数学的方法，计算机的技术和运筹学，为现代管理决策提供了科学的依据，管理科学学派主张采用数学模型和程序来分析和表达管理逻辑过程，借助于计算机和运筹学，求出最佳答案，实现管理目标。该理论是泰勒科学管理理论的继承和发展，其主要目标是探求最佳工作方法或最优方案，以最短的时间、最少的支出，获取最好的效果。

（三）社会系统学派

该学派从社会学角度分析、研究管理，认为社会各级组织都是一个协作系统，是社会大系统中的一部分，受到社会环境各方面因素的影响。美国的切斯特·巴纳德（Chester I. Barnard）是该学派的创始人，其著作《经理的职能》对该学派有很大的影响。

（四）决策理论学派

决策理论学派是在社会系统理论的基础上，吸取了行为科学、系统理论、运筹学和计算机等学科的内容而发展起来的，是西方具有较大影响力的管理学派。决策理论学派认为，管理过程就是决策过程，管理核心就是决策。决策的过程分为4个阶段：收集情报、拟订计划、选择计划和评价计划。希尔伯特·西蒙（Herbert Simon）强调决策职能在管理中的重要地位，决策理论得到了人们较高的评价，西蒙因此也获得了诺贝尔经济学奖。

（五）系统理论学派

系统管理理论运用系统论范畴和原理，对组织管理活动和过程进行分析和研究。系统管理学派认为，组织是一个整体的系统，它由若干个子系统组成。该学派重视对组织结构和模式的分析，应用一般系统理论的范畴、原理，全面分析和研究组织管理活动和管理过程，并建立起系统模型便于分析。该学派的重要代表人物弗里蒙特·卡斯特（Fremont E. Kast）是美国著名的管理学家。代表著作有《系统理论与管理》和《组织与管理：系统与权变方法》。

（六）经验主义学派

经验主义学派又称经理主义学派，以向大组织经理提供管理组织的经验和科学方法为主要目标。重点对成功管理者的实际管理经验进行分析、总结、概括并将得出的成功经验中具有共性的东西系统化、合理化，并以此向管理者提供实际指导性建议。代表人物是彼得·杜拉克（Peter F. Drucker）、欧内斯特·戴尔（Ernest Dale）等。

（七）经理角色学派

经理角色学派是对经理所担任角色的分析为中心来考虑经理的职务和工作。该学派认为如能针对经理工作的特点及其所担任的角色，有意识地采取各种措施，将有助于提高经理工作的成效。该学派的代表人物是亨利·明茨伯格。

（八）权变理论学派

权变理论学派认为，组织管理要根据组织所处的内、外环境和条件随机应变，管理理论和方法没有一成不变和普遍适用的"最好的"理论和方法。组织管理要根据组织内部条件和外部环境来选择和决定其管理手段及管理方法，要根据不同的情景、不同的组织类型、不同的组织目标和价值，采取不同的管理手段和管理方法。该学派代表人卢桑斯（F. Luthans）1976 年出版了系统论述权变管理的代表著作《管理导论：一种权变学》。

二、主要代表理论

（一）西蒙的决策理论

西蒙是美国管理学家和社会科学家，1978 年诺贝尔经济学奖获得者，决策学派的主要代表人物。他对决策过程进行了深入的讨论，形成了系统的决策过程理论。该学派吸取了系统理论、行为科学、运筹学和计算机等学科的研究成果，研究如何从各种可能抉择的方案中，选择一种"令人满意"的行动方案。

1. 西蒙的决策理论的主要观点

（1）管理就是决策：决策的制订包括四个主要阶段：①收集资料阶段，找寻和收集制订决策的相关资料和情报并分析。②拟订计划阶段，以解决问题为目标，找到可能的行动方案。③选定计划阶段，根据实际情况和对未来发展的预测，从几个备选方案中选定一个方案。④审查计划阶段，对已选择的方案进行评价。上述阶段中的每一个阶段就是一个复杂的决策过程。

（2）决策分为程序化决策和非程序化决策：程序化决策是带有常规性、反复性的例行决策，可制订出一套例行程序来处理的决策。如护理常规、会议制度等。非程序化决策是对过去尚未发生过，或其确切的性质和结构尚不确定或很复杂，需要临时决定加以处理的决策。如护理新技术的引进或护理新服务的开展等。有时两类决策没有明显的分界线。

（3）不同类型的决策需要不同的决策技术：决策技术分为传统技术和现代技术。传统技术是从有记载的历史到目前一直在使用的管理方法或技术。现代技术是第二次世界大战以后发展起来的一系列新的技术，如统计学、统筹学等方面的技术。

2. 西蒙决策理论的贡献　西蒙在管理方面是唯一获得诺贝尔经济学奖的人。该理论突出管理中决策的作用，系统阐述了决策的原理，强调了决策者的作用，目前该理论已经渗透到管理学的不同分支，成为现代管理理论的基石之一。在现代组织中，非程序性工作已成为基层工作的特征，决策重心正在由高层管理向底层管理转移。西蒙的决策理论是理解和分析人类行为的重要手段。

3. 管理决策理论在护理管理中的应用　管理就是决策，在护理管理的计划、组织、人员管理、领导和控制职能中，处处需要护理管理者做出决策。如在计划职能中，高层护理管理者要结合国家卫生政策、医疗市场环境和护理事业发展现状等，制订护理事业发展的长期规划。医院护理部主任需要在护理事业发展规划指导下，根据医院自身情况，考虑护理工作发展的长期目标、近期目标、完成目标的难度、选择更适宜的行动方案等。此外，思考什么样的组织结构能更好地实现组织目标，如何进行岗位设置，确定岗位职责；实现有效的领导，调动下属的积极性；在护理质量控制中，需要的方法与手段等，这些都需要决策。决策贯穿于整个护理管理活动。只有做出科学和合理的决策，才能确保组织目标的实现。

（二）组织变革理论

20世纪70年代后，管理理论逐步发展为以战略管理为主，研究组织与环境的关系，重点研究组织如何适应充满危机和动荡环境，组织变革理论是当今管理学研究的热点。组织变革是指运用行为科学和相关的管理方法，对组织的规模、权力结构、角色设定、沟通渠道，组织与其他组织间的关系，以及对组织成员观念、态度和行为，成员间的合作精神等进行有目的、系统的调整和革新，以适应组织内外环境、技术特征和组织任务等方面的变化，提高组织的效能。组织变革理论主要涉及权变理论、复杂性理论、组织再造理论和学习型组织理论。

1. 组织变革模型 组织变革模型中最有影响力的是勒温的组织变革模型。库尔特·勒温（Kurt Lewin）是计划变革理论的创始人。该理论将变革看作打破组织的一种平衡状态，有计划组织变革模型包含解冻、变革、再冻结3个步骤，用以解释和指导如何发动、管理和稳定变革过程。

（1）勒温组织变革模型的主要观点：变革具体包括以下3个方面。①解冻：焦点在于建立变革动机，鼓励员工改变原有行为模式和工作态度，采取新的适应于组织战略发展的行为与态度。否定现有行为或态度，这种否定必须建立在能够产生变革迫切感的基础上；通过减少对失败的恐惧感，或减少变革的障碍来创造心理上的安全感，提高变革成功的信心。②变革：变革是一个学习过程，需给员工提供新信息、新行为模式和新视角，指明方向，实施变革，进而形成新的行为和态度。变革是认知的过程，通过获得的新概念和信息来完成。③再冻结：采取必要的强化手段使新的态度和行为固定下来，使组织变革处于稳定状态。结合正面强化，确保组织变革的稳定性，形成稳定持久的群体行为规范。

（2）变革中解冻的方法：在勒温的组织变革中，成功的变革要对现状予以解冻，变革到一种新的状态，再对新的变革予以冻结，使之保持长久。现状就是一种平衡状态，要打破这种平衡，就必须解冻。通过3种方式完成：①增强驱动力，使行为脱离现有状态。②减弱阻力，减小妨碍脱离现有平衡状态的力量。③混合使用这两种方法，使组织恢复平衡状态。因此，在组织中追求稳定性和效率性是管理的主要方向。

（3）勒温组织变革模型的贡献：组织变革模型奠定了组织变革理论的研究基础，该模型由许多组织变革学家继承和发展。

2. 权变理论 权变理论认为，组织内部的状态和过程应随内、外部的需求变化而变化。其核心思想是在组织管理中应根据组织所处的内外环境和条件随机应变。权变理论的精髓在于"变"，关键是管理者能够敏锐地观察到组织内外环境的变化对组织各方面的影响，进而对管理方式和方法进行创新。

3. 复杂性理论　复杂性理论认为，组织是一个复杂、开放、动态的有机系统，组织要生存和发展，就必须与外部环境进行能量、物质和信息的交换，使组织处于动态开放系统；组织在复杂的环境中，不断从无序状态到有序状态，使组织不断地进化和变革，出现新的动态平衡结构和形态。

4. 组织再造理论　组织再造理论认为，现有的组织结构是金字塔形的，臃肿庞大，内部结构繁杂、效率低下、漠视服务对象，不能给服务对象带来价值增值。组织再造理论认为，对这样的组织流程必须再造，使其直接面对服务对象，满足其需要。组织再造理论的核心是业务流程变革，也称业务流程再造，其包括：①对原有的业务流程重新塑造，以提高组织的整体竞争力；②对组织业务流程的重新塑造，使组织不仅提高了经营业绩，更重要的是使组织形态发生变革，变成以流程为导向的组织，实现经营方式和管理方式的根本改革。

5. 学习型组织理论　学习型组织通过培养整个组织的学习气氛，发挥组织成员的创造性和思维能力，建立一种有机的、高度柔性、扁平化、符合人性、持续发展的组织。学习型组织理论认为，当组织面临剧烈的外在环境变化时，应力求精简、扁平化、弹性应对、终身学习，以维持竞争力。如何提高组织员工的适应力与变革力，成为当今组织的首要任务。建设学习型组织应注意：①组织成员通过终身学习，能够不断超越自我。②善于容纳别人，改善心智模式。③建立共同愿景，努力追求卓越。④开展深度会谈，发挥团队智慧。⑤学会系统思考，提高观察事物的能力。

第四节　管理原理

　　管理原理是从管理学中抽象出来的，作为管理理论的基础，它舍去了管理学中的具体方法、措施、制度等，而着重研究管理学的基本理论、基本原理、基本原则。管理原理是对管理工作的本质及其基本规律的科学分析和概括。管理原则是根据对管理原理的认识和理解而引申出的管理活动所必须遵循的行为规范。管理原理、管理原则是进行管理活动的行动指南，实施管理职能的理论依据。深入研究管理原理、管理原则，将有助于我们了解和掌握管理活动的基本规律，用以指导管理实践。

一、系统原理

　　系统原理是现代管理科学的一个最基本的原理，是由奥地利裔美籍生物学家贝塔朗菲（L. V. Bertalanffy）创立的，是指人们在从事管理工作时，运用系统的观点、理论和方法对管理活动进行充分分析，以达到优化管理的目的，即从系统论的角度认识和处理组织管理中出现的问题。

（一）系统的含义及其特征

　　系统（system）是指由若干个组成部分或要素相互联系和相互作用结合而成的，具有特定功能的有机整体。

　　在自然界和人类社会中，一切事物都是以系统的形式存在的，任何事物都可以视其为一个系统，如医院、学校、部队等。从整体角度出发，人也可被视为一个系统。管理学中系统原理认为任何一个管理对象都是一个系统，由若干个子系统组成，也是大系统的子系统。如医院是一个具有特定功能的大系统，它是由医疗系统、护理系统、后勤支持系统等子系统构成的。护理系统本身也是一个系统，由各病区、手术室、供应室、门诊、急诊等子系统构成，并与外界其他系统发生联系。明确系统的特征是认识系统的关键，系统具有以下四个特征：

1. 整体性 整体性是系统最基本的特征。它是指具有独立功能的各子系统，围绕共同目标组成不可分割的整体。如医院中的各病区、手术室、供应室、门诊、急诊等这些子系统离不开医院这个具有特定功能的大系统而孤立地发挥作用，即任何系统要素都离不开系统整体，要素间的作用和联系，必须从整体协调的角度上考虑，局部服从全局，才能使系统整体功能超过系统内各要素功能之和。

2. 目的性 每个系统都应该有明确的目的性，不同的系统有不同的目的。系统的结构不能盲目地建立，而是按其目的和功能建立。而子系统是按系统的目的和功能设置的，在组织调整系统结构时，强调子系统服从总系统。明确子系统的目标，使其为完成系统的总目标而协调工作。

3. 层次性 层次性是系统的本质属性，系统是由要素组成的，一个系统是它上一级系统的子系统或称为要素，而上一级系统有可能是更上一级系统的要素。因此，多层次递阶结构组成了金字塔结构。

4. 环境适应性 环境适应性是指系统要适应环境的变化。任何一个系统都存在于一定物质环境中，要与环境进行物质、能量和信息的交换。环境变化对系统影响很大。只有经常与外部环境保持最佳适应状态，系统的功能才能得以充分体现，系统对环境的适应能力直接影响系统的生存和持久发展。

（二）与系统原理相对应的管理原则

1. 整分合原则 整分合原则是指在管理中把统一领导与分级管理有机地结合起来，在整体规划下分工明确，在分工的基础上有效地综合。整体把握、科学分解、组织综合，是整分合的主要含义。例如，护理质量控制的目标管理必须遵循整分合原则。护理质量优劣是由各病区、各护理单元的工作质量体现的，各级护理单元必须保证各自的护理质量，最终护理质量目标管理是通过各部门有效配合实现的。

2. 反馈原则 任何管理系统虽然都与外部环境有着输入和输出关系，具有开放性。但就其内部相互关系而言，则构成了一个各环节首尾衔接，形成相互约束、相互促进的回路，在这个封闭系统中，反馈起着关键的作用。有效地发挥管理中各个环节的功能和作用、形成有效管理，就是反馈原则的核心。许多护理管理活动都遵循反馈原则，如临床护理质量管理、护理人员培训、护理人员绩效评价等。

（三）系统原理在护理管理中的应用

从整体要求出发，制订护理管理系统的目标和战略措施。根据科学的分解，明确各科室各部门的目标，进而在合理分工的基础上进行总体综合，从而保证护理管理目标的顺利实现，这就是系统原理对管理活动的基本要求。在护理管理活动中，系统原理的具体体现：

1. 具有全局观念 医疗系统是一个复杂的系统，而护理系统是医院的子系统，这就要求护理管理者在错综复杂的工作中，不能孤立地看问题，要把握整体和全局，用系统分析的方法去分析问题，把护理工作放在科室和医院整体工作中去考虑；要正确处理护理系统内部利益与外部利益、局部利益和全局利益、眼前利益与长远利益的关系。这也是衡量护理管理者能否做好管理工作的基本标准之一。

2. 优化护理系统的结构状况，分工合作 护理管理必须根据所处环境、面临的不同人物以及不一样的内外部条件进行适当的结构调整，既有在整体规划下的分工，又有在分工上的有效合作才能使护理工作发挥最大的效能。

3. 处理好管理宽度和管理层次之间的关系 护理管理需要有合理、适度的管理层次和宽度。例如，按照我国原卫生部的有关规定，根据医院的床位编制和护士结构设计，实行三级负责制管理或二级负责制管理。

二、人本原理

（一）基本内容

1. 人本管理的含义 人本原理认为，管理作为一种社会活动，其主体和客体都是人，管理过程的关键和根本是人的管理。一个组织的盛衰主要取决于人，充分发挥人的积极性和创造性，是实现组织目标的基本保证。

2. 人本管理思想 管理活动中坚持以人为本，要把人的因素放在第一位，满足人的需要，尊重、信任员工，调动员工积极性，依靠员工实现组织发展。

3. 人本管理战略 人本管理战略是全面开发人力资源的战略，主要任务包括：①组织成员的识别。②人员合理安排和有效使用。③人员培训和职业生涯规划。④优秀人才的储备。

（二）相应原则

1. 能级原则 能级原则强调按一定标准、一定规范、一定秩序将管理中的组织和个人进行分级管理。管理能级是客观存在的，不以人们的意志为转移。管理者在从事管理活动时，为了使管理活动高效、有序、稳定和可靠，必须在组织系统中建立一个合理的能级管理层次，使管理内容在能级管理层次的匹配上具有能动性。有效的能级原则应注意：①管理能级必须具有分层、稳定的组织形态，是一个正三角形。管理层次不是随便划分的，各层次也不可随便组合。②不同能级的权力、物质利益和精神荣誉只有与相应的能级对应才符合封闭原则。③各类能级必须动态地对应，只有合适的人才处于适合的能级岗位上，管理系统才处于高效运转的稳定状态。

2. 动力原则 动力原则是指管理者在从事管理活动时，正确认识和掌握组织成员的行为动机，有效地运用管理动力机制，激发组织成员积极向组织整体目标努力。管理需要有强大的动力，管理动力是管理的能源。管理中的 3 种动力：①物质动力：物质动力是通过一定物质手段，推动管理活动向特定方向运动的力量。对物质利益的追求是支配人们活动的力量。管理中的物质刺激，是开发人力资源，促使其加速工作的最基本手段。②精神动力：精神动力是在长期管理活动中培育而形成的。精神动力是实现人们高层次需要的源泉，是激发人持久努力的核心动力。③信息动力：当今社会是信息社会，把信息作为一种动力，是组织管理中的关键性资源，是推动组织发展的动力。信息为人们在组织中发展和执业生涯规划提供了前提条件。对每一个管理系统，3 种动力都是同时存在的，管理者要正确认识和把握 3 种动力的实际内涵及其相互作用的关系，建立有效的动力机制。

3. 行为原则 行为原则是管理者要掌握和熟悉被管理对象的个人行为规律。深入了解人的行为规律，必须注意两个方面：①激发人的积极向上、合理健康的行为动机，了解并满足人们的合理需要，以调动人们的积极性。②注意不同个体的特征，积极创造良好的工作和生活环境，以利于人们良好个性的形成和发展，同时用人之所长，避人之所短，科学地使用人才，形成群体优化组合，从而提高管理效果。

（三）人本原理在护理管理中的应用

人本原理强调把人作为管理的中心，这在管理活动中起决定性的作用。在护理管理中，注重引入激励机制，建立以人为本的科学合理的绩效考评制度，以提高护理人员对其所在组织的认同感，提高工作效率。管理中应注意：①精神鼓励：护理管理者应改变传统、严厉的管理方式，注意发现护士的长处，对护士辛勤的劳动给予肯定，加以赞美，激励下属发挥自身最大的工作热情与潜能，减少对护士的批评、指责，使护士由被动工作转为主动工作。②注重授权：授权的意义在于表明护理管理者对护士的认可、鼓励与信任，知人善任，用人所长，不仅能发挥护士的聪明才智，还能让护士参与管理，这将大大提高其工作积极性和主动性，激发工作热情。③物质鼓励：奖金的分配应与工作绩效挂钩，多劳多得，使奖金分配相对合理，对工作有疏忽、粗心大意的护士，在说服教育的同时，应采取适当的负向惩罚，促使他们改正错误。

三、动 态 原 理

（一）主要内容

动态原理的观点：任何组织和管理都处于动态变化的社会大系统中，管理者在管理活动中，注意把握被管理对象运动、变化的情况，不断调整各个环节以实现组织整体目标。

（二）相应原则

1. 弹性原则　弹性是指物体在外力的作用下能做出反应，弹性原则是指在任何管理活动中，管理者都需要具备适应客观情况变化的能力，同时做出留有余地的相应策略。管理必须遵循弹性原则：①具备可调控的弹性机制。管理是行动的科学，管理因素多变化，一个细小的疏忽都可能产生巨大的影响，管理从开始就应保持可调节的弹性。②注重"留有余地"的工作方法。管理所遇到的问题多，涉及面广，情况复杂。人无法完全掌控，管理中只有留有余地，才能避免出现被动管理的局面。

2. 随机制宜原则　要求在管理活动中从实际情况出发，因时、因地、因人、因事采取最适宜最有效的处理方法并不断调节，逐步趋于完善直到处于优化状态。

（三）动态原理在护理管理中的应用

护理管理活动千头万绪，具有复杂性、突发性、风险性、不确定性等特点。随着现代护理模式的发展，新的卫生政策、管理制度、管理方法的出现，护理人员的思想、观念、行为方式、知识结构等也在不断地变化着，对护理工作也提出了更新的要求，护理管理者必须把握上述变化，收集信息，及时反馈，对管理目标及管理方式及时调整，并进行有效的动态管理，以适应社会、环境的变化。如护理部每年都会制订详细的年度工作计划，对全年的常规工作和特殊的工作进行计划和部署。但是，医院随着医疗环境的不断变化而调整自身发展的方向，以应对新形势的需要，这就需要护理管理者具备敏锐的洞察力，在制定年度计划时，要对计划的执行留有"余地"，以便应对外界的变化，及时对工作计划进行调整、修订，这也是护理管理者动态管理能力的具体体现。同时，护理部对科室护理工作进行质量监督，定期反馈检查结果，护士长针对问题及时提出整改意见及措施方案并予以落实，根据自查结果、持续改进情况，整改措施的效果等，决定进一步的工作重点。

四、效益原理

（一）主要内容

效益原理指在管理中讲求实际效益，以最少的投入、最低的消耗和代价，获取最大的经济效益和社会效益。效益问题是现代社会任何组织的综合体现。影响效益的因素是多方面的，如科学技术水平、管理水平、资源消耗和占用的合理性等。管理需要考虑多方面的因素，充分发挥管理功能，有效利用各种资源，进而追求组织效益最大化。反之，如果管理滞后则会造成资源损失和浪费，影响组织的效益。

（二）相应原则

效益原理相应的原则是价值原则。价值是指衡量事物有益程度的尺度，是功能和费用的综合反映。管理者应充分利用财力、物力、人力、时间和信息等资源，以最少的投入获取最高的效用，以满足服务对象的需要。

（三）效益原理在护理管理中的应用

护理管理者要充分理解并运用效益原理，在工作中要讲求实际效益，通过提高服务价值的5种途径：功能不变，降低费用；费用不变，提高功能；功能提高，费用降低；费用略有提高，功能大幅度提高；功能略有降低，费用大幅度下降，来获取最佳的社会效益和经济效益。护理管理者运用效益原理时应注意：①讲求护理服务经济利益的同时，应注重其社会效益，以获取社会效益为最高目标。②坚持整体性原则。既要从全局效益出发，又要从局部的效益着眼，以获得最佳的整体效益。③讲求实效。④长远目标与当前任务相结合。护理管理者增强工作的预见性、计划性，减少盲目性、随意性，善于把长远目标与当前任务相结合，发挥最大效益。

思考题

1. 古典管理理论的主要观点是什么？
2. 系统原理、人本原理、动态原理和效益原理的含义及特征是什么？
3. 请阐述人本原理和效益原理在护理管理中的应用。

第二章　知识思维导图

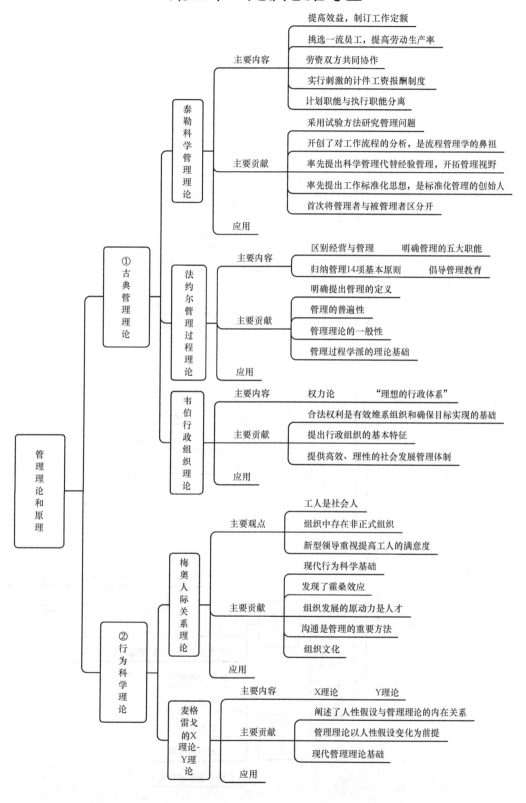

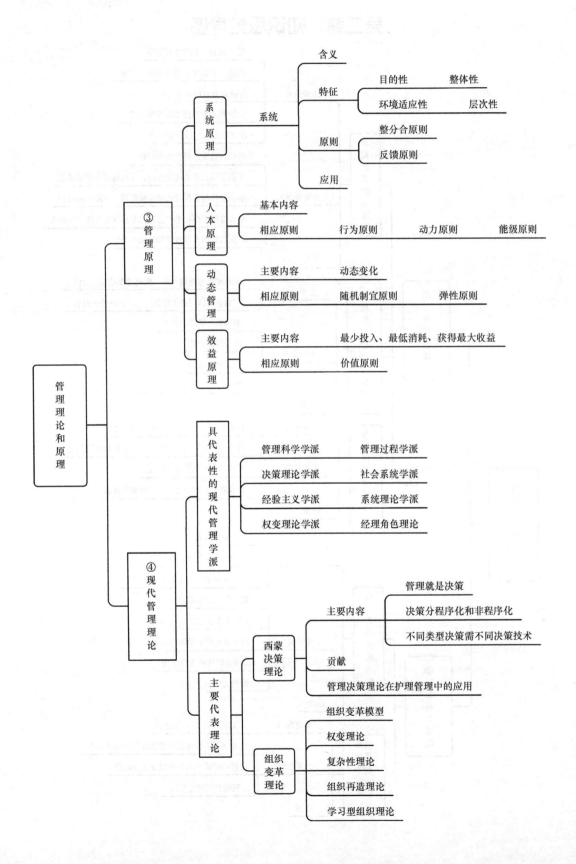

第三章 计 划

【学习目标】

1. 知识目标 掌握计划、时间管理和目标管理的概念及步骤；熟悉时间管理与目标管理在护理管理中应用的异同。

2. 能力目标 能运用形成计划的基本步骤与方法，制订合理的护理工作计划。

3. 素质目标 使学生能够正确认识工作计划和时间管理在今后工作中的重要性。

【学习建议】

参阅《管理学原理》《现代管理学》《医院管理学》等知识资源，并采用阅读、讨论等方法辅助学习。

计划（plan）是管理职能最基本的一项，管理的过程是从计划开始的。计划是实现目标对各项具体管理活动及其所需人力、物力、财力进行的筹划和谋划，即工作的具体目标、内容、方法和步骤等，既包括制订目标，又包括实现这些目标的途径和方法。

第一节 概 述

一、计划的概念

计划有狭义和广义之分。广义的计划是指制订计划、实施计划和评价计划的执行情况等。狭义的计划仅仅是指制订计划，即是一种预测未来、设立目标，并在此基础上拟订行动方案的过程，包括具体目标、内容、方法步骤和预计完成时间等。

计划的制订一般需要明确以下几个内容，即 5W1H：What—做什么，明确工作的具体目标和要求；Why—为什么做，明确原因和目的；Who—由谁去做，明确执行者；When—在什么时候做，明确计划的进度；Where—在什么地方做，实施计划的条件和环境；How—怎样做，对人、财、物、时间、空间、方法、工具等的具体规划。这 6 个方面的内容，实际上是要求计划的制订者在制订计划的过程中，能从这 6 个方面来整体、全面考虑以保证计划的科学性和可行性。

知识拓展

古人云："凡事预则立，不预则废。"其中的"预"就是指计划。

"计划"一词在汉语中的表述可以理解为名词或者动词。

作为名词意义来解释，计划是指用文字或者指标设定的未来一定时期内的组织目标，包括方向、内容、完成方式、具体安排的管理文本。

作为动词意义来理解，计划是指为了实现设定的目标，制订计划的活动过程及预定进行的行动安排，是对决策所确定的任务和目标提供一种合理的实现方法。包括制订计划、执行计划和检查计划等。

二、计划的作用

（一）计划有利于实现组织目标

计划确定组织的目标，还阐述要如何去做。计划明确组织目标、时间、方法及任务，可以预测变化趋势及变化对组织的影响，并制订适应变动的多种方案，可有效回避风险，使工作实施井然有序。

（二）计划有利于资源的合理使用

管理中的基础是对人、财、物、时间、空间、信息、技术等各种资源的合理分配和使用，减少重复、等待、冲突等活动，提高组织的管理效益和经济效益。例如，科学、合理的排班计划可使各级护理人员充分发挥各自的作用，使人力资源达到合理而高效的使用，为病人提供优质护理服务；对病房的被服、药品、仪器、设备的领取、使用、保管、维护等进行科学计划，可减少不必要的物资损耗、有效利用有限的空间。

（三）计划有利于质量控制

控制的实质是根据计划纠正行动的偏差，从而保证行动方向的正确性。由于护理工作涉及的范围广、人员多，在制订和实际执行计划中可能会出现偏差。计划使护理管理工作的目标、措施、步骤和时间等要求更加明确，为管理工作提供了"定盘星"和检查标准。护理管理者可以通过计划对管理活动进行控制，检查实际执行情况与计划之间的差距，并及时进行调整，达到控制的目的，从而保证决策目标的实现。

（四）计划为具体工作提供依据

计划有各种层次，各层次的计划中都包含了实现目标的方式、方法等具体内容，这些具体的方式、方法为下属部门人员的工作提供了具体的依据。组织内高层管理者制订的战略性计划为中层管理者制订计划提供了依据，中层管理者的计划又为基础管理制订计划提供保证。护理部制订年度计划后，护士长根据护理部的计划制订科室的计划，护士又在科室计划下制订具体的护理工作计划。

> **知识拓展**
>
> 南辕北辙是家喻户晓的成语，讲述了一个因为缺乏计划而导致目标难以达成的故事。这个故事中的主人公满载着路途的补给，乘着最快速度的千里马，向着与自己目的地背道而驰的方向日夜兼程，当有人问他去哪里，质疑他的方向的正确性时，他说他有足够的食物和最快的马匹，不愁到不了目的地。
>
> 故事中主人公正是因为对达成自己目标缺乏正确的认识，没有科学有效的计划，造成在行动安排上缺乏筹划，最终带来适得其反的后果。

三、计划的原则

计划的根本目的在于保证管理目标的实现。为使计划有效地发挥作用，就必须把握计划的原则。

（一）目的性

任何组织和个人制订计划都是为了有效地达到某种目的，即实现组织的目标。因此计划一定要紧紧把握住组织的目标，预测并确定哪些行动有利于达到目标、哪些行动不利于达到目标与目标无关，从而指导今后的行动朝着目标的方向前进。

（二）具体性

计划的具体性是指计划要有具体的目标、内容、方法、途径、步骤和预计完成时间等。

（三）普遍性

普遍性包括两方面的含义：一方面，所有的管理人员都要做计划工作，不论是处于哪一层次和哪个部门的管理者，都需要制订计划；另一方面，计划渗透到各项管理工作之中。不管是组织工作、领导工作，还是控制工作，都要根据组织目标来安排具体的工作计划。

（四）先进性与可行性

计划工作针对的是组织未来的活动，是对未来的预先安排。由于环境的不断变化，计划必须要考虑到将来在执行计划的过程中可能发生的状况和条件，制订者对未来的变化有较为充分的预测和准备，而不仅仅停留在原有的条件或已有的经验上，使制订的计划具有可行性。

（五）经济性

计划工作要讲究经济效益，计划的经济效益一般用计划的效率来衡量。计划的效率指制订和执行计划时所有的产出与投入之比。一个科学、完善的计划常常可以带来巨大的经济效益和社会效益，一个错误的计划往往会造成巨大的损失。计划的经济性要求计划能够保证以最小的成本投入获得最大的收益产出。在制订计划时，既要考虑"投入"，又要考虑"产出"。

四、计划的类型和形式

计划对管理活动来说具有普遍性，各种组织、组织内的各级部门都在制订计划，这种普遍性就决定了计划类型的多样性。从不同的角度对计划进行不同的分类：

（一）按计划的规划时间划分

1. 短期计划 一般指1年或1年以内的计划。由基层管理者制订，是对未来较短时间内的工作安排及短期内要完成工作的具体部署，具有战术性的特点，如病区不同层级护理人员的培训、月计划、周安排等。

2. 中期计划 一般指1～5年的计划。中期计划一般由中层管理者制订，具有战役性的特点，要求根据组织的总体目标，抓住主要矛盾和关键问题以保证总体目标的实现。要注意中期计划的制订要与长期计划、短期计划衔接。

3. 长期计划 一般指5年以上的计划。长期计划是由高层管理者制订，对组织具有战略性、纲领性的指导意义，多为重大的方针、策略。长期计划要建立在未来发展趋势充分预测、论证和研究的基础上，以科学的态度、正确的步骤进行。

（二）按计划制订者在管理系统中所处的层级划分

1. 高层计划（战略性计划）　通常由高层负责制订，具有长远性、全局性、稳定性等特点，多关系到组织全局的总体计划。主要包括组织在未来一段时间内总的战略目标、战略重点、战略措施等，如中国卫生事业发展规划、医院护理人才队伍建设规划等。

2. 中层计划（战术性计划）　一般由中层管理者制订，是一种局部性的、阶段性的计划。一般情况下，按年度分别拟订，将战略计划中具有广泛性的目标和政策转变为确定的目标和政策，如护理人员专业发展计划。

3. 基层计划（作业计划）　往往由具体部门制订，由基层管理者负责指导，将中层计划所确定的内容具体化，是关于具体业务活动的执行计划，如护理人员急救技能培训计划、护理人员"三基三严"培训计划。

（三）其他

计划还有按约束程度划分的指令性计划和指导性计划，按计划内容划分的业务计划、人事计划、财务计划等。

（四）计划的表现形式

计划的内容非常广，形式也多种多样，由此计划的表现形式常常为宗旨、规划、策略、目的、目标、政策、规则、规程和预算等。

五、制订计划的步骤

制订计划的步骤是否科学、合理，会影响护理计划的合理程度。科学地制订计划要按照一定的步骤，根据计划过程中各部分的内在联系，制订计划大致可以分为以下几个步骤：

（一）分析评估

计划工作的第一步就是对组织现存形势和资源的分析和评估。分析形势是指收集组织内外部各种资源进行分析，外部资源指社会大系统的经济、技术、人口、政策、社会需求、社会对组织影响因素等；内部资源指组织内部的人力、物力、技术信息、经费及服务对象的需求等。护理管理者应充分分析组织自身优势与劣势，以及组织外部环境中存在的机会和威胁。分析和评估常采用 SWOT 分析（图 3-1），S（superiority）指组织内部的有利资源、W（weakness）指组织内部的不利资源、O（opportunities）指组织外部可能存在的机遇、T（threats）指组织外部可能存在的威胁或不利因素。按照 SWOT 分析识别组织可以开展活动空间的要求，管理者需要重新评价计划的宗旨和目标。计划的宗旨和目标是实事求是的吗？需要修正吗？如果需要改变组织的整体方向，则整个计划的过程可能要从头开始。如果不需要改变计划的大方向，则应着手制订相应的计划方案。

知识拓展

SWOT 分析，是指基于内外部竞争环境和竞争条件下的态势分析，就是将与其密切相关的各种内部优势、劣势和外部机会和威胁等，通过调查列举出来，并依照矩阵形式排列，然后用系统分析的思想，把各种因素相互匹配起来加以分析，从中得出一系列相应的结论，而结论通常带有一定的决策性。

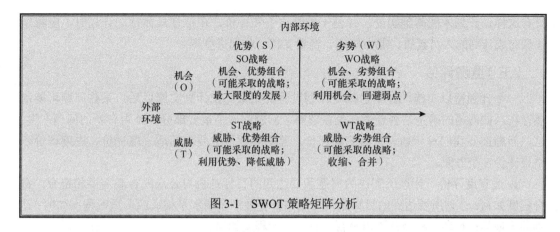

图 3-1 SWOT 策略矩阵分析

（二）确定目标

计划工作的第二步是在分析评估的基础上为组织或个人制订目标。目标是指期望的成果。在护理管理中，每一个计划都应有明确的目标，如护理活动的目标是为病人提供优质护理服务。在这样一个目标的前提下，护理各类活动的计划必须围绕为病人提供优质护理服务这个中心目标进行；为了达到这个目标，管理者需要进一步计划、决策应该提供哪些护理服务，如晨晚间护理、口腔护理、病情观察、健康教育等，以及在提供这些护理服务的过程中如何配备适宜的人力，如何提供必要的仪器设备等。同时根据各护理单元为病人实施的晨晚间护理、口腔护理、病情观察、健康教育等的落实到位情况来衡量各护理单元护理质量的高低。

确定目标，还包括对目标的清晰界定，以避免目标分解上的失真，影响组织目标的实现。长期以来，目标的设定遵循自上而下的过程，即由上级给下级规定目标。由于每一层组织中，管理者都会有自己的理解，都会加上一些提高目标操作性的东西。结果是目标在自上而下的分解过程中丧失了它的清晰性和一致性，阻碍了组织目标的实现。要做到对目标的清晰界定，一个好的目标至少应能回答以下几个问题：要做什么（what）；谁来做（who）；在什么地方做（where）；什么时候完成（when）；做到什么程度（how many、how much）。如果计划能对上述问题进行清晰明确的回答，就可以避免目标分解上的失真。

（三）拟订方案，确定方案

确定计划方案包括拟订多种备选方案和在多种方案中择优两个方面。拟订多个高质量备选方案需要集思广益、开拓思路，必须建立在对内部和外部条件估量的基础上，必须与目标保持一致。多个方案中择优就是通过分析、比较各个方案的优缺点，选出最令人满意且最可行的方案。如护理人员为病人提供护理措施的模式，有责任制护理、整体护理、功能制护理等多种方案，就需要分析其优缺点以确定实施方案。在选择备选方案时，还应考虑到该方案与组织目标的相关程度、公众对方案的接受程度、下属的接受程度以及方案实施的时间因素等。

（四）制订具体行动计划

制订具体行动计划就是确定实施计划的具体方法、手段和措施。通过制订具体实施计划，可以明确某一活动在哪里以及由什么机构、用什么资源、何时何地、用什么方法来完成。

只有这样，计划才能落到实处，并便于监督检查和评价。在拟订具体行动计划时，应特别注意完成计划的人员素质、能力培训、经费支持、时间进度等。

（五）监测评估

一个计划得以实施，并不意味着计划过程的结束。在计划实施以后，某些问题可能依然存在，如问题的确定是否合适、是否忽略了问题的一个重要部分、是否有新的问题产生。这些问题需要我们对计划进行监测和评价。监测和评价主要包括适宜度评价、进度评价和结果评价3个方面。

1. 适宜度评价　计划所解决的问题和要达到的目标是否与公众的客观需要相符合，符合程度如何；计划所要达到的目标是否与当前社会经济发展水平相适应，适应程度如何；计划的各项具体行动在社会范围内是否可行，可行程度如何。

2. 进度评价　进度评价的目的在于督促各项计划确定的活动按期完成，其主要的方法是比较各项活动的现状同原定时间计划之间的差异，分析提前或延期的原因，提出推广或整改意见及措施。

3. 结果评价　结果评价包括效果和影响两个方面。效果指计划对解决某一问题的预期成果。评价是否已经达到预期成果，如未达到，分析目标或指标没有达到的原因，并检查采取的纠正行动是否合适。事先预测到的影响是否出现，有无未预测到的影响出现，未预测到的影响是正面效应还是负面效应，出现的影响是否会长期持续。

案例分享

某医院护理部非常重视毕业第一年内新护士培养和临床训练工作，为更好地提升新护士的核心能力和岗位胜任力，制订了为期1年的新护士培训计划。

1. 培训目标　完成新护士培训计划100%；新护士培训合格率100%。

2. 具体内容

（1）制订新护士1年期间培训课程安排。

（2）设定课程内容及比例：护理安全15%；规章制度10%；基础操作25%；基础护理理论20%；急救及急危重症护理15%；护士素质与团队文化建设15%。

（3）分解确定每个月的培训计划安排。

（4）按计划组织完成新护士培训课程。

（5）组织完成1年培训课程后理论考核和操作考核。

3. 培训方式　每两周1次，隔周周五下午4点。

4. 培训地点　医院护理培训中心。

5. 整个计划执行时间　当年8月至次年7月为培训阶段，次年8月份为考核阶段。

6. 执行人　护理部教学组。

7. 负责人　主管教学工作的护理部副主任。

第二节　时间管理

时间是一种有价值的无形资源，它具有客观性、一维性和无储存性等特点。时间是最稀有的资源，时间就是生命，时间就是金钱，尤其对与生命息息相关的护理工作来说，更能诠释时间就是生命,如何合理安排和利用时间就进一步体现在护理管理活动中。

知识拓展 **何为时间?**

时间是构成生命的要素。

时间与空间都是客观存在的,人们都在其中不断地运动着,都在花费时间。

时间是根据物质在空间中的运动来测定的,标准时间是秒针运动 60 次为 1 分钟。

时间是区分事件发生前后次序的度量单位,用时间可以指出事件的前因后果。

一、概念及作用

(一)概念

时间管理是指在同样的时间消耗情况下,为提高时间的利用率和有效率而进行的一系列活动,它包括对时间进行计划和分配,以保证重要工作的顺利完成,并留出足够的余地处理那些突发事件或紧急变化。

(二)作用

1. 有效利用时间,提高工作效率 作为管理者,在工作中最大的困扰就是来自外界的干扰太多,随时得放下手边的工作去做其他事情,以至于工作效率下降。管理者通过研究时间消耗的规律,探索科学安排和合理使用时间的方法,护理管理者学会科学管理时间,就可以在有限的时间内通过合理安排,自行控制时间而不是被时间控制,控制自己的工作而不是被工作所左右,从而对时间资源进行有效的利用,提高工作效率。如通过记录自己工作的时间,分析时间消耗在什么地方;集中自己的时间,由零星到集中,使零星时间成为连续性的时间段等方式来有效利用时间,提高工作效率。

2. 激励员工的事业心 作为员工,通过时间管理,可以更有效地利用时间,在同样的时间里使自己获得更多的成功和业绩,以激发他们的成就感,满足自我实现的需要。如护理人员通过时间管理,在同样的时间里,不但能出色完成临床护理工作,让病人满意,还能进行护理科研工作等,这样就可以增加他们的成就感。

二、时间管理的步骤

(一)评估

1. 列出时间使用表 了解自己工作时间的分配和具体使用情况是有效时间管理的第一步。管理者可按时间顺序记录自己每天工作所从事的活动,每项活动花费多少时间等。

2. 分析时间浪费的原因 浪费时间是指花费时间所做的事情对实现组织和个人目标毫无意义。根据列出的时间使用表,明确自己工作时间的分配情况,评估时间是如何消耗的,找出每天最佳的工作时段、效率最低的工作时段、找出自己必须做的事情、找出可以由别人代为管理而又不影响效果的活动、找出根本不必做的事情。

3. 确认最佳工作时间段 管理者要评估自己在每日、每周、每月、每年身体的生理功能周期,然后依据生理功能周期和自己的最佳工作时段,安排从事需要集中精神和创造性的管理活动,而在精神体力较差的时间段从事团体活动,提高时间利用率。

（二）方法

1. ABC 分类管理法　根据事务的紧急及重要程度，ABC 分类管理法分为 3 个等级：A 类为最重要的工作，后果影响大，占工作总量的 20%～30%，占工作时间的 60%～80%，是管理者首先要做的，必须亲自做的；B 类较为重要的工作，一般迫切，后果影响不大，占工作总量的 30%～40%，占工作时间的 20%～40%，管理者可以亲自做，也可以根据情况授权；C 类为相对不重要的工作，是可以暂时搁置的工作，占工作总量的 40%～50%，管理者可以委托或授权，不占用工作时间（表 3-1）。

ABC 时间管理的步骤：

（1）列清单：每天工作开始，列出全天工作的日程清单。

（2）归类：根据 ABC 类事务的特征及管理要点进行分类。工作排序根据事件的特征、重要性及紧急程度确定。

（3）填写分类表：按 ABC 类别分配工作项目、各项工作预计的时间安排、实际完成的时间记录。

（4）实施：全力投入 A 类工作，完成后转入 B 类工作，大胆建设 C 类工作，避免浪费时间。

（5）总结：每日进行训练，不断总结平均时间的使用情况，提高时间管理的能力，提高工作效率。

表 3-1　ABC 时间管理分类

分类	特征	要求
A 类	必须做的，最迫切、紧急、重要的；如果不处理对完成组织目标影响大	亲自、立刻、花时间去做好
B 类	应该做的、迫切、较重要的，如果不处理，对完成组织目标有一定的影响	最好亲自去做，但也可以授权，让下属去做
C 类	可做可不做的，不重要或不紧急的，如不处理，对完成组织目标影响不大	有时间时去做，没时间时可拒绝或延迟去做，或授权去做

2. 四象限法　根据事务的重要和紧急程度的不同进行划分，基本上可以分为 4 个象限，即既紧急又重要、重要但不紧急、紧急但不重要、既不紧急也不重要。

既紧急又重要的事务——尽量减少；重要但不紧急——及时处理；紧急但不重要的事务——委托授权；既不紧急也不重要的事务——尽量放弃。

3. 授权　授权是指在不影响原来工作责任的情形下，将自己某些任务改派给另一个人，并给予执行过程中所需要的权力。护理管理者通过适当授权从日常事务中解脱出来，使自己集中精力和时间处理重大的问题，同时适当的授权可以发挥下属的才干，调动下属的工作积极性，也为下属的锻炼成长提供了机会。护理管理者授权时要遵循目的明确、合理授权、权责相当、授中有控等原则。

4. 拒绝艺术　在有限的时间内，面临各项工作，管理者不能面面俱到，事事兼顾，一定要有所取舍，抓住主要问题解决主要矛盾，对一些非计划内的事情说不。在下列情况下管理者应该合理拒绝承担不属于自己工作范围的责任：事项不符合个人的专业或职务职责；事项非力所能及，且需花费大量时间；会阻碍自己重要工作完成的事项。拒绝时要注意时间、场合、方式、方法，巧妙而果断地说不，避免产生人际关系的负面影响。

5. 养成良好的工作习惯 护理管理者在日常工作中应该讲求节约时间和工作效率，养成良好的工作习惯。

（1）控制时间：打电话要尽量抓住要点，电话边上放置纸、笔，记录重要事项，避免打社交性电话。交谈时，不重要的内容在走廊或过道谈话，以节约时间；重要的内容在办公室细谈，交谈中发现内容不重要，可站起来或看看表或礼貌地直接解释还要处理一件紧急事件；鼓励预约性谈话等。召开会议时，做好准备，控制主题，提高会议效果，做到不开无准备的会议，不开无主题的会议。

（2）做好资料管理：对护理资料按重要程度和使用频率程度有序放置、分类管理。

（3）保持稳定情绪：管理者要学会控制自己的情绪，能够做到在几分钟之内从不良情绪中解脱出来，减少时间浪费，避免因情绪因素影响工作效率。

（三）评价

时间管理评价是指根据人们时间管理的实际状况，提供定性和定量的鉴别与测定，对人们时间管理的效果进行综合分析、系统评价，把管理与效果有机联系起来，以促进工作效率提高的过程。时间管理评价通过对护理管理者时间管理水平的衡量，考查时间利用的程度，帮助护理管理者有效利用时间。时间管理评价既是时间管理的重要内容，也是反馈程序的基础。

第三节 目 标 管 理

一、概念及特点

目标是在宗旨和任务指导下，所要达到的最终、具体、可量化的成果。

（一）目标

1. 目标的概念 目标（objective）是组织为达到、完成任务制订的可测量的、最终的具体成果。没有目标组织就失去了发展的动力，没有目标个人就失去了前进的方向。

2. 目标的作用

（1）标准作用：目标是组织管理活动预期要达到的成就与成果，目标是一把尺子，可以成为衡量工作成效的尺度，用于评价工作业绩和工作质量，也成为管理人员制订决策方案的出发点，以及考核管理决策的制订、衡量组织成员工作业绩和质量的依据。如"抢救物品完好率为100%"就是科室在抢救物资管理方面的一个目标和评价标准。

（2）激励作用：目标反映社会、集体、组织或个人的愿望和要求，只有在员工明确了行动目标后，才能调动潜在能力，使其尽力而为，创造最佳成绩。员工也只有达到了目标后，才会产生成就感和满足感。

（3）明确职业生涯发展方向。

（4）导向作用：目标是活动的预期目的及预期结果的设想，帮助引导组织成员形成统一的行动，可为全体人员共同努力提供方向，并通过实践活动实现目标。

（二）目标管理

目标管理是 1954 年美国著名企业管理专家彼得·德鲁克（Peter F. Drucker）提出的。强调管理的目标导向和管理中的员工自我控制 2 个方面。德鲁克认为：管理应遵循能让个人充分发挥特长、凝聚共同的愿景和一致的努力方向、建立团队合作、调和个人目标和共同福祉的原则，目标管理和自我控制是唯一能够达到这一管理原则的方法。美国管理学家乔治·奥迪奥恩（George S. Odiorne）发展和完善了德鲁克目标管理的思想。他认为目标管理是"这样一个过程：通过这个过程，组织的上级管理人员和下级管理人员共同确定组织目标，根据对每个人所预期的结果来规定他们的主要责任范围，并且利用这些指标来指导他们所管部门的活动和评价每个成员做出的贡献"。

目标管理是一种管理方法，在这种管理方法中，管理者和组织成员一起制订目标，并共同实施目标以保证组织目标的实现。目标管理通过组织成员亲自参与目标的制订，以实现组织成员的"自我控制"，进而使其努力去完成工作目标。可见，将目标管理同计划管理工作组合起来，使计划工作围绕目标来展开，有明确的方向和具体的行动指南，有利于提高计划工作质量。

1. 目标管理的概念　目标管理（management by objectives）是由组织中的管理者和被管理者共同参与目标制订，在工作中由被管理者实行自我管理、自我控制、自我评价并努力完成工作目标的管理方法。

2. 目标管理的特点

（1）强调管理者和被管理者共同参与：上、下级共同参与制订目标及目标的衡量方法。每个部门成员明确自己的任务、方向、考评方式，相互配合共同完成组织目标。

（2）强调自我管理：目标管理引导管理者从重视流程、管理制度等细节问题转为重视组织的目标，由监控下属变成给下属设定客观的标准和目标，让他们靠自己的积极性去实现目标。强调自我管理，以提高员工的工作积极性和创造性，增强员工的组织责任感。

（3）强调自我评价：在执行目标管理过程中，各层管理人员定期评价，通过检查、考核反馈信息，并在反馈中强调由员工自我检查，制订一系列的奖罚措施，以促使员工更好地发挥自身作用。

（4）强调整体性管理：目标管理将组织的总目标逐层分解落实，每一部门和每一成员各自的分目标以总目标为导向，使员工明确各自工作目标与上级目标的一致性，共同完成总目标。

3. 制订目标的原则　由于目标对组织成员有巨大的作用，所以在制订目标时应遵循以下原则，以促进组织成员目标实现的有效性。

（1）目标要重点突出。

（2）目标要量力而行。

（3）目标应具体、量化。

（4）目标明确。

二、目标管理的步骤

目标管理应遵循一定的步骤，以达到目标管理的要求，一般说来，实施目标管理需要遵循以下 4 个步骤：

（一）组织评估

对组织发展方面的相关因素进行全面、深入、客观的认识和分析。通过评估了解组织发展的优势和不足，在此基础上形成组织的发展定位。

（二）制订目标

在组织评估的基础上，进行科学的预测和决策，同时，制订目标应遵循制订有效目标的原则，目标要明确，应让组织成员充分了解。目标应从上而下层层细化分解，直至每个组织成员，以形成目标分解体系。

（三）实施目标

目标分解后，需要按照目标体系的要求协调各方面的关系，按计划努力实现目标，这是实施目标阶段的内容。实施目标的中心环节是建立严格的责任制，实行自我控制。目标下达后，上级不能放任不管，也不能时不时下命令。在实施目标过程中，下级要及时将完成目标的情况向上级汇报；上级也应经常检查指导，采取帮助的态度，甚至给予必要的资源支持来使得下级部门、组织成员达成他们的目标。目标实施阶段还应注意根据目标逐级主动地实施，上级对步骤、方法不能干涉等。

（四）考核评价

考核评价就是在达到预定的期限之后，评价各部门、各组织成员目标实现程度。可以有两种形式：一种是自我考评，即组织中各部门、各成员自己对照目标以及自己所取得的工作业绩来判断自己做得如何；另一种是他评，即组织的上级部门对下级部门及组织成员进行考评。这两种形式可以根据具体情况单独或联合采用。如果组织成员自觉性高、自我管理能力强可以采用自评形式，否则采用他评形式。

实际工作中，也有采用先组织成员自我评价，然后上级部门复评的形式，但务必公正客观、实事求是。根据实现目标的程度和工作成绩的大小、好坏进行奖惩；对完成目标的情况进行分析，肯定成绩，纠正错误；着手新的目标，确定实施措施，把目标管理推向一个新水平。

三、目标管理在护理管理中的应用

护理管理是以人为中心，以提高护理质量和工作效率为主要任务的活动过程。因此在护理管理过程中引入目标管理，有利于提高护理管理效能。护理目标管理的具体活动包括各部门、各护理单元及护理人员的目标；建立实现总目标的目标分解体系，包括各部门、各护理单元及护理人员的目标、工作标准、职责分工、工作期限等；检查指导、给予必要的资源支持、业务考评等。

思考题

1. 请阐述计划在护理管理中的意义。

2. 如何进行目标管理？

3. 如何进行时间管理？

4. 作为护理管理者，如何最有效地运用时间？

第三章 知识思维导图

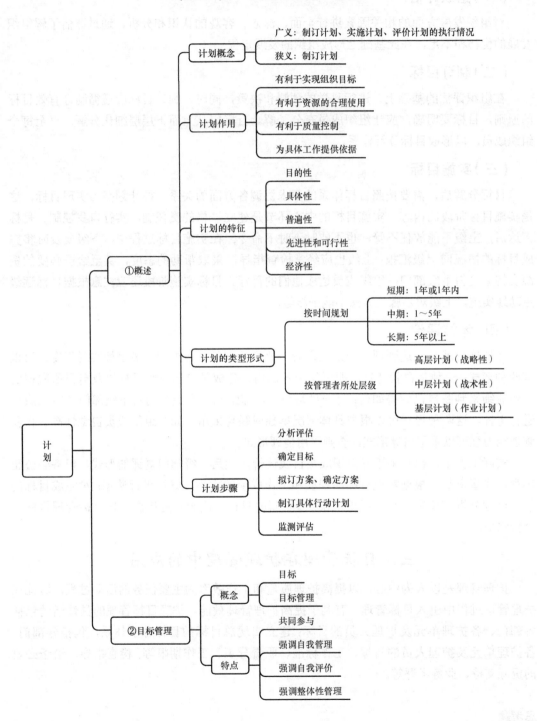

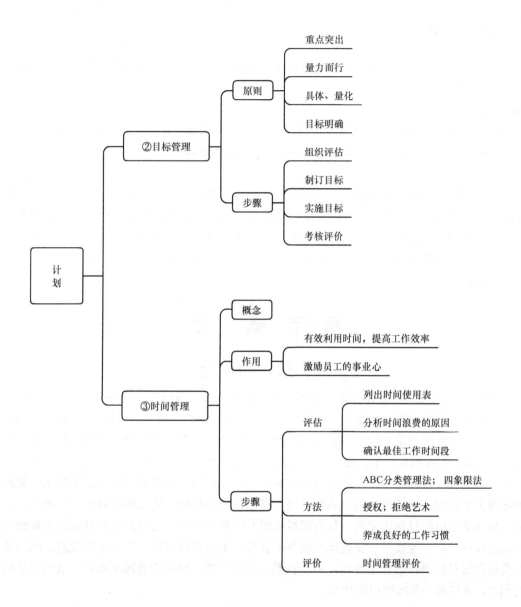

第四章 组 织

1. 知识目标 掌握组织和组织结构的概念、组织设计的程序和基本原则；熟悉组织的基本要素和组织职能。

2. 能力目标 能结合三级医院的业务组织机构图解释各部门的相互关系。

3. 素质目标 通过组织文化的学习使学生能够正确认识护理文化的重要性，并为其今后尽早融入组织文化做准备。

【学习建议】

参阅《护理管理学》《现代医院护理管理学》等教材中有关组织的内容，并结合自学、讨论、病案分析、观看视频等学习方法，进一步掌握本章内容。

组织是管理的五大职能之一，是进行人员配备、领导、控制的基础，是完成计划的重要前提。为了达到既定的工作目标，需要通过组织设计，建立合理的工作模式，以使人员之间的关系、分工、协作、时间、空间等各环节能合理地组织起来，从而形成一个有机整体，创造一个和谐的工作环境，充分和有效地发挥每个人员的智慧和能力，使其为实现组织的总目标而高效地工作。

第一节 概 述

一、组织的概念

组织（organization）是指按照一定的目的、任务和形式编制起来的结构严密、制度化的人群集合体，是具有明确目的性、系统性结构的实体，如政府机关、学校、医院、护理部、护理小组等。组织也是实现组织目标的工具，是职、权、责、利四位一体的机构。组织包含四层含义：①组织是一个人造系统，是由两个或两个以上的个体构成的集合。②组织具有共同的目标，目标是组织存在的前提和基础。这种共同目标应该既为宏观所要求，又能被各成员所接受，才能形成统一指挥，统一意志，统一行动。③组织应有分工与协作。分工和协作是由组织目标限定的，只有把组织成员中愿意合作、愿意为共同目标做出贡献的意志进行统一，才能高效、快速地实现组织目标。④组织应可以不断变化和发展。组织是为实现特定目标进行的分工合作，不是自然形成的产物。当组织目标变动时，组织也应随之调整，才能充分发挥组织的功能。

二、组织的基本要素

组织的基本要素是每个组织结构、组织活动、组织生存和发展的最根本条件，包括目标与任务、职权与责任、物质与精神、技术与质量、适应与发展。

1. 目标与任务 组织目标是组织自我设计、自我维持的依据，是组织存在的价值。组织目标必须适应社会需求，组织才会存在生命力。组织目标也是组织成员实施活动的行为指南和工作努力的方向。组织目标建立后，要依照目标进行工作任务分配，各部门、各成员要明确自己的工作内容与职责。例如，医院的总目标是以病人为中心，满足广大人民群众的健康需求。根据医院的总目标将组织工作的任务分成两大类：一类是以诊疗和护理两大业务为主体。由满足病人和群众健康需求的服务部门组成，如门诊部、急诊科、住院部等，这是医院的主要任务。另一类是由所有支持、扩展工作部门构成。这类部门工作的主要任务是保障服务部门工作正常有效地运转，如总务后勤部门、辅助检查部门、财务部门等。

2. 职权与责任 职权是履行岗位责任的重要手段之一，是组织正式承认的权力。组织依据各成员承担责任的大小，赋予其相应的职位权力，同时也赋予其相应的责任，使各级管理人员能够利用组织赋予的职权，认真履行自己的责任，完成本部门的工作任务，保证组织目标责任制的实现。

3. 物质与精神 物质要素是指组织内所需的人、财、物等，是确保组织目标实现的必要资源。如医院护理管理组织中，有护理部主任、科护士长、护士长及护理人员等专业工作者；有完成各项工作所需的预算经费支出；办公室、护士站及各个病室有基本设备，能够保证护理工作的正常执行等。精神要素则是指组织内成员的权力、职责、生活准则、工作规范、服务精神、认同感及归属感等，如医院的院训、护理的团队文化和护理人员的奉献精神等。

4. 技术与质量 技术与质量是实现组织目标、满足社会需求的基本保证。任何一个组织都必须要有基本的技术队伍，并与时俱进才能够确保其生存和发展。如护理质量以护理人员的素质与技术为基础，以护理管理为保证。拥有一支具有现代化技术力量的护理人员队伍，并加强护理组织的内部管理，是医院满足社会需要、完成医院总体目标责任制和自我发展的关键。

5. 适应与发展 组织的内、外环境处于不断变化的过程中，组织必须不断获取信息，依据环境变化调整自己的业务范围，才能在市场竞争中求得生存和发展。如随着医学模式的转变，医院的医疗、护理模式也应随之相应地调整，才能满足不断变化的社会需求。

三、组织的职能

组织职能是指为实现管理目标而进行的组织活动，是确保目标实现和计划有效执行的一种重要功能。一般组织的职能包括以下 6 个方面：

（1）确定组织的总目标，并对目标进行逐层分解，形成目标体系。

（2）对必要的业务工作进行分组、归类，并将工作细分成各种具体职务，让组织中的所有成员充分认识到自己的工作责任。

（3）将各种职务组成部门，为组织成员提供和谐的工作环境，明确各部门机构的职责范围，并赋予相应职权。

（4）联系组织内上下、左右各部门单位，明确各层次、单位之间的分工和合作关系，使组织成员清楚地认识到自己在组织中的工作关系和所属关系。

（5）建立和维持组织内的信息沟通渠道。

（6）与其他管理职能配合，保证组织内各项活动正常有效运转，实现组织高效率。

四、组织的类型

组织作为一种社会实体并广泛存在于整个社会中，按不同分类标准，组织类型不同。本教材主要讨论常见的 3 种组织类型：

（一）正式组织

正式组织（formal organization）是指为了实现组织目标，有目的、有意识地设计和建立的各种关系体系。这个关系体系主要指组织中各种职位或部门之间的责任、权力和利益关系。正式组织一般有组织系统图、组织章程、职位和工作标准说明等文件。正式组织内的各成员都可在组织系统图中表现出明确的职能关系，且成员的活动要遵从所属机构的规章制度、组织纪律。如世界卫生组织、医院、护理部、党支部等均属于正式组织。

正式组织具有的特点：①共同的目标。②明确的信息沟通系统。③协作的意愿，主动服从组织目标。④讲究效率。⑤分工专业化，同时强调协调与配合。⑥建立职权，权力由组织赋予，下级必须服从上级。⑦强调群体或团队精神，不强调组织成员的独特性，组织成员的工作和职位可互相替换。

（二）非正式组织

非正式组织（informal organization）是指在没有自觉的共同目标下，人们根据个人需求自发形成的非正式关系体系。非正式组织既不是由组织或职能部门组建，也没有特定的目的，而是由于地理上相邻、兴趣相似或利益相同等自发形成的组织。组织管理是针对正式组织而言，着重研究组织结构、章程和规范等，非正式组织虽没有特定的目的、成文的章程和规范等，但在霍桑试验中发现非正式组织的存在对正式组织有相当的影响力。如校友、同乡、健身爱好者联盟等均可视为非正式组织。

非正式组织的特点：①自然或自发形成的，一般无明确的章程和确定的权利、义务。②每个成员情趣、爱好等相似，彼此之间有情感心理的需要。③有较强的内聚力和行为一致性，成员间自觉进行相互帮助，但易出现"抱团"现象，表现出自卫性和排他性。④有不成文的无形规范，规范和控制成员的行为，调整内部关系。⑤组织内一般都有自己的领袖人物。这种领袖人物不一定具有较高的地位和权力，但一定具有较强的实际影响力。⑥组织内部信息交流和传递具有渠道流畅、传递快的特点，并常带有感情色彩。

正式组织和非正式组织二者之间的关系：①正式组织的目标与非正式组织的目标总是呈一定的角度关系的（图 4-1），当两个目标变量成 0° 即完全一致时，非正式组织对正式组织目标的实现有最大的促进作用；当两个目标变量成 180° 即完全不一致时，非正式组织对正式组织目标的实现有最大的阻碍作用。②正式组织和非正式组织都是客观存在的，但通过著名的霍桑试验，人们才认识到非正式组织的存在。③非正式组织具有双刃剑的作用，对组织目标的实现既产生积极作用，推动工作的开展，有益于组织目标的实现，也可能对组织管理起消极作用，阻碍正常目标的实现。因此，在组织工作中，管理人员要尽可能使非正式组织和正式组织协调一致，相互补充。

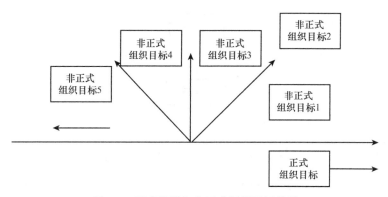

图 4-1 正式组织与非正式组织目标关系

（三）学习型组织

学习型组织是随着社会的发展应运而生的。美国麻省理工学院的管理学家彼得·圣吉（Peter Senge）指出"当世界更息息相关、复杂多变时，学习能力也要增强，才能适应变局。未来真正出色的企业，将是能够设法使各阶层人员全心投入并有能力不断学习的组织"。学习型组织的形成既有外在原因，又有自身内部因素。社会环境的变化、组织的变革、对知识作为一种生产力要素的认知是组织成为学习型组织的外在原因。组织的可持续发展需求是学习型组织形成的内在原因。

理想的学习型组织具有以下特征：①组织具有良好的适应性。②成员具有学习的欲望和能力。③组织具有强大的团队精神和优异的业绩。

五、组织结构与组织设计

（一）组织结构

1. 组织结构的概念 组织结构（organizational structure）是指构成组织的各要素之间相对稳定的关系模式。它是表现组织各个部分排列顺序、空间位置、聚集状态、联系方式及各要素之间相互关系的一种模式，是为组织提供一种达到工作目标的框架，以使组织工作中的人流、物流、信息流正常流通。组织能否顺利地实现目标，能否促使个人在目标实现过程中做出贡献，在很大程度上取决于这种结构的完善程度。

2. 组织图 组织图（administrative contract）又称组织树，主要用于描述组织结构，用图表形式表示正式组织整体结构、各个组织部门职权关系及主要功能。其垂直形态表明权力和责任关系，水平形态显示部门化的情况。

组织图能够为管理者提供组织的相关信息。包括：①指挥关系；②指导关系；③各部门的水平划分；④人、财、物的流向；⑤管理的功能与范围；⑥集中与分散；⑦组织的规模。

3. 组织结构的基本类型 组织结构有 6 种基本类型，即直线型、职能型、直线-职能参谋型、矩阵型、委员会及团队。

（1）直线型结构（pure line structure）：也称为单线型组织（图 4-2），是组织结构基本类型中最简单的一种。直线型结构有一个纵向的权力线，职权由最高领导层逐步到基层一线管理，构成直线结构。其特点是组织的各层次管理者负责执行该层次的全部管理工作，为管理人员提供了指挥他人、要求下属行为与组织目标相一致的权力，并明确在组织内向谁发布指令，同时应该执行谁的命令。

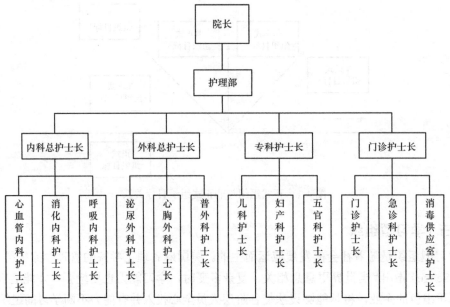

图 4-2　直线型组织结构

优点：组织关系简明，各部门目标明确，个人责任、权限清晰，联系简便，决策迅速，为评价各部门或个人对组织目标的贡献提供依据。

缺点：组织结构较简单，不适于规模较大、业务复杂的组织。此外，直线结构权力高度集中在最高领导人，易造成掌权者主观专断、权力滥用的倾向。同时，各部门间协调性差，横向信息沟通比较困难。

（2）职能型结构（functional structure）：又称多线型结构（图 4-3），是指为分管某项业务而设立的职能部门或岗位，并赋予一定的职权。各职能部门在分管的业务范围内直接指挥下属。适用于外界环境相对稳定的组织。

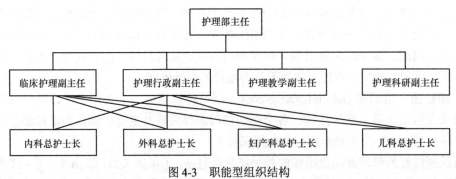

图 4-3　职能型组织结构

优点：管理分工比较细，能够充分发挥职能机构专业的管理作用，以减轻上层管理者的负担。

缺点：多头领导，不利于组织的统一指挥；各职能机构横向联系不够，当环境变化时适应性有一定的局限。

（3）直线 - 职能参谋型结构（line and staff structure）（图 4-4）：是一种下级成员除接受一个直接上级的命令外，又可以接受职能参谋人员指导的组织结构。直线指挥人员在分管的职责范围内具有一定职权；职能参谋人员主要提供建议与业务指导，在特殊情况下可指挥下属，并对直线主管负责。其特点是结合直线型和职能型两种结构的优点，设置两套系统，一套是直线指挥系统，一套是职能参谋系统。适用于大、中型组织，是目前使用较广泛的一种组织结构。

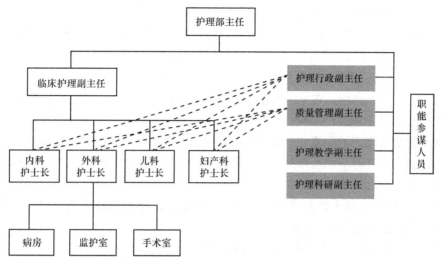

图 4-4　直线 - 职能参谋型结构

优点：既可统一指挥、严格责任制，又可依据分工和授权程度发挥职能人员的作用；体现领导集中、职责明确、秩序井然、工作效率高；整个组织有较高的稳定性。

缺点：部门之间缺乏沟通，协调工作较多；各职能部门之间目标不一致，直线领导部门和职能参谋部门间易发生职权冲突；下级部门的主动性、积极性受到限制；整个组织适应性较差，反应不灵敏。

（4）矩阵型结构（matrix structure）（图 4-5）：是一种将组织目标管理与专业分工管理相结合的组织结构。在此种组织中，命令路线有纵、横两个方面。直线部门的管理者具有纵向指挥权，对工作任务的完成负全部职责；按职能分工的管理者具有横向指挥权，拥有分管工作职能的重要领导作用。在一个矩阵式护理组织中，按目标负责的护理部副主任与护理行政、质量、教学、科研等职能的副主任共同负责各护理单元工作。护理部主任居于矩

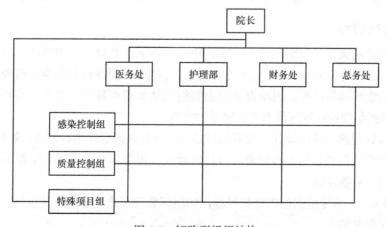

图 4-5　矩阵型组织结构

阵之外，基本职能是全面管理、协调、平衡权力和处理各种关系等。适用于需要对环境变化做出迅速反应的临时性项目。

优点：加强各职能部门间横向联系，具有较大的机动性、适应性；实行集权与分权较优化的结合；集思广益，充分发挥专业人员的潜力，攻克技术难题；有利于人才的培养和使用；有利于组织内各项资源利用率的提高。

缺点：纵向和横向的双重管理，易导致分歧和矛盾的出现；组织关系、资源管理复杂；具有临时性的特点，稳定性差；人员接受双重领导，权责不清，降低组织效率。

（5）委员会（committee）：由来自不同部门的专业人员和相关人员组成，并研究各种管理问题的一种组织结构。它是组织结构中的一种特殊类型，与上述组织机构相结合发挥功能，主要起咨询、合作、协调作用。

委员会组成要考虑的因素：①成员具备高度的个人意愿，即所谓的使命感、充裕的时间和精力等。②由具有不同工作经验、教育背景的成员组成，如护理职称评定委员会应由护理专家、护理行政领导者等组成。

优点：集思广益；防止权力过度集中；利于沟通与协调；能够代表集体利益，易获得群众的信任；可促进管理人员的成长。

缺点：决策成本高；职责分离；议而不决；易形成少数人专制。

（6）团队（team）：是指为实现某一目标，由相互协作的个体组成的正式群体，是目前盛行的一种组织形式。构成团队的基本要素包括：目标、人、定位、权限及计划。团队合理利用每个成员的知识和技能协同工作、解决问题，实现共同的目标。

根据团队存在的目的，常见类型有：问题解决型团队、自我管理型团队和多功能型团队。高效团队的特征包括：①明确的组织目标；②相互充分的信任；③相关的技能；④一致的承诺；⑤沟通良好；⑥谈判技能；⑦领导恰当；⑧内部和外部的支持。

优点：形式灵活、反应迅速，可以打破部门界限快速地组合、重组、解散，能促进成员参与决策，增强民主气氛，调动积极性，可以作为传统的部门结构的补充。

知识拓展

管理最大的责任就是确保组织的生存，健全、完善组织结构，确保组织可以承受任何打击，同时还要抓住机遇，灵活应对世界的急剧变化。

（二）组织设计

1. 组织设计的概念　组织设计（organizational design）是组织结构设计，按组织设计的基本原则，对组织的各个组成部分（人力、物力、信息和技术）进行科学、合理的搭配和排列形成特定组织结构的过程。组织设计关系到组织结构是否科学、合理、完善，设计的这一组织结构对组织功能的发挥具有举足轻重的作用。

2. 组织设计程序　组织设计一般有两种情况：一是对新组建的组织进行组织结构设计；二是对原有组织结构进行调整和完善。虽然两者设计内容侧重点不同，但组织设计的基本程序是一致的，主要包括：

（1）职务设计：确定组织的方针和目标，如组织管理层次是多些还是少些，是实行集权管理还是分权管理等。

（2）职能分析和设计：进行管理业务的总设计，按组织目标设置管理职能层次，并层层分解为具体业务和工作等。

（3）组织结构框架的设计：设计各个管理层次、部门、岗位及其权责。

（4）联系方式设计：设计纵向管理层次之间、横向管理部门之间的信息交流、控制和协调方式等。

（5）管理规范设计：主要设计各项管理业务的工作程序、管理工作应达到的要求、管理方法和管理人员的规范等。

（6）各类运行制度的设计：如设计各部门的人员配备制度、激励制度、考核制度和培训制度等。

（7）反馈和修正：将组织运行中出现的新问题和新情况反馈回去，定期或不定期地对原有的组织结构设计进行修正，使其不断完善。

3. 组织设计的基本原则　任何组织都是由许多人集合起来的，如何使全体成员的协作愿望统一到组织的共同目标上来，并齐心协力完成一个组织目标，要求在组织结构设计时必须掌握一定的基本原则。组织设计的基本原则包括：

（1）统一指挥原则：是指组织内每个下属只能服从一个上级的命令和指挥。只有遵从统一指挥的原则，才可能最大限度地防止多头领导、遇事互相推诿的现象，才能有效地统一、协调各方面的力量和各部门的活动，才能确保实现组织目标，提高组织绩效。

（2）分工协作原则：是指组织结构为实现组织目标所必须进行的各项任务和工作分工以及这些任务和工作之间的协调，组织的运行才可精干、高效。分工是完成组织目标的需要，协作是使分工后的各项工作得以顺利开展的保证。组织内必须根据专业进行合理分工，再分派到群体或个人，让每个部门、每个成员都清楚各自的工作，明确各部门和人员之间的关系和配合，做到分工合理、团结协作。

（3）管理层次原则：任何组织均有层次结构。管理层次的多少与管理幅度有密切的关系。管理幅度、管理层次和组织规模存在着互相制约的关系：管理幅度＋管理层次＝组织规模。组织规模越大，层次就越多。在管理过程中，如果层次过多，对于上传和下达不利。管理层次数应以保证组织结构合理、有效运转的最少层次为宜，一般从最高领导层到基层以 2～4 个层次（级）为宜。

（4）管理幅度原则：是指一个管理者能够直接、有效管理下属的人数。一般而言，管理幅度与管理者的职位成反比，即管理者职位越高，则管理幅度越小。管理幅度的大小取决于工作的性质、类型、特点和管理者与被管理者的能力、素质、技术水平、经验等。管理幅度过小，可能导致机构臃肿，造成人力资源的浪费；管理幅度过大，管理者工作量过大，容易导致管理工作不力。组织结构的高层管理幅度一般为 4～8 人，低层一般为 8～15 人。管理幅度的宽窄存在优劣（表4-1）。

（5）责权利相对应原则：是指组织在进行职务设计时，各级各类人员的责任、权力、利益应相适应。人员分工就是清晰个人的职务及必须承担的责任，同时要有与职务和责任相对应的权力和利益，这就是责权利相对应原则。如果权责相互不适应，对组织效能是十分不利的，有权无责或权大责小就容易产生滥用权力的官僚主义；责大权小就会挫伤管理人员的积极性、主动性和创造性，使组织缺乏活力。因此，要责任明确、权力恰当、利益合理。

表 4-1 管理幅度的宽窄优缺点比较

	窄管理幅度	宽管理幅度
优点	严密的监控	迫使上级授权
	上下间联络迅速	必须制订明确的政策
缺点	上级往往过多地参与下级的工作	上级负担过重
	管理的多层次	容易成为决策的"瓶颈"
	多层次引起的高费用	上级有失控的危险
	最低层与最高层之间的距离过长	要求管理人员具备特殊的素质

（6）稳定性和适应性相结合原则：组织的内部结构要相对稳定，才能保证组织工作的正常运转。但组织的稳定性只是相对的，一成不变的组织是僵化的，组织必须随着内、外环境的变化做出适应性的调整。

第二节 医疗卫生组织

医疗卫生组织以维护和增进人类健康为目标，涉及与人们的健康相关的一切组织，包括卫生行政组织、卫生服务组织、卫生第三方组织及医疗保障组织体系。健全、合理的医疗卫生组织体系关系人们的身体健康，是实现各项卫生工作的重要保证。

一、我国的卫生组织

（一）卫生组织结构

我国卫生组织系统是以行政体制建立为基础，在不同行政地区设置不同层次规模、大小不一的卫生组织（图 4-6）。每个层次的卫生组织都是按医疗、预防、保健、教育和科研等主要职能配置。医院是卫生组织中的一种，与其他专业机构如卫生防疫机构、妇幼保健机构等并行，都隶属于同级卫生行政部门的领导，并按卫生行政部门所制定的卫生工作方针、政策、法规、计划和标准等提供卫生服务。国家卫生健康委员会（图 4-7）和省（自治区、直辖市）卫健委（图 4-8）机构设置中均有分管卫生工作类功能的职能机构，其中医政医管局内设有护理与康复处分管护理工作。

（二）卫生组织分类和功能

按照性质和职能，我国的卫生组织大致可分为三类，即卫生行政组织、卫生服务组织和社会卫生组织（图 4-6）。

1. 卫生行政组织 卫生行政组织是对国家公共卫生事务实施管理的组织，是贯彻实施党和国家的卫生工作方针政策，领导全国和地方卫生工作，编制卫生事业发展规划，制定医药卫生法规和督促检查的机构。从国家、特别行政区、省（自治区、直辖市）、省辖市、县（市、省辖市所辖区）直到乡（镇）各级人民政府均设有卫生行政机构。我国主管全国卫生工作的行政组织是国家卫生健康委员会。2018 年 3 月，根据第十三届全国人民代表大会第一次会议批准的国务院机构改革方案，设立中华人民共和国国家卫生健康委员会，内设23 个机构。省、自治区、直辖市政府设各级卫生健康委员会，县、区设卫生健康部门，在乡或城市社区设卫生专职干部，负责所辖地区的卫生工作。

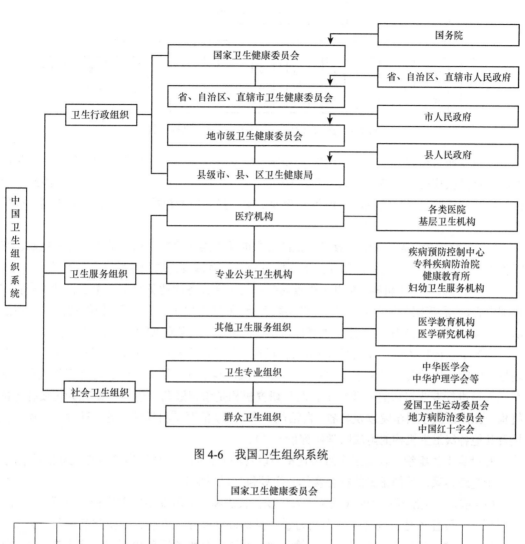

图 4-6 我国卫生组织系统

图 4-7 国家卫生健康委员会机构设置

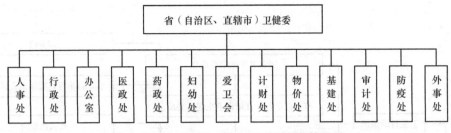

图4-8　省(自治区、直辖市)卫健委机构设置

2. 卫生服务组织　卫生服务组织是具体开展卫生业务工作的专业机构。狭义的卫生服务组织包括医疗机构、专业公共卫生机构和其他卫生服务组织;广义的卫生服务组织还包括生物制品、卫生材料的生产、销售及管理机构、药品检测机构等。因其性质不同,职能不一。

(1)医疗机构:是经卫生行政部门批准设立的从事疾病诊断、治疗的卫生专业组织。包括各类医院和基层卫生机构,如社区卫生服务中心、乡镇及街道卫生院、门诊部等。

(2)专业公共卫生机构:是以承担预防疾病为主要任务的业务组织。主要包括疾病预防控制中心、专科疾病防治院(所、站)、健康教育所、妇幼卫生服务机构等,如妇幼保健院(站、所)、妇产医院、儿童医院、计划生育门诊部、咨询站等亦属于妇幼卫生服务机构。

(3)其他卫生服务组织:包括医学教育机构和医学研究机构。医学教育机构由高等医学院校、中等卫生学校及卫生进修学院(校)等组成,是培养和输送各级、各类卫生人员,对在职人员进行专业培训的专业组织。医学研究机构是承担医药卫生科学研究为主要任务的机构,如中国医学科学院以及各省(自治区、直辖市)的医学科学院及各种研究所、医学院校及其他各级卫生机构的附属医学研究所(室)。

3. 社会卫生组织　社会卫生组织是指不以营利为目的,主要开展公益性或互益性活动、独立于党政体系之外的正式的社会实体。主要包括以下两类:

(1)群众卫生组织:由国家机关、人民团体代表和广大群众中的卫生积极分子组成的卫生组织,主要任务是协调有关各方面力量,推动群众性除害灭病、卫生防病工作,开展卫生工作,宣传卫生知识,组织自救互救活动,开展社会服务活动和福利救济工作。如中国红十字会等。

(2)卫生专业组织:由卫生专业人员组成的学术性团体,主要任务是通过开展各种学术活动和科普咨询,提高医药卫生技术水平,促进学科建设。如中华医学会、中华预防医学会、中华护理学会等。

二、我国医院组织系统

(一)医院的概念

医院(hospital)是对个人或特定人群进行防病治病的场所,具有一定数量的病床设施、医疗设备和医务人员等,运用医学科学理论和技术,并通过医务人员的集体协作,对住院或门诊病人实施诊治与护理的医疗事业机构。由卫生部1982年颁发的《全国医院工作条例》指出我国医院的基本性质:医院是治病防病、保障人民健康的社会主义卫生事业单位,必须贯彻党和国家的卫生工作方针政策,遵守政府法令,为社会主义现代化建设服务。

（二）医院的分类及组织机构

1. 医院分类 根据不同划分标准，医院可划分为不同类型（表4-2）。

（1）综合医院：是各类型医院的主体。设有一定数量的病床，分内、外、妇产、儿、眼、耳鼻喉等各专科及药剂、检验、影像等医技部门和相应人员、设备的医疗服务机构。

（2）专科医院：是为防治专科疾病病人而设置的医院，如结核病医院、精神病防治医院、妇产医院、眼科医院、口腔医院、胸科医院、肿瘤医院等。设置专科医院有利于集中人力、物力，发挥技术设备优势，开展专科疾病的预防、治疗和护理。

（3）非营利性医疗机构：指为社会公众利益而设立和运营的医疗机构，不以营利为目的，其收入主要用于弥补医疗服务成本，实际运营中的收支结余不能用于投资者的回报，只能用于自身的发展，如改善医疗条件、引进技术、开展新的医疗服务项目等。

（4）营利性医疗机构：指医疗服务所得收益可用于投资者经济回报的医疗机构。其医疗服务项目和价格依法由市场进行调节。

表 4-2 医院的不同类型

划分标准	类 型
收治范围	综合医院、专科医院
特定任务	军队医院、企业医院、医学院校附属医院
所有制	全民、集体、个体、中外合资医院
经营目的	非营利性医疗机构、营利性医疗机构
分级管理	一级医院（甲、乙、丙等）、二级医院（甲、乙、丙等）、三级医院（特、甲、乙、丙等）
地区	城市医院（市、区、街道医院）、农村医院（县、乡、镇医院）

2. 医院等级评审 我国医院评审评价工作始于 20 世纪 80 年代，在借鉴国际先进经验和做法的基础上，结合我国实际，积极探索医院评审工作。1989 年 11 月卫生部印发《关于实施医院分级管理的通知》和《综合医院分级管理标准（试行草案）》，正式启动了我国医院等级评审和分级管理工作，到 1998 年 8 月卫生部印发《卫生部关于医院评审工作的通知》要求暂停医院评审工作，至此历时 10 年的第一周期医院评审工作结束。第一周期的医院评审工作在一定程度上促进了区域医疗卫生资源的合理配置，初步构架起我国三级医疗服务体系，为医疗机构监管方面积累了一定的经验，促进我国的医疗机构监管工作逐步走向规范化、系统化、标准化。直到 2011 年，卫生部先后印发了《医院评审暂行办法》《三级综合医院评审标准（2011 年版）》《二级综合医院评审标准（2012 年版）》等，新一轮医院评审工作重新启动。事实说明，实行医疗机构分级管理等级评审制度是加强医疗卫生全行业管理的有效举措，可引导医院向重服务、重质量、重安全、重法制的方向发展，并为病人提供优质医疗服务。

3. 医院等级划分 根据医院的功能和相应规模、服务地域范围和隶属关系、技术力量、管理水平及服务质量等综合水平划分为 3 级（一、二、三级）、十等（每级分甲、乙、丙等，三级医院增设特等）。

一级医院：是直接向具有一定人口（≤10 万）的社区提供医疗、护理、预防保健和康复服务的基层医疗卫生机构。一级医院是提供初级卫生保健的主要机构，如农村乡镇卫生院、城市街道医院、地市级的区医院和某些企事业单位的职工医院。

二级医院：是向多个社区（半径人口在 10 万以上）提供连续的医疗、护理、预防保健和康复服务的卫生机构，能与医疗相结合开展教学科研工作及指导基层卫生机构开展工作，如一般的市、县医院和直辖市的区级医院。

三级医院：是指国家高层次的医疗卫生服务机构，是省（自治区、直辖市）或全国的医疗、预防、教学和科研相结合的技术中心，提供全面连续的医疗、护理、预防保健、康复服务和高水平的专科服务。指导一、二级医院业务工作和相互合作，如省、市级大医院和医学院校的附属医院。

4. 医院的组织机构

（1）医院病床的编设：医院病床数量的多少，从某种意义上说明医院的规模和收治病人的能力，但不能用来衡量医院业务水平的高低。根据医院分级管理标准，医院病床编设的原则：一级医院病床数不少于 20 张；二级医院病床数不少于 100 张；三级医院病床数不少于 500 张。

调整医院病床编设可考虑以下因素：

1）当地卫生行政主管部门的要求：当地卫生行政主管部门根据对医院的业务发展规划和本地区人群医疗服务需要，充分论证后申报上级卫生行政部门审定，调整各级医院病床编设。

2）医院承担的任务：不同级别的医院根据所承担的任务大小，结合医院的人力、物力、设备、条件和所在地区的医院分布情况进行病床编设。

3）医院特色及社会需求：即使是常见病多发病，也应优先考虑特色专科的病床编设；对三级综合医院的重点学科或重点专科，要重视它在医疗、教学和科研工作中的需要，保证病床的编设比例。

4）病床使用情况及实际效益：保证卫生资源的充分利用，进行合理调整，随机化管理。

（2）组织机构：医院的级别不同，在机构的设置规模上不同。医院的组织机构分医院的行政管理组织机构（图 4-9，图 4-10）和医院的业务组织机构（图 4-11～图 4-13）两大类。根据医院各组织中的不同职能作用，医院的组织系统分为：

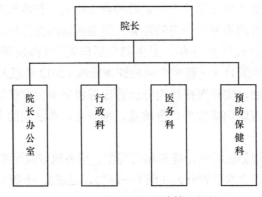

图 4-9　一级医院的行政管理组织

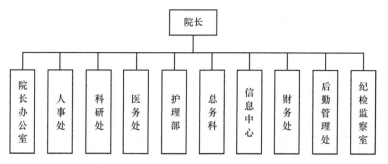

图 4-10　二、三级医院的行政管理组织

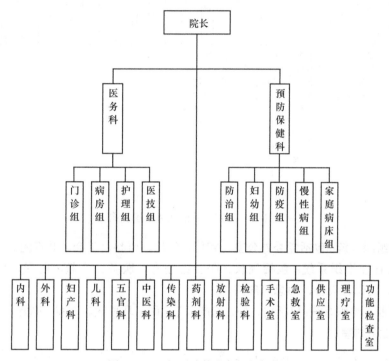

图 4-11　一级医院的业务组织机构

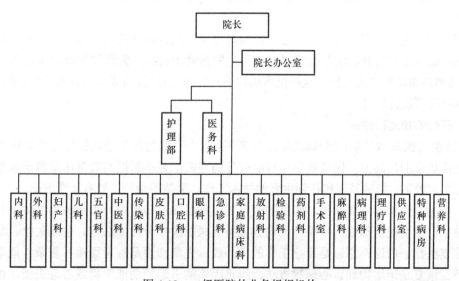

图 4-12　二级医院的业务组织机构

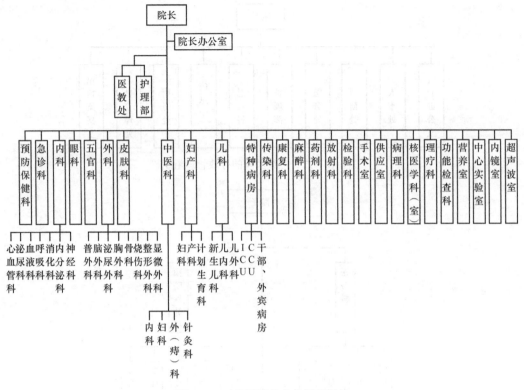

图 4-13 三级医院的业务组织机构

1）党群组织系统：包括党委办公室、宣传、纪检、监察、工会、共青团等部门。

2）行政管理组织系统：包括院长、院长办公室、医务、科教、防保、护理、财务、总务、膳食、门诊、设备、信息等部门。

3）临床业务组织系统：包括内、外、妇产、儿、眼、耳鼻喉、口腔、麻醉、中医、皮肤、传染等临床业务科室。

4）护理组织系统：包括病房、门急诊、供应室、手术室及有关医技科室的护理岗位。

5）医技组织系统：包括药剂、检验、放射、理疗、超声、心电图、中心实验室、营养等部门。

在大型医院的组织系统中，为进一步做好协调和联系各部门的工作，也可增设某些管理系统，如专家委员会、院务会等以专家为主的智囊团组织，为医院领导决策提供参谋作用，或协调各职能部门的工作。这些组织机构不一定独立设置，可采取兼职或相应机构兼容，以实现精简增效的原则。

5. 医院的功能和特点

（1）医院的基本功能：《全国医院工作条例》指出医院的任务是以医疗工作为中心，在提高医疗质量的基础上，保证教学和科研任务的完成，并不断提高教学质量科研水平。同时做好扩大预防、指导基层和计划生育的技术工作。医院的功能主要有4个方面：

1）医疗：医院的主要功能。医院的医疗工作是以诊治和护理两大业务为主体，并与医院医技部门密切配合形成医疗整体为病人服务。医院医疗分门诊医疗、住院医疗、急救医疗和康复医疗。门诊、急诊是诊疗工作的第一线。住院诊治是针对疑难、复杂、危重的病人进行。康复是运用物理、心理等方法，纠正因疾病引起的功能障碍或心理失衡，达到预期效果。

2）教学：每个不同专业、不同层次的卫生技术人员经过学校教育后，必须进行临床实践教育和实习。即使是毕业后在职人员也需不断进行继续教育，更新知识和技术训练，才能熟练掌握各种医疗技能和提高医疗质量，以顺应医学科学技术发展的需要。医学教育任务的比例可根据医院的性质决定。

3）科学研究：是医院的另一个基本任务。医院是医疗实践的场所，临床上的许多问题是科学研究的课题，通过研究可解决医疗中的难点，又能推动医疗教学的发展。

4）预防和社区卫生服务：医院不仅诊治病人，更要进行预防保健工作，成为人民群众健康保健的服务中心。在人人享有卫生保健的全球目标中，各级医院要充分发挥预防保健功能，开展社区医疗和家庭服务；进行健康教育和普及卫生知识；指导基层做好计划生育工作、健康咨询和疾病普查工作；提倡健康的生活行为和加强自我保健意识；延长寿命和提高生活质量等，使医院向社区提供全面的医疗卫生保健服务。

（2）医院工作的特点

1）以病人为中心、以医疗为主体：医院的各部门都要以病人为中心进行工作，保证病人的安全，强调医疗质量和效果，如预防医院内感染，减少并发症，尽量保持病人的生理、精神上的功能等，并加强医务人员的职业道德和技术水平，不断提高医疗服务质量。

2）科学性、技术性强：医院是以医学科学技术为服务手段的，而病人又是一个非常复杂的有机整体，因此要求医务人员按照生物 - 心理 - 社会的现代医学模式去工作，既要有扎实的医学基础知识和熟练的技术操作能力，又要有团结协作的精神和良好的服务态度，熟悉社会学、流行病学、人文科学和心理学等知识。

3）随机性大、规范性强：医院各科的病种复杂繁多，病情千变万化，突发事件和难测性灾害等抢救任务重，因而医院工作的随机性很大，必须具有随机应变的能力。此外，医院的医疗行为又关系到人的生命安全，因此医院必须有严格的规章制度，明确岗位责任，在医疗技术操作程序上规范化，符合质量标准。

4）时间性、连续性强：医院在诊治抢救工作中必须分秒必争。时间就是生命，在抢救过程中，既要严密又要连续不断地观察病情，所以医院的工作是长年日夜不间断的，医院管理要遵照这个特点安排工作时间。

5）社会性、群众性强：医院是一个复杂的开放系统，也是社会系统中最复杂的组织之一。医院工作必须满足社会对医疗的基本要求。医院工作的服务范围广，它联系着社会、家庭和个人，每个人的生、老、病、死都离不开医院，需要医务人员发扬救死扶伤的人道主义精神，按医疗规律办事；医院的工作也受到社会条件的制约，也离不开社会的支持，需调动各方面的因素为医疗服务，坚持群众性，以社会效益为主，搞好医院的经营管理。

6）社会效益为首位：医院的公益性决定它必须坚持社会效益为首位，同时讲经济效益，以增强医院实力，提高服务的水平与效果。提高经济效益的根本途径在于提高医疗服务水平与质量，注意投入与产出的合理比例，使社会效益与经济效益有机统一。

三、护理管理组织系统

（一）各级卫生行政护理管理组织机构

1. 国家卫健委护理管理机构　我国卫生行政部门的护理管理系统（图 4-14）：国家卫健

委下设医政医管局护理与康复处，是卫健委主管护理工作的职能机构，负责为全国城乡医疗机构制定有关护理工作的政策法规、规划、人员编制、管理条例、工作制度、职责和技术质量标准等；配合教育人事部门对护理教育、人事等进行管理；并通过"卫健委护理中心"进行护理质量控制、技术指导、专业骨干培训和国际合作交流。

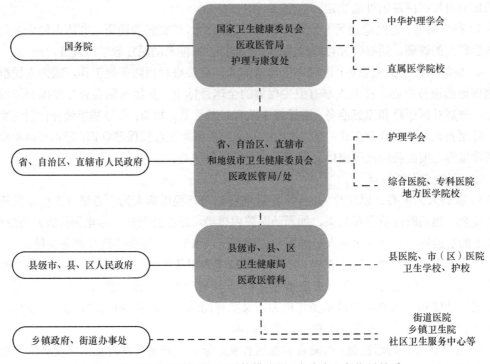

图 4-14　我国护理管理组织结构模式图（虚线为业务指导关系）

2. 各省、自治区、直辖市及其下属各级卫生行政部门的护理管理机构　各省、自治区、直辖市卫健委（局）均有一名厅（局）长分管医疗和护理工作。除个别省市外，地（市）以上卫健委（局）普遍在医政医管处（科）配备了一名主管护师或以上技术职称人员全面负责本地区护理管理工作，并根据需要和条件配备适当的助手。部分县卫健委也配备了专职护理管理干部，加强护理管理工作。

各级卫生行政组织中的护理管理机构与人员的职责和任务：在各级主管护理工作管理者的领导下，根据实际情况负责制定并组织贯彻护理工作的具体方针、政策、法规和护理技术标准；提出和实施发展规划、工作计划，检查执行情况；组织经验交流；负责听取护理工作汇报，研究、解决存在的问题；与中华护理学会各分会互相配合。

（二）医院护理管理组织系统

我国医院内护理组织系统多次变更，20世纪50年代初，医院护理工作为科主任负责制，没有护理部。50年代末60年代初建立护理部，是负责全院护士的管理机构。1978年卫生部发布《关于加强护理工作的意见》后，整顿了医院护理工作秩序，开始逐步完善了护理管理组织。

1. 护理管理组织架构　根据卫生部发布的《关于加强护理工作领导，理顺管理体制的意见》的规定，要求县及县以上医院都要设立护理部，实行院长领导下的护理部主任负责制。根据医院的功能与任务，建立独立完善的护理管理体系。

护理部是医院管理中的职能部门，在院长或主管护理的副院长领导下，负责组织和管理医院的护理工作。它与行政、医务、教学、科研、后勤管理等职能部门并列，互相配合，共同完成医院各项任务。护理部应全面履行管理职能，并协调护理工作和医院其他工作。

2. 护理组织管理层级 目前我国医院根据其功能与任务，建立独立完善的护理管理体系，其护理管理层级根据不同等级医院层级不同：三级医院实行院长（分管副院长）领导下的护理部主任—科护士长—护士长三级负责制，其护理管理层级见图4-15；二级医院可实行三级负责制或护理部主任（或总护士长）—护士长二级负责制，其护理管理层级为护理部主任（或总护士长）、护士长两个层级。

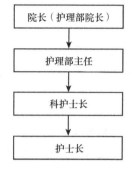

图4-15 三级医院护理管理层级

护理部主任或总护士长由院长聘任，副主任由主任提名，院长聘任。护理部主任全面负责医院护理工作，各科主任对护士长是专业合作关系。一般30～50张病床的病区或拥有5名护理人员以上的独立护理单元，设护士长1名。护理任务重、人员多的护理单元，可设副护士长1名。

第三节 组 织 变 革

组织变革（organizational change，OC）是指组织采纳新的思想或新的行为准则，对组织原有的结构、流程、文化、模式等进行改进或创新。组织经过设计和实施后并不是一成不变的，必须随着内、外部环境变化进行适应性改变，以提高组织的绩效。简言之，组织变革就是指对原有组织结构和功能的调整、革新和再设计。

> **知识拓展**
>
> 美国著名的组织学者、哈佛大学教授拉里·格雷纳（Larry E. Greiner）指出，组织变革伴随着企业成长的各个时期，组织变革与组织演变相互交替，进而促进组织发展。当组织出现工作业绩下降、管理缺乏创新、组织指挥系统失灵或信息沟通不畅、员工士气低落等征兆时，管理者应及时进行组织变革。

一、组织变革的分类

1. 适应性变革 是指引入已经通过试点比较成熟的管理实践，通过对组织采取小幅度的局部调整，力求通过一个渐进的过程，实现初态组织模式向目的态组织模式的转变。适应性变革属于复杂性程度较低、确定性较高的变革，对员工的影响较少，潜在的阻力也较小。

2. 创新性变革 是指引入全新的管理实践，如组建没有科主任和医生的外科综合病房，护士长和专科经营助理全面负责病房管理，这种变革促进了跨学科合作，提高管理效能，为病人带来实惠，但这也对管理理念、组织结构、工作流程等提出了巨大的挑战。实施创新性变革往往具有较高的复杂性和不确定性，易引起员工的思想波动和担忧。

3. 激进性变革 是指实行大规模、高压力的变革和管理实践，力求在短时间内，对组织进行大幅度的全面调整，以求彻底打破初态组织模式并迅速建立目的态组织模式，"全员下岗，竞争上岗"是激进性变革的典型。通过全员下岗，打破长期形成的关系网和利益格局；再通过公平、公正、公开的竞争上岗。此种变革包含高度的复杂性和不确定性，变革的代价很大。

二、组织变革的征兆

组织结构变革的征兆：工作成绩或业绩下降、管理缺乏创新、组织指挥系统指挥失灵或信息沟通不畅、员工士气低落等，此时应及时进行组织诊断，进行组织结构变革。

三、组织变革的内容

1. 结构变革　组织变革将会改变组织结构的复杂性、规范化和集权化程度。组织变革涉及一个或多个关键要素的变革，如几个部门合并且职责融合、精简某个纵向层次、拓宽管理宽度，使组织扁平化，减少官僚机构特征。

2. 技术变革　无论是管理技术，还是医疗护理技术，都在发生日新月异的变化。新的设备、工具和方法、自动化与计算机化等，均带来组织的技术变革。

3. 物理环境变革　组织的物理环境，如内部设计、空间结构、设备布局等都会影响组织运行的效果。如装修医院应充分考虑采光、颜色搭配、冷暖程度、场地清洁、家具设施摆放等，是否便于人流、物流、信息流的通畅等，都属于组织环境变革。

4. 人员变革　组织成员应在观念、态度和行为上达成一致，成员间相互合作。否则，需要进行人员变革，调整角色设定、分工和授权等，真正体现人尽其才，才称其职，提高组织效率。

5. 组织文化变革　组织文化变革是对影响组织成员价值观、工作态度和行为的组织宗旨、规范、规章制度等进行调整，营造组织成员乐于奉献，积极应对挑战，主动参与决策、民主管理的氛围，提高组织成员的工作士气。

四、组织变革的基本步骤

（1）通过组织诊断，发现变革征兆。

（2）了解变革动力，明确变革内容，并结合变革理论模型，制订改革方案。

（3）克服变革阻力，实施变革计划。

（4）评价变革效果，及时进行反馈。

五、组织变革的动力与阻力

（一）组织变革的动力

1. 外部变革推动力　组织变革的外部环境推动力包含政治、经济、文化、技术、市场等方面的各种因素和压力，其中与变革动力密切相关的包括：

（1）社会政治因素：全国的经济政策、企业改革、发展战略和创新思路等社会政治因素是最为重要的因素，对于各类组织形成强大的变革推动力。如2010年卫生部决定在全国范围内开展"优质护理服务示范工程"活动，仅1年的时间，在全国范围内创建了100所"优质护理服务示范医院"、300个"优质护理服务示范病房"，达到了"病人、社会、政府均满意"的目标。

（2）技术发展因素：机械化、自动化，尤其是计算机技术对于组织管理产生广泛的影响，成为组织变革的推动力。如 2015 年全国首家基于 TD-LTE4G 移动通信网络的"4G 移动护理技术"在罗湖人民医院全院各科室应用，为护理信息化建设探索了一条崭新的道路。

（3）市场竞争因素：经济全球化形成新的伙伴关系，战略联盟和竞争格局迫使企业改变原有的经营与竞争方式。同时，国内市场竞争也日趋激烈，劳务市场正发生着深刻的变化，企业为提高竞争能力而加快重组步伐，大量的裁员和并购，管理人才日益成为竞争的焦点。

2. 内部变革推动力 组织结构、人力资源管理和团队工作模式等方面的因素形成组织变革的内部推动力。

（1）组织结构因素：组织结构是组织变革的重要内部推动力。由于外部的动力带来组织的兼并与重组，或战略的调整要求对组织结构加以改造，如对整个组织管理程序优化和工作流程再造。

（2）人力资源管理因素：由于劳动人事制度的改革不断深入，干部、员工来源与技能背景构成更为多样化，组织需要更为有效的人力资源管理。管理无疑成为组织变革的推动力。为了保证组织战略的实现，需要对企业组织的任务作出有效的预测、计划和协调，对组织成员进行多层次的培训，对企业不断进行积极的挖掘和创新等。这些管理活动是组织变革的必要基础和条件。

（3）团队工作模式因素：各类企业组织日益注重团队建设和目标价值观的更新，形成了组织变革的一种新的推动力。组织成员的士气、动机、态度、行为等的改变，对于整个组织有着重要的影响。随着电子商务的迅猛发展，虚拟团队管理对组织变革提出了更新的要求。

（二）组织变革的阻力及管理对策

1. 组织变革阻力及分类 组织变革作为战略发展的重要途径，总是伴随着不确定性和风险，且常常会遇到各种阻力。常见的组织变革阻力可以分为 3 类。

（1）组织因素：在组织变革中，组织惰性是形成变革阻力的主要因素，是指组织在面临变革形势时表现得比较刻板，缺乏灵活性，难以适应环境的要求和内部的变革需求。造成组织惰性的因素较多，如组织内部体制不顺、决策程序不良、职能焦点狭窄、层峰结构和组织文化陈旧等。此外，组织文化和奖励制度等组织因素及变革的时机也会影响组织变革的进程。

（2）群体因素：群体因素主要有群体规范和群体内聚力等。群体规范具有层次性，边缘规范比较容易改变，而核心规范由于包含着群体的认同，难以改变。同样，内聚力很高的群体也往往不易接受组织变革。研究表明，当群体变革的推动力和阻力之间的平衡被打破时，即形成了组织变革。不平衡状况"解冻"了原有模式，群体在新的且与以前不同的平衡水平上重新"冻结"。

（3）个体因素：个体抵制变革的阻力主要来源于人类的基本特征。一是职业认同与安全感。在组织变革中，人们需要从熟悉、稳定和具有安全感的工作任务转向不确定性较高的变革过程，其"职业认同"受到影响，就会产生对组织变革的抵制。二是地位与经济上的考虑。人们会感到变革影响他们在企业组织中的地位，或者担心变革会影响自己的收入，或由于个性特征、职业保障、信任关系、职业习惯等方面的原因产生对组织变革的抵制。

2. 消除组织变革阻力的管理对策　针对变革阻力的表现，分析阻力的来源及所处阶段，制定出一些应对变革阻力的策略：①做好宣传和沟通，认同改革理念。②鼓励员工参与和投身改革。③大力推行与适时推进组织变革。④群体促进与支持。⑤表明变革的果敢决心，在必要时采取强硬措施。

案例分享

　　2005年，华西医院历史上第一个由护士长和专科经营助理管理的外科综合病房开始收治病人。科室没有医疗主任和医生，实行"医生跟着病人走"的管理模式，护士长的管理直接受护理部和医务部的监管，专科经营助理负责科室的经营管理。病区床位不固定，主要收治海扶刀、伽马刀和肝移植等病人，医疗质量和医事管理由相应专科负责，护士负责与各专科及相关医师沟通、协调、配合、完成病人的临床护理。由于收治的病人来自不同的科室，对护理服务提出了新的要求，要求护士从专科转变成为全科护士。这种创新性变革管理模式在一定程度上缓解了各相关科室如普外科、脑外科入院难的问题，大大提高了床位使用率，消除了同一系统疾病内、外科医生们各自为政的限制，使病人得到了真正的帮助。

六、组织变革与发展在护理管理中的应用

护理组织系统作为医院组织系统中一个重要组成部分，在组织结构、组织规模、服务理念、行为规范、角色设定等方面均需适应医院整体的要求，如分级医院评审、优质医院评定等医院内外环境的变化，护理组织系统需及时做出适应性调整。

组织变革应用于护理管理中，主要体现于以下几个方面：

（1）运用组织变革，适时调整护理组织系统，及时跟进我国卫生事业发展的步伐。

（2）运用组织变革，改革临床护理服务模式，全力推进责任制整体护理改革。

（3）运用组织变革，创新管理机制，提高护理组织系统效能。

（4）运用组织发展，丰富护理人员角色和岗位，拓展护理服务领域。

（5）运用组织发展，提高护理团队的工作热情和士气。

（6）运用组织发展，创建或打造凸显各具特色的标志性护理组织，如学习型、创新型、服务型、研究型、节约型等组织。

第四节　组织文化

文化是人类物质文明与精神文明的结晶。不同的组织有不同的习惯、生活方式、行为模式，有约定俗成的行为规范，有占主导地位的价值观，能反映组织的特征和气氛。组织具有各种构成要素，需要有机地整合起来，除了要有一定的正式组织、非正式组织及规章制度等"硬性"东西外，还需要一种"软性"的协调力量和融合力量，它是以无形的"软约束"力量构成组织有效运行的内在驱动力，这种力量就是被称为管理之魂的组织文化。管理者要以身作则，将这些规范以各种信息方式传递给组织成员，并一代代地传下去。组织文化建设是现代组织管理的重要内容。

一、组织文化概述

（一）组织文化的概念

组织文化（organizational culture）是组织在长期的运营过程中所形成的价值观、群体意识、工作作风和行为准则的总和；是以思想观念的形式调控成员的行为，对组织运用结构和制度管理工作起到补充和强化作用，属于管理的软件范围。

组织文化有广义和狭义之分，广义的组织文化包括物质文化和精神文化，也可称为硬文化和软文化。硬文化是组织的物质状态、技术水平和效益水平等，其主体是物。软文化是组织在其发展过程中形成的具有自身特色的思想、意识、观念等意识形态和行为模式，以及与之相适应的组织结构和制度，其主体是人。狭义的组织文化是指组织所创造的精神财富包括传统、价值观、习惯、作风、精神、道德规范、行为准则等。它反映和代表了该组织成员的整体精神、共同的价值标准、合乎时代的道德规范和追求发展的文化素质。

（二）组织文化的功能

组织文化的功能是指组织文化发生作用的能力，也就是组织这一系统在组织文化导向下进行生产、经营、管理中的作用。组织文化的功能有以下 6 种：

1. 导向功能 是指组织文化对组织整体和每个成员的价值及行为取向起引导作用，使之符合组织所确定的目标。

2. 约束功能 是指组织文化对每个组织员工的思想、心理和行为具有约束和规范的作用。组织文化的约束不是制度式的硬约束，而是一种软约束，这种软约束等于组织中弥漫的组织文化氛围、群体行为准则和道德规范。

3. 凝聚功能 是指当一种价值观被该组织员工共同认可之后，它就会成为一种黏合剂，从各个方面把其成员团结起来，从而产生一种巨大的向心力和凝聚力。

4. 激励功能 是指组织文化具有使组织成员从内心产生一种高昂情绪和发 奋进取精神的效应，它能够最大限度地激发员工的积极性和首创精神。通过组织文化的塑造，使每位组织员工从内心深处产生为组织拼搏的献身精神。

5. 辐射功能 是指组织文化一旦形成较为固定的模式，它不仅会在组织内发挥作用，对本组织员工产生影响，而且也会通过各种渠道对社会产生影响。组织文化向社会辐射的渠道分为利用各种宣传手段和个人交往两大类。

6. 调适功能 是指组织文化可以帮助新进成员尽快适应组织，使自己的价值观和组织相匹配。在组织变革的时候，组织文化也可以帮助组织成员尽快适应变革后局面，减少因变革带来的压力和不适应。

（三）组织文化的结构

1. 物质层 是组织文化的表层部分，它是组织创造的组织物质文化，是一种以物质形态为主要研究对象的表层组织文化，是形成组织文化精神层和制度层的条件。优秀的组织文化是通过重视产品的开发、服务的质量、产品的信誉和组织生产环境、生活环境、文化设施等物质现象来体现的。

2. 行为层 即组织行为文化，它是组织员工在生产经营、学习娱乐中产生的活动文化。包括组织经营活动、人际关系活动、公共关系活动、文娱体育活动中产生的文化现象。组织行为文化是组织经营作风、精神风貌、人际关系的动态体现，也是组织精神、核心价值观的折射。

3. 制度层　是组织文化的中间层次，把组织物质文化和组织精神文化有机地结合成一个整体。主要是指对组织和成员的行为产生规范性、约束性影响的部分，是具有组织特色的各种规章制度、道德规范和员工行为准则的总和。它集中体现了组织文化的物质层和精神层对成员和组织行为的要求。制度层规定了组织成员在共同的生产经营活动中应当遵守的行为准则，主要包括组织领导体制、组织机构和组织管理制度等 3 个方面。

4. 精神层　即组织精神文化，精神层是组织文化的核心和灵魂。它是组织在长期实践中所形成的员工群体心理定势和价值取向，是组织的道德观、价值观，即组织哲学的综合体现和高度概括，反映全体员工的共同追求和共同认识。组织精神文化是组织价值观的核心，是组织优良传统的结晶，是维系组织生存发展的精神支柱。主要是指组织的领导和成员共同信守的基本信念、价值标准、职业道德和精神风貌。

从上述 4 个层次所起的作用分析，物质层是最外层，第二层是行为文化，第三层是中间的制度文化，最内层是核心层的精神文化。物质文化是制度文化的存在前提。一定的物质文化只能产生与之相协调的制度文化。制度文化既是行为文化得以贯彻的保证，又是精神文化的基础和载体。精神文化是整个文化的核心和关键，是医院组织文化的灵魂，对整个文化建设起导向作用。

（四）组织文化的形式

按组织文化的内容分为显性和隐性两种形式。

1. 显性组织文化　所谓显性组织文化就是指以精神的物化产品和精神行为为表现形式的，人通过直观的视听器官能感受到的，又符合组织文化实质的内容。包括组织标志、工作环境、规章制度和经营管理行为 4 个方面。

（1）组织标志：是指以标志性的外化形态来表示本组织的文化特色，包括厂牌、职服、校徽、院徽、厂旗、校歌、组织的标志性建筑等。

（2）工作环境：是指员工在组织中办公、生产、休息的场所，包括办公楼、厂房、俱乐部、图书馆等。

（3）规章制度：指那些能激发员工积极性和自觉性的规章制度，其中最主要的就是民主管理制度。

（4）经营管理行为：指组织哲学、价值观念、道德规范的具体实施，形成组织文化。如组织在生产中以"质量第一"为核心的生产活动、在销售中以"顾客至上"为宗旨的推销活动、组织内部以"建立良好的人际关系"为目标的公共关系活动等。

2. 隐性组织文化　隐性组织文化是组织文化的根本，是最重要的部分。隐性组织文化包括组织哲学、价值观念、道德规范、组织精神 4 个方面。

（1）组织哲学：是一个组织全体员工所共有对世界事物的一般看法，是组织最高层次的文化，主导、制约着组织文化其他内容的发展方向，组织哲学已经经历了"以物为中心"到"以人为中心"的转变。

（2）价值观念：是人们对客观事物和个人进行评价时在头脑中的反映，是对客观事物和人是否具有价值及价值大小的总的看法和根本观点，包括组织存在的意义和目的、组织各项规章制度的价值和作用、组织中人的各种行为和组织利益的关系等。

（3）道德规范：是人们自觉遵守的道德风气和习俗，是组织在长期的生产经营活动中形成的，包括是非的界限、善恶的标准和荣辱的观念等。

（4）组织精神：是指组织群体的共同心理定势和价值取向。它是组织哲学、价值观念、道德观念的综合体现和高度概括，反映了全体员工的共同追求和共同认识。

（五）组织文化的类型

1. 按照组织文化的内在特征分类　美国艾莫瑞大学的管理学教授杰弗里·桑南菲尔德提出组织文化可分为学院型、俱乐部型、棒球队型及堡垒型4种类型。

2. 按照组织文化对其成员影响力的大小分类　分为3类：强力型、策略合理型和灵活适应型。

3. 按照组织文化所涵盖的范围分类　分为主文化和亚文化。

4. 按照组织的有效性分类　分为部落式、临时体制式、等级森严式、市场为先式，反映了人们对组织效率的评价或价值取向。

5. 按照权力的集中或分散分类　美国学者卡特赖特和科伯于1992年提出4种文化类型，即权力型、作用型、使命型、个性型。

6. 按照流程标准分类　分为功能型、流程型、基于时间型及网络型。

7. 按照文化、战略与环境的配置分类　分为适应性型或企业家精神型、使命型、小团体型、官僚制型。

8. 按照组织实践和价值分类　分为家族文化、保育文化、导弹文化及埃菲尔铁塔文化。

二、护理组织文化创建与管理

（一）护理组织文化的定义

护理组织文化是在一定的社会文化基础上形成的具有护理专业自身特征的一种文化。护理组织文化是在特定的环境中，由全体护理人员在工作和生活中创造出来的物质成果和精神成果的集中表现，是在护理活动过程中形成的特定的文化观念和历史传统，以共同的价值标准、道德标准和文化信念为核心，最大限度地调动护理人员的积极性和潜在能力，将护理组织内各种力量聚集于共同的宗旨和哲理之下，齐心协力地实现护理组织的目标。

（二）护理组织文化的内容

1. 护理组织环境　组织环境包括内环境和外环境。内环境是指护理人员的工作环境和人际关系。医院都要保证护理人员在安全、健康、文明、安定的环境中工作和发展。外环境是指医院所处社会中的政治、经济、文化传统等方面的环境，是影响护理组织文化的重要的因素之一。

2. 护理组织目标　护理组织目标不仅仅是一定时期内所预期达到的质量和数量指标，而且是护理服务的最佳效益和护理组织文化的期望结果。文化成果包含着提高护理人员的素质，造就优秀的护理专业人才。护理职业目标决定组织应建立的护理组织文化内涵和形式。

3. 护理组织制度　护理组织制度是医院文化建设的重要组成部分。各种护理制度不论由谁制定，其中必定存在着相应的制度文化。切实可行、行之有效的各项规章制度是保证护理工作正常运行、协调各级各部门之间的关系及护理组织与其他组织的纽带。

4. 护理组织精神 护理组织精神是指护理人员对本院护理发展方向、命运、未来趋势所抱有的理想和希望，也是对护理组织前途的一种寄托，是管理者所倡导的，也是全体护理人员认同的，集中反映了护理人员的思想活动、心理状态和职业精神，如救死扶伤、爱岗敬业、乐于奉献、团结互助的精神等。

5. 护理组织形象 护理组织的形象是社会公众和内部护理人员对护理组织的整体印象和总体评价，是护理服务质量、人员素质、技术水平、公共关系等在社会上和病人心目中的总体印象。成功的护理组织形象，有利于提高护理组织的知名度，增强护理组织的凝聚力和竞争力，给护理人员以自豪感和自信心。

（三）护理组织文化创建的过程

医疗资源有三大类：第一类是以金钱为基础的医疗物质资源；第二类是以人才为基础的医疗技术资源；第三类则是以思想、文化为基础的医学伦理价值资源。护理组织文化是医疗资源的重要组成部分，根据护理专业的特点，营造良好的护理组织文化是护理管理的重要任务之一。护理组织文化创建的过程包括：

1. 分析、诊断 首先应全面收集资料，对组织存在的文化进行系统分析，自我诊断，确定组织已经形成的传统作风、行为模式和工作特点；现有的文化中有哪些是积极向上的，哪些是保守落后的，哪些是要发扬的，哪些是应摒弃的，以确立文化建设的目标。

2. 条理化 在分析诊断的基础上进一步归纳总结，把最优秀的文化内容加以完善和条理化，用富有哲理的语言表达出来，形成制度、规范、口号、守则。

3. 自我设计 在现有的组织文化基础上，根据护理组织的特色，发动组织全体成员参与组织文化的设计。通过各种设计方案的归纳、比较、融合、提炼，集组织成员的信念、意识和行为准则于一身，融共同理想、组织目标、社会责任和职业道德于一体，设计具有特色的组织文化。

4. 倡导、强化 通过各种途径大力提倡新文化，使新观念深入人心。在组织管理过程中，管理者要通过各种手段强化新的价值观念，使之约定俗成，为广大成员接受和认可。

5. 实践、提高 用新的价值观指导实践，在活动中进一步把感性认识上升为理性认识，从实践上升到理论，把少数人的看法变成全员的观念，不断提高组织文化的层次。

6. 适时发展 在组织发展的不同阶段，组织文化应有不同的内容、不同的风格，应根据形势的发展和需要，使组织文化在不断更新中再塑造和优化。

（四）营造护理组织文化的形式

1. 言谈举止 高层管理人员通过言谈举止和各种教育活动将护理行为准则和组织期望渗透到护理群体中。护理活动中也可通过护理人员的互相作用和各自的行为表现使组织成员感悟到应遵守的规则。

2. 文字、符号 书面材料、标语、口号、护理人员守则等方式都是护理文化的表现形式。如"护理哲理"、护理职业精神宣讲材料等均可将护理组织文化传递给全体护理人员。

3. 实物形象 实物和艺术构思的内容也可用来反映护理组织文化，如南丁格尔塑像、医院标志、标牌、护士服饰等。

4. 视听设备 利用现代化的视听设备表现和宣传护理组织文化的途径和形式较多，如网络、广播、电视、广告、多媒体等。

5. 其他形式 如文艺演出、会议、知识竞赛、表彰先进等活动均是宣传护理组织文化的手段。

（五）护理组织文化的管理

护理组织文化建立后，对组织文化可以实行目标管理，护理组织文化目标管理的步骤：①确定当前组织文化的宗旨、目标。②分析环境。③发现机会和威胁。④分析组织的资源。⑤识别优势和劣势。⑥重新评价组织文化的宗旨和目标。⑦制定战略。⑧实施战略。⑨评价结果。

思考题

1. 组织的含义有哪些？
2. 组织设计的基本原则有哪些？
3. 正式组织和非正式组织各有什么特点？两者有什么关系？
4. 请简述组织结构的基本类型和优缺点。
5. 影响组织变革的动力与阻力各有哪些？
6. 如何建设医院的护理组织文化？

第四章 知识思维导图

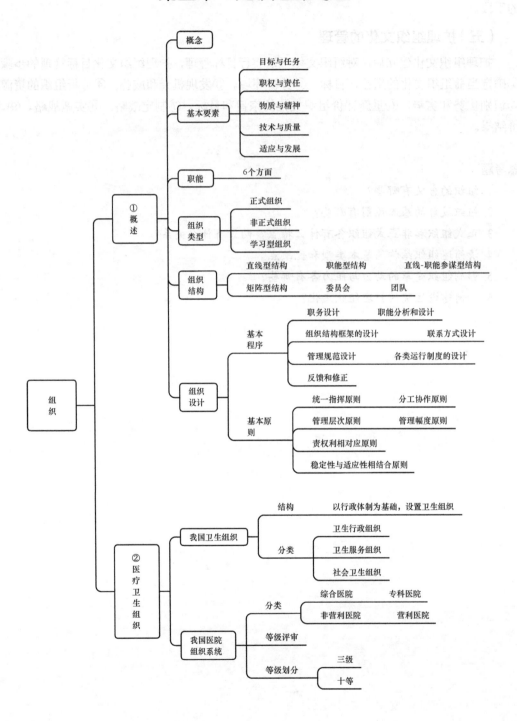

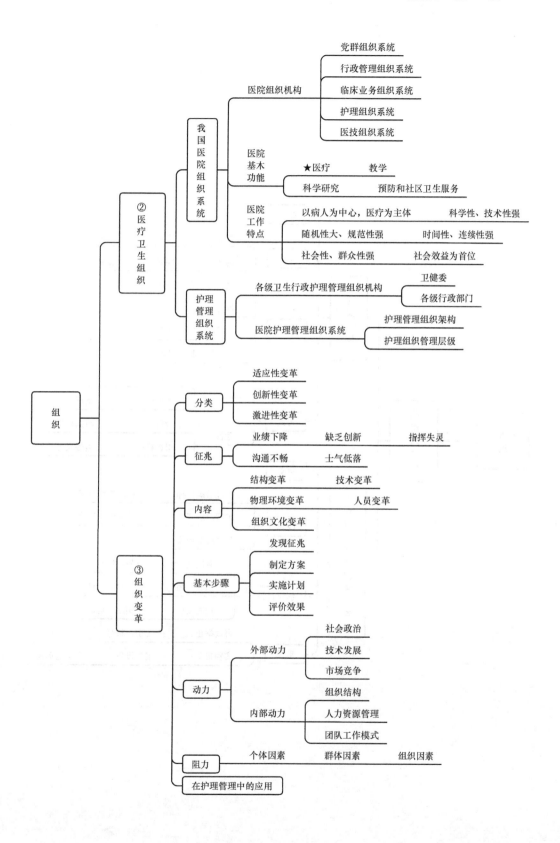

党群组织系统

行政管理组织系统

医院组织机构 —— 临床业务组织系统

护理组织系统

医技组织系统

我国医院组织系统

医院基本功能 —— ★医疗　　教学

科学研究　　预防和社区卫生服务

②医疗卫生组织

医院工作特点 —— 以病人为中心，医疗为主体　　科学性、技术性强

随机性大、规范性强　　时间性、连续性强

社会性、群众性强　　社会效益为首位

护理管理组织系统

各级卫生行政护理管理组织机构 —— 卫健委

各级行政部门

医院护理管理组织系统 —— 护理管理组织架构

护理组织管理层级

组织

分类 —— 适应性变革

创新性变革

激进性变革

征兆 —— 业绩下降　　缺乏创新　　指挥失灵

沟通不畅　　士气低落

内容 —— 结构变革　　技术变革

物理环境变革　　人员变革

组织文化变革

③组织变革

基本步骤 —— 发现征兆

制定方案

实施计划

评价效果

动力 —— 外部动力 —— 社会政治

技术发展

市场竞争

内部动力 —— 组织结构

人力资源管理

团队工作模式

阻力 —— 个体因素　　群体因素　　组织因素

在护理管理中的应用

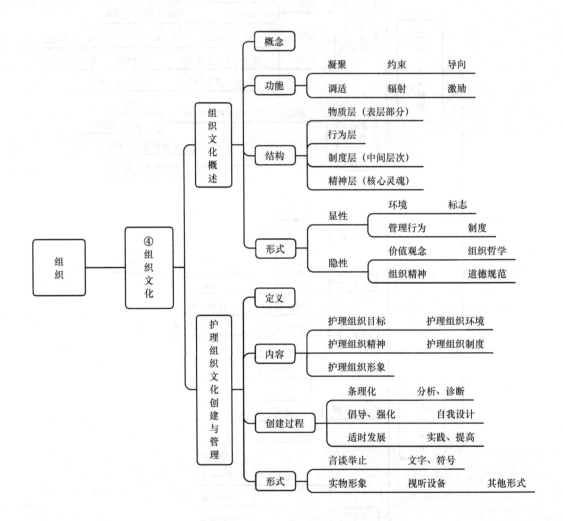

第五章 护理人力资源管理

【学习目标】

1. 知识目标 掌握护理人力资源管理的目标和内容、护士招聘的主要程序与内容;理解护士排班的原则与方法、绩效管理的流程与原则。

2. 能力目标 能运用人力配备原则与方法计算护士数量,运用培训原则与方法制订培训计划。

3. 素质目标 使学生能够正确认识护士职业生涯规划的重要性,并设计个人职业发展规划。

【学习建议】

阅读护理管理理论相关书籍,并可采用自学、讨论、参观医院、社会调查等形式,增加对护理人力资源管理的感性认识,加深对理论的理解。

人力资源管理是一门新兴的学科,起源于 20 世纪 70 年代末。人力资源管理的历史虽然不长,但人事管理的思想却源远流长,并逐步被管理者认识到其在组织发展生存中的重要地位。"人"是组织最重要的资产,也是竞争力的关键因素。护理人力资源管理的主要目标是通过履行选拔人、培育人、用好人、留住人的管理职能,提高护士的专业能力,激发其工作热情;利用竞争、激励和约束机制,降低人力成本,提高护理工作效率,实现组织目标。

第一节 概 述

一、人力资源管理相关概念及基本功能

(一)基本概念

1. 人力资源 人力资源(human resources)又称劳动力资源或劳动力,是指能够推动整个经济和社会发展、具有劳动能力的人口总和;是一种依附于个体的经济资源,用以反映人所拥有的劳动能力,包括知识、技能、经验、品行与态度等身心素质;是在特定社会系统中,人们推动该系统发展进步并达成其目标的能力总和。

2. 人力资源管理 人力资源管理(human resources management,HRM)是指运用现代化的科学方法,进行合理的培训、组织和调配,使人力、物力经常保持最佳比例状态。简言之,人力资源管理是指对人力资源的取得、开发、保持和利用等方面所进行的计划、组织、指挥、控制和协调的活动。

> **知识拓展**
>
> 德鲁克提出人力资源的先进性,并在书中指出:和其他资源相比,唯一的区别就是人。人力资源拥有当前其他资源所没有的素质,即"协调能力、融合能力、判断能力和想象能力"。同时,人力资源的利用具有自主性特点,即"人对自己是否工作绝对拥有完全的自主权利"。

（二）人力资源管理的基本功能

1. 获取与整合的功能 根据组织目标，组织的工作要求及条件，进行规划、招聘、测试、选拔与考核，获取最适合组织需求的成员。通过管理、培训对员工进行有效整合，从而达到动态优化配置的目的。

2. 维持功能 是人力资源的保障，只有将获取的人员继续留在组织中，组织才能有稳定的激励与开发对象，管理的作用才能得到提升。

3. 激励功能 是人力资源管理的核心。组织只有通过一系列的薪酬、考核、晋升等管理措施，为员工创造安全、健康的工作环境，才能充分调动并保持员工的积极性和创造性，让员工在现有的工作岗位上创造出优良的绩效。

4. 开发功能 是人力资源管理的手段。通过管理活动，提高员工素质和整体效能，并掌握当前与未来工作需要的知识和技能。只有让员工掌握相应的工作技能，激励功能的实现才能具备客观条件。

二、护理人力资源管理

（一）基本概念

1. 护理人力资源 护理人力资源指经注册取得护士执业证书，按照护士条例规定从事护理活动的护士，以及暂时未取得护士执业证书，经过岗位培训考核合格，协助注册护士承担病人生活护理等工作的护士和助理护士。

2. 护理人力资源管理 护理人力资源管理是卫生服务组织利用护理学和相关学科的知识，对组织中的护理人员进行规划、培训、开发和利用的过程。通过管理达到实现组织目标，提高服务水平的目的。

知识拓展

人力资源管理对组织效益的贡献：

（1）帮助组织实现目标。

（2）有效地利用劳动者的技能。

（3）为组织提供训练有素和动机良好的员工。

（4）使员工的工作满意度和自我实现最大化。

（5）与所有的员工交流人力资源管理的政策。

（6）提倡符合伦理规范和社会责任的行为。

（7）管理变革。

（二）护理人力资源管理的职能

1. 护理人力资源规划 护理人力资源规划是人力资源管理的基础性工作，是医院人事部门和护理职能部门根据医院护理组织目标和业务范围，评估护理人力资源现状，明确护理人力资源需求，并做出策划的过程。

2. 护理人员的招聘与录用 护理人员招聘是根据护理组织的人力资源规划所确定的人员需要，通过多种渠道，利用多种方法，广泛吸引具备相应资格的人才到护理组织求职的过程。通过招聘使组织在护理人员选择上具有更大自主性。录用则是从众多合格申请者中挑选出最适合组织的人选，同时通知申请人被录用的过程。

3. 护理人员的培训 护理人员的培训是通过对护理人员的工作指导、教育和业务能力训练，使护理人员在职业道德、工作态度、知识水平、业务技能和动手能力等方面不断提高和发展的过程。

4. 护理人员绩效评价 绩效评价是对照工作岗位职责和工作任务安排，通过制订科学合理的评价标准和评价方法，对护理人员的工作态度、业务能力进行考核并对这些信息给予量化处理的过程。其目的是为护理人员提供成就感，改正工作中存在的不足。

5. 护理人员职业管理 护理管理者应关心护士的个人发展，引导护士正确认识自我，帮助制订与组织发展计划一致的个人发展计划，实施有效的帮助和指导，并及时进行监督和考察，鼓励人员不断成长。

6. 护理人员的薪酬管理 薪酬包括工资、福利和奖金。护理管理者应在组织内建立合理的护理人员薪酬体系。应根据各级护理人员的资历、职称、岗位、工作表现和工作成绩等综合考虑，为护理人员制订相应的、具有吸引力的薪酬体系。

第二节 护理人员编配与使用

一、医院护理人员编配

（一）护理人员编配依据

1. 人员配置的意义 护理人力资源是医疗卫生人力系统的重要组成元素，护理人力资源的合理配备是完成临床护理任务的有利资源保障。合理配置与使用护理人员不仅能为护理工作提供合格数量和质量的护理人员，还会直接影响护理工作的效率、护理质量、服务水平及人力成本的消耗。

2. 依据 护理人力资源配置的主要依据是我国卫生行政主管部门的相关政策和规定，如《医疗机构专业技术人员岗位结构比例原则》《综合医院组织编制原则（试行草案）》《综合医院分级管理标准（试行草案）》《护士条例》《医院管理评价指南（2008 版）》等文件。另外，在进行护理人员配备时还应考虑护理单元承担护理工作量的大小、护理群体的素质和质量标准、组织支持系统及资源保障情况等因素。

（二）护理人员编配原则

1. 满足服务对象需要的原则 满足服务对象对护理的需要，是配置护理人员数量与结构的主要依据。随着现代医学的发展，医院内新技术、新业务的开展，仪器设备不断更新，护理人员承担的任务越来越繁重。合理的护理人员配置可以有效避免因病人数量和病情变化等带来的护理人力不足或人员过剩的现象发生。管理部门在进行人员配置时应对科室设置、仪器设备、护理业务范围、服务对象需求等实际情况进行综合考虑。

2. 结构合理原则 护理人员配置不仅要考虑数量，还要考虑合理的群体结构比例。研究证明，人力资源的优化配置是取得良好组织整体效应的关键。结构合理是指护理人员在专业特长、学历层次、年龄结构、专业技术职称等方面形成一个优势互补的护理人力群体，有效发挥护理人力的整体价值。

3. 能级对应原则 管理部门在进行护理人员配置时还应重视人员的能级对应，即按专业技术职称进行工作安排，使护理人员的资质、能力、品格等与所担负的工作职责相适应，使人尽其才、才尽其用，从而实现个体与具体岗位的最佳组合。

4. 成本效益原则　人力资源管理的出发点及最终目标是提高组织效率。在护理人员配置过程中，管理者要结合实际，重视护理人员能级对应及分层使用，灵活配置护理人员，根据护理工作量的变化及时进行调整，减少人员浪费，降低人员成本，提高组织工作效率。

5. 依法配置原则　医院和护理管理部门在进行护理人力资源配置时要以卫生行政主管部门护理人力配置要求为依据，以医院服务任务和目标为基础，配置足够数量的护士以满足病人需求、护士需求和医院发展的需求。

（三）影响护理人员编配的因素

1. 医院级别及所承担的任务　护理工作任务的轻重取决于护理工作的数量和质量。其中工作数量与医院规模、开放病床数、床位使用率、床位周转率、门诊和急诊病人人次、手术开展次数及其规模等因素有关。工作质量则由病人的护理需求决定，医院的类型、级别、推行的护理模式、病人的护理级别不同，护理质量标准也就不同，护理人员的编配比例也不同。

2. 护理人员的整体素质　一支训练有素、结构合理、具有良好专业知识和技能的护理队伍，其工作效率高，人员配置时可以适当减少数量；相反，专业素质差，功能低下的护理队伍，人员配置时应适当增加。

3. 国家法规，地方性政策　卫生部门制定的法律法规、地方性政策对护理人员的编配提出了明确规定，这些既是进行护理人员编配的政策依据，也是影响人员配置的宏观因素。

4. 护理工作环境　护理工作环境是指直接或间接影响护理系统的各种要素的总和，它包括围绕护理工作的周围事项、人和物。良好的护理工作环境可以提升护士的工作满意度，提高工作效率，节省人力。

5. 管理水平　医院的整体管理水平，后勤支持系统，护理部门与其他相关部门之间的配合协调程度等都将影响护理人员的编配。

二、护理人员编配方法

护理人员编配主要以卫生行政政策要求、相关法律法规为依据，医院的经济基础也是重要的决定因素。常用的护理人力资源测算主要包括以下几种方法。

（一）按《护士条例》及《医院管理评价指南（2008版）》进行编配

1. 病床与工作人员之比　指按照医院规模、床位数和护理人员数量的比例确定护理人力配置的方法。《医院管理评价指南（2008版）》强调"为确保护理质量与病人安全"，病房护士与床位比至少达到0.4∶1；2011年卫生部发布的《中国护理事业发展规划纲要》明确要求：到2015年，全国三级综合医院、部分三级专科医院全院护士总数与实际开放床位比不低于0.8∶1；病区护士总数与实际开放床位比不低于0.6∶1。

床护比例编配举例：

某三级综合医院（开放床位1200张）心脏内科病房设置床位50张，按照病区护士总数与实际开放床位比0.6∶1配置护士：

$$病房护士人数 = 0.6 \times 50 = 30 人（未含护士长及机动人数）$$

2. 各类人员的比例　综合医院病床与工作人员之比，根据医院规模、任务分为 3 类：

（1）根据医院规模分：① 300 张床位以下的医院按 1 ：（1.3 ～ 1.4）计算。② 300 ～ 500 张床位的按 1 ：（1.4 ～ 1.5）计算。③ 500 张床位以上的按 1 ：（1.6 ～ 1.7）计算。

（2）按职称类别分：卫生技术人员占医院总编设的 70% ～ 72%，其中护理人员占 50%，医师占 25%，其他卫生技术人员占 25%。

（3）按任务分：行政管理和工勤人员占总编设的 28% ～ 30%，其中行政管理人员占总编设的 8% ～ 10%。

人员比例编配举例：

某三级甲等医院开设床位 1800 张，按照病床与工作人员 1 ：1.6 计算：

$$医院工作人员总数 = 1800 \times 1.6 = 2880 \text{ 人}$$

$$全院护士人数 = 2880 \times 70\% \times 50\% = 1008 \text{ 人（未含机动人数）}$$

（二）按工作量进行护理人员编配

目前，很多医院根据床位数来配备护理人员，没有考虑到学科的特点。病区的工作量、床位使用率、周转次数、平均住院日、护理工作时数、门急诊工作量、教学、科研等没有作为编配人员的因素加以考虑。按工作量进行护理人员编配主要是根据护士所承担的工作量及完成这些工作量所需要消耗的时间来计算护士数。目前护理工时主要是利用国家规定的标准工时进行推算，根据南京护理学会 1980 年对国内 7 所医院护理工时测定，一级护理病人，每日所需护理时数为 4.5 小时，二级护理为 2.5 小时，三级护理为 0.5 小时，间接护理以 40 张床计，日均护理时间为 13.3 小时。

工作量编配举例：

某三级综合医院神经外科开放床位 60 张，一级护理病人占 90%，二级护理病人占 10%，根据工作量计算护理人员：

应编配护士数 = 各级护理所需时间总和 / 每名护士每天工作时间 + 机动数，即

$$应编配护士数 = [（60 \times 90\%）\times 4.5 +（60 \times 10\%）\times 2.5] / 8 = 32.25 \text{（人）}$$

$$间接护理需要护士人数 =（13.3 / 40 \times 60）/ 8 = 2.49 \text{（人）}$$

该神经外科按工作量计算，应编配护士总数为 35 人，35 人中不包括护士长及机动护理人员数。

（三）按病人分类法进行编配

由于病人的病情轻重不同，对护理的需求不同，不同科室即使是床位数相同，工作量也是不同的。病人分类系统是利用病人分类量表量化病人所需护理等级、确定护理工作量，使用量表来进行人力计算、工作分配、预算、经费预估等相关活动。通过测量和标准化每类病人每天所需的直接护理时间和间接护理时间，得出总的护理需求或工作量，从而编配护理人员。从病人的分类系统应用于护理人力配置的历史来看，病人分类系统经历了标准（原型）分类法、因素型分类法、混合型分类法等几个阶段。

知识拓展

原型分类法：20 世纪 60 年代初期由美国约翰斯·霍普金斯医院首次提出，根据病人对护理的需求将病人分为三类或三类以上。如按病人对护理的需求将病人分为三类：

完全照顾（total care）、部分照顾（partial care）、自我照顾（self-care），测量每类病人所需的平均护理时数，再根据每类病人数量计算所需护理时数和工作量。目前，我国采用的特、一、二、三级护理分类，就属于原型分类法的一种。

（四）机动人员编配方法

由于住院病人的特殊性，治疗、护理工作的连续性，24 小时工作制，在制订人员配置计划时应考虑到机动人员的数量。

1. 年出勤率的计算方法

一年＝ 365 天

一年中休息天数（包括双休日、法定节假日）＝ 107 天（平均）

带薪休假天数（年休）＝ 10 天（平均）

$\left.\begin{array}{l}\end{array}\right\}$＝ 117 天

年平均在岗时间（一个人）365–117 ＝ 248 天

2. 病房护理人员需求量计算方法　假定某病房的床位设置为 50 张，根据病房护士与病床之比最低为 0.4∶1 计算，则该病房护理人员基础配置为 50×0.4 ＝ 20 人。

$$年需护理人员数 ＝ 365×20 ＝ 7300 人$$

$$日需护理人员数 ＝ 7300÷248 ＝ 29 人$$

$$平均每日机动人员数 ＝ 29–20 ＝ 9 人$$

一般病房管理中，原则上配备护士长 1 ～ 2 名，因此设置 50 张病床的科室实际配备护理人员 29 人，其中机动人员 9 人。

3. 门诊护理人员计算方法　门诊、急诊、手术等科室主要以日间工作为主，人员计算方法较简单。

假定门诊需要护理人员 100 名

$$100 名 ×10 天（平均带薪休假）＝ 1000 天（年间总带薪休假日数）$$

$$1000 天 ÷248 天 ≈ 4 名（休假支援人员）$$

$$门诊实际需要护理人员总数 ＝ 100 ＋ 4 ＝ 104 名$$

三、护理人员任职资格

（一）任职方式

护理人员的任职包括技术职务和行政职务两种方式。

1. 技术职务　根据中央职改领导小组〔1986〕第 20 号文件附件《卫生技术人员职务试行条例》的规定，目前医院实行专业技术职务聘任制，实行 3 级职务分类。护理职务分类分别为高级职称（包括正高级职称的主任护师和副高级职称的副主任护师）、中级职称（主管护师）、初级职称（包括护师和护士）。

2. 行政职务　护理行政职务可根据医院的性质和规模设置 2 个或 3 个层次：一级医院为总护士长、护士长；二级医院为护理部主任（总护士长）、科护士长、护士长；三级医院为护理部主任或护理行政主管、科护士长或管理协调者、护士长或护理管理者。

（二）任职资格

1. 技术职务任职资格

（1）护士任职资格：2008 年颁布实行的《护士条例》规定：护士执业，应当经执业注册取得护士执业证书。申请护士执业注册，应当具备下列条件：①具有完全民事行为能力。②在中等职业学校、高等学校完成国务院教育主管部门和国务院卫生主管部门规定的普通全日制 3 年以上的护理、助产专业课程学习，包括在教学、综合医院完成 8 个月以上护理临床实习，并取得相应学历证书。③通过国务院卫生主管部门组织的护士执业资格考试。④符合国务院卫生主管部门规定的健康标准。

（2）护师任职资格：①护理中专毕业，从事护理工作 5 年，考核符合要求者；大学专科毕业，见习 1 年期满后从事护士工作 2 年以上；大学本科毕业见习 1 年期满；取得硕士学位，考核能胜任护理工作者。②熟悉本专业的基础理论，具有一定的专业技术操作能力。③能独立处理本专业常见的专业技术问题，具有开展以病人为中心的优质护理服务能力。④能够借助工具书，阅读一种外文的专业书刊。

（3）主管护师任职资格：①取得相应专业中专学历，受聘担任护师职务满 7 年；取得相应专业专科学历，从事护师工作满 6 年；取得相应专业本科学历，从事护师工作满 4 年；取得相应专业硕士学位，从事护师工作满 2 年；取得相应专业博士学位，即可以参加考试。②熟悉本专业的基础理论，具有较系统的专业技能，能处理较复杂的专业技术问题，能对下一级护理人员进行业务指导。③具有一定水平的科学论文写作能力。④能较流利地应用一种外文阅读专业书刊。

（4）副主任护师任职资格：根据《护理学专业高级专业技术资格标准条件（试行）》文件，在医疗卫生机构中，拟申报副主任护师、主任护师资格的专业技术人员，应遵守中华人民共和国法律，恪守职业道德，具有良好的敬业精神，在担任主管护师职务期限内，年度考核与任期考核均为合格，在国内外医药卫生类或相关专业正式期刊上公开发表核心论文 2 篇，能顺利阅读一种外文专业书刊的前提下，还应具备：①具有相应专业大学专科学历，取得主管护师资格后，从事本专业工作满 7 年。②具有相应专业大学本科学历，取得主管护师资格后，从事本专业工作满 5 年。③具有相应专业硕士学位，认定主管护师资格后，从事本专业工作满 4 年。④具有相应专业博士学位，认定主管护师资格后，从事本专业工作满 2 年。

（5）主任护师任职资格：①具备本科及以上学历或学士以上学位，取得并被聘为副主任护师 5 年以上。②具有独立开展护理科研课题能力，在国内外医药卫生类或相关专业正式期刊公开发表 3 篇及以上学术论文、经验总结或科学专著。③为本专业的学术、技术带头人，具有丰富的临床和技术工作经验，能解决复杂疑难的重大技术问题。④能顺利阅读一种外文的专业书刊。

2. 行政职务任职资格

（1）护理部主任任职资格：护理部主任任职资格因医院要求和地区差别而定。但需符合基本要求：①国家注册护士，三级医院护理部主任应具备护理专业学士以上学位；接受过管理方面专业知识和技能的培训教育。② 10 年以上护理工作经验，5 年以上护理管理经验。③良好的语言和书面沟通能力，出色的人际交往能力，良好的组织才能。④高度的责任心和敬业精神。⑤身心健康，满足岗位需要。

（2）科护士长任职资格：科护士长任职资格因医院要求和地区差别而异。基本要求应具备：①国家注册护士，主管护师以上技术职称。②接受过管理专业技术和技能培训教育。③5年以上护理实践经验，有3年以上护理管理经验。④良好的语言和书面沟通能力，出色的人际交往能力，良好的组织能力。⑤高度的责任心。⑥身心健康，满足岗位需要。

（3）护士长任职资格：护士长的任职应体现专科护理业务知识和管理能力。基本要求应具备：①国家注册护士，护理专业学士学位。②有5年以上的护理实践经验，具有相应的专科护理理论知识和技术。③有一定的教学和组织管理能力。④身心健康。

四、护理人员岗位及职责

根据《中华人民共和国护士条例》《护士执业注册管理办法》的文件精神要求，卫生部护理人力资源配置标准专业委员会于2012年制定了三级综合医院护理人力配置标准，并明确界定医院护理岗位主要包括临床护理岗位和护理管理岗位。

（一）临床护理岗位

1. 病房护士岗位及职责 病房护士是指在医疗机构从事住院病人的身心整体护理、辅助医疗、指导康复的专业人员。主要包括医院各类病房（含监护病房），急诊、手术室、产房、血液净化等直接服务于病人的护理岗位。

病房护士的主要工作职责：以责任制整体护理工作模式和护理程序实施护理服务；以病人为中心开展优质护理服务；以岗位内容要求为标准，落实分级护理制度，正确执行医嘱，完成专业照护，进行病情观察、治疗处置、心理护理、健康教育等各项护理任务。为病人提供全面、全程、连续、专业和整体的护理服务。

2. 专科护士岗位及职责 专科护士是指在某一特殊或者专门的护理领域具有较高水平和专长的专家型临床护士。专科护士最早源于美国，目前美国已有200多个专科领域；日本于1993年成立了专科护士认定制度委员会，并在13个专科护理领域培养专科护士；2005年我国卫生部颁布《中国护理事业发展规划纲要（2005—2010）》，提出在临床专业性、技术性较强的专科护理领域，如重症监护、急诊急救、手术室、血液净化等需要设置专科护理岗位。

专科护士的职能和作用包括以下几个方面：①利用专科护士在某一领域的知识、专长和技术为病人和社会人群提供护理服务，并为病人提供相应的教育，促进康复和提高自我护理的能力。②对同业的护理人员提供专科领域的信息和建议，指导和帮助其他护理人员提高对病人的护理质量。③开展本专科领域的护理研究，并将研究的结果应用于本专业领域。④参加相应的管理委员会，参与护理质量、护理效果的考核评价工作和成本效益的核算工作。

3. 临床护理教学岗位 承担临床护理教学任务的护士应具有丰富的临床护理经验，主管护师以上技术职称，良好的沟通表达能力，并经过临床护理教学的培训。

护理教学护士主要职责包括：负责本科室各层次护理专业学生临床护理教学工作及科室低层次护理人员培训工作；根据实习任务制订护理教学计划并有效落实，评估教学效果，保证教学进展，定期收集学生学习需求，持续改进教学工作。

（二）护理管理岗位

1. 护理部主任岗位职责　护理部主任的基本工作包括计划、组织、人事、领导、协作、促进和评价。归纳为：

（1）在主管院长的直接领导下，负责全院护理临床、教学、科研和管理工作。

（2）制订全院护理工作年度目标、季度计划、每月工作安排，并组织实施，定期总结，改进工作。

（3）负责制订或修改全院护理规章制度、疾病护理常规、护理技术操作规程及质量指标。

（4）检查了解区（科）护士长的工作情况并作指导。

（5）负责拟订护理人员的培训、进修计划，组织技能训练，进行业务技术考核。

（6）掌握全院护理人员思想、工作、学习情况，充分调动护理人员的工作积极性。

（7）负责全院护理人员的调配，根据具体情况对护理人员的奖惩、晋升、晋级、任免提出意见，并对调入护理人员进行考核。

（8）定期和不定期地检查指导病房、门诊、急诊、手术室、供应室等科室的工作质量及管理，做到管理科学化、工作制度化、疾病护理常规化、技术操作规范化、基本设施规格化、物资管理标准化。

（9）组织领导护理科研工作并使之落实。

（10）组织全院性的护理学术活动，评审护理论文及科研成果。

（11）负责护理系和护理专科以及护士学校的教学及临床实习，培养合格的护理人才。

2. 科护士长岗位职责　根据我国医院等级评审要求，三级以上医院均需要设置三级护理管理体制：护理部主任—科护士长—护士长。科护士长的工作职责有：

（1）科（区）护士长在护理部主任领导下，负责组织领导分管护理区的护理临床、教学、科研及管理工作。

（2）贯彻执行护理部工作计划，并对护理管理和业务工作提出建设性意见。

（3）经常参与分管区的各项护理工作，督促检查护理人员的服务态度、执行规章制度和护理工作质量标准的落实情况，并进行业务指导。

（4）经常深入科室，检查危重病人的抢救及大手术后病人的护理情况，并做具体指导；对复杂的护理技术操作，要亲自参加或指导护士操作。

（5）负责所分管护理区护理人员临时调动、轮转、培训、进修等工作，并关注辖区护理人员的思想、工作、学习及生活情况。

（6）经常了解病房管理及护士长工作岗位责任制落实情况，发现问题及时解决并汇报护理部。

（7）组织督促检查分管护理区护理人员的业务学习并抓好基础理论、基本知识和基本技能的"三基"训练，定期进行考核。

（8）协助护理部进行全院定期或不定期的护理工作检查。

（9）了解国内外护理学科发展动态，检查分管护理区的护理科研工作进展和开展新技术、新业务的情况，并给予具体指导。

（10）审查、修改分管护理区的护理论文。

（11）负责督促检查护校学生临床实习、进修生的计划落实与执行情况。

（12）定期参加分管护理区各科室的主任查房、护士长查房，有计划地组织各科室的护理教学查房。

（13）对分管护理区的护理差错、事故进行调查分析，提出防范措施并向护理部汇报。

（14）定期召开分管护理区的护士长会议及全体护理人员大会，分析总结护理工作，交流经验，取长补短，表扬好人好事，互相促进，不断提高护理工作质量。

3. 病房护士长岗位职责

（1）病房护士长在科护士长领导和科主任业务指导下进行工作。

（2）根据护理部及科内工作计划制订本病房的护理工作计划并组织实施。

（3）全面掌握本病房的护理工作情况，参加并指导危重病人抢救及大手术后病人的护理，督促护理人员准确执行医嘱，严格执行规章制度、疾病护理常规、技术操作规程和各班工作质量标准，严防发生差错事故。

（4）参加科主任、主治医师查房和科内会诊，参加大手术及新开展的手术、疑难病例和死亡病例讨论，加强医护联系，了解对护理工作的要求。

（5）组织业务学习，抓好基础理论、基本知识和基本技能的"三基"训练，不断提高护理质量。

（6）以身作则、言传身教，关心本病房护理人员的思想、工作、学习，调动护理人员的工作热情。

（7）负责护理人员的分工排班，以及医疗器械、被服及其他用物的计划、请领、报销、保管和供应工作。

（8）组织本病房的护理教学查房和护理会诊，积极开展新技术、新业务及护理科研工作，负责轮转、进修、实习生的带教安排。

（9）加强病房急救药品、器材的保管，保持定量、定点、定位放置，保证正常运行，对毒、麻、限制药品要严加管理。

（10）保持病房环境整齐、清洁、安全、安静，深入病房了解病人的思想、病情及饮食情况，征求意见，做好陪护和探视人员的管理工作，及时改进工作。

（11）督促检查护理人员、卫生员、配膳员做好消毒隔离工作，预防院内感染。

（12）每月定期召开工休座谈会，听取病人对医疗、护理及饮食方面的意见，不断改进病房工作。

第三节　护理人员选聘与使用

一、护理人员选聘

合格的护理人员是组织实现目标和保证护理服务质量的基础。护士招聘是指医院采取科学有效的方法寻找、吸引具备资格的护理专业人员到医院应聘，医院根据需要和应聘条件从中选出适合人选予以录用的管理过程。护士招聘主要包括岗位需求分析、人力资源规划、招聘测试、录用决策、招聘工作评估等步骤。

（一）护理人员招聘的基本要求

1. 符合护理工作岗位的需要　护理人员招聘时应确定承担某项工作所必需具备的知识、特定技能、能力、身体条件和个人特征等基本要求。

2. 满足医院发展的需要　制订护理人力资源规划时，应对护理人力整体状况进行分析，明确医院的护理目标和任务，在医院护理目标和任务的基础上，对现有的人力资源状况进行考察，同时预测未来组织任务和社会对护理的需求，综合分析护理人力资源的供给。

3. 符合组织财力预算要求　医院的业务发展、护理服务范围以及由此所涉及的护理人员数量的增加，都是以组织的综合财力状况为基础。

（二）护理人员招聘过程

1. 制订护理人力资源计划　护理工作分析及护理人力资源规划是招聘工作的基础。制订人力资源计划时应考虑医院目前的状况、今后的发展目标，以及实现目标的过程，以此预测目前人力资源的短缺数量及类型，制订具体招聘方案。

2. 进行护理人力供给分析　主要是寻找满足岗位需要的护理人力资源供给渠道。护士劳动力来源的主要渠道是护理院校护理专业的应届毕业生，也可以来源于人才市场。可以通过向学校发函、发招聘广告、员工推荐、职业中介机构推荐、直接到学校面试等途径招聘。

3. 应聘者任职资格确认、考核　人事和护理管理部门根据应聘者的求职申请书及相关材料，对应聘者的情况和任职资格进行初步确认，将不具备资格的应聘者淘汰，具备资格的应聘者进入下一个程序。

4. 招聘考核　招聘考核的目的是保证应聘人员的质量能够满足护理工作岗位的需要。考核主要包括理论考核和技能考核。理论考核主要以笔试为主，了解应聘护士对专业知识的掌握情况；专业技能考核主要以操作为主，考核内容针对具体护理岗位的职责要求选择。

5. 招聘面试　面试人员由人事、护理部门领导及用人护理单元的护士长参加，常采用小组面试的方式进行，面试小组一般由2人以上组成。其中每个成员测试一个方面，应试对象可以是一个或多个。通过观察应试对象的言谈举止、仪容仪表，重点掌握应聘者的工作经验、专业知识和特长、求职态度和工作愿望，了解应聘者的人际交往能力、自我控制能力、业余兴趣爱好及口头表达能力。

6. 体检录用　体检的主要目的是确认应聘者身体状况是否达到岗位要求，录用的过程是对应聘者进行筛选的过程，通过将应聘者与任职岗位要求比较和应聘人员之间的相互比较，最终确定录用人选。

7. 岗位能力测试　又称真实工作预览和临床岗位胜任试用，主要目的是将聘用人员放在实际的护理岗位上进行能力考核，以提高招聘工作的有效性。岗位能力测试通常采用试用期的形式进行考核，根据医院和岗位的具体要求，试用期一般为3～6个月。

二、护理人员使用

（一）护理工作模式

护理工作模式是一种为了满足病人的护理要求，提高护理工作质量和效率，根据护理人员的工作能力和数量，设计出各种结构的工作分配方式。目前，国内医院采用的护理工作模式主要有以下几种：

1. 功能制护理　是以单纯的完成医嘱和生活护理为目标的护理工作方法。主要做法是护理管理人员将病人的护理活动分为处理医嘱、打针发药、病情观察等若干功能模块，再根据本科室护理人员的个人能力及任职资格进行分工，每个护理人员从事相对固定的护理活动，如治疗护士负责所有病人的治疗任务、基础护理护士承担病人的各种生活护理、办公室护士负责处理医嘱。功能制护理模式对护理人员数量方面的要求不太高，在护理人员有限的情况下成为医院护理工作的主要模式。

2. 小组制护理　将住院病人分为几组，1 组工作人员为 1 组病人提供护理的工作方法。小组一般由 3 ～ 4 人组成，负责 10 ～ 20 位病人的护理。小组可由护师、护士、护理员、实习护士等不同等级人员组成，设有一名小组长。此种模式可以使护理小组成员同心协力、有计划、有步骤地开展护理工作，但组与组之间缺乏实际的联系。

3. 个案护理　是一名护理人员负责一位病人全部护理内容的护理工作模式，又称为"特别护理"或"专人护理"。这种护理工作模式主要适用于病情复杂严重、病情变化快、护理服务需求量大，需要 24 小时监护和照顾的病人，如入住 ICU、CCU 护理单元的病人，多器官功能障碍、器官移植、大手术或危重抢救病人。

4. 整体护理　是以人的功能为整体论的健康照顾方式，也称"全人护理"或"以病人为中心的护理"。整体护理是一种护理理念，同时又是一种工作方法，其宗旨是以病人为中心，对服务对象的生理、心理、社会、精神、人文等方面进行全面的照顾，根据病人的特点和个体需要，提供针对性的护理。

5. 临床路径　临床路径是从控制医疗成本着手，以医疗团队合作为主的工作模式。临床路径具有多专业合作的特征，因此，该工作模式更加注重护理人员与医生配套分管病人，促进医疗护理质量的持续改进。

（二）护理人员排班

1. 护理人员排班基本原则

（1）满足需求的原则：满足需求是指各班次护理人员在质量和数量上要能够完成所有当班护理活动。管理者在排班过程中，除了考虑满足病人的需要外，还需根据护士的要求尽量做到灵活机动，合理调整，在保证护理质量的同时为下属提供方便。

（2）合理结构原则：各班次护理人员合理搭配是有效利用人力资源，保证临床护理质量的关键。护理管理者在进行排班时要考虑到人员的资历、能力、缺陷与特长，做到能力相对均衡，新老搭配，优势互补，尽量缩小各班次护理人员在技术力量上的悬殊，使其能够很好地处理本班次疑难问题，保证护理质量。

（3）公平原则：是否受到公平对待对加强组织凝聚力，调动护理人员工作积极性具有直接影响。护士长在排班时应根据工作需要，合理安排各班次和节假日护理人员，做到一视同仁。

（4）效率原则：排班应根据实际工作量结合工作人员的能力合理分配人力资源。在具体操作时应根据病房收住病人数、危重程度、手术人数、等级护理比例、当班护理人员实际工作能力等因素对本班次人员进行弹性调整。在保证护理质量的前提下把人员的成本消耗控制在最低限度。

（5）分层次使用原则：病房护理人员编配时各级人员的结构应合理。护士长在排班时应合理使用不同层次的人员，其原则是高职称护理人员担任护理组长，负责专业技术性强、难度大、疑难危重病人的护理，或指导下级人员的工作；低年资护士承担常规和一般病人的护理工作；助理护士承担生活护理。这样既可使临床护理质量得到保证，又能充分体现能级对应，使护理人员个人特长和技能得到发挥，从而调动护理人员的工作积极性。

2. 护理人员排班方式

（1）周排班法：以每周为一个周期的方法称为周排班法。国内大部分医院目前都采用周排班法。其优点为周期短，夜班、节假日值班可以轮流承担，灵活性大；缺点为周排班因频繁的班次轮换使护士在连续了解住院病人病情方面上存在一定局限性；护士白班、夜班不断更换，打乱了人体生物钟规律；护士长需要每周进行排班，费时费力。

（2）月排班法：一般以 4 周为一个周期，依次循环。这种排班适用于病房护理人员结构合理稳定，病人数量和危重程度变化不大的护理单元。特点是排班模式相对固定，作息时间也比较规律。每位护士对自己未来较长时间的班次心中有数，可以提前做好个人安排，有计划地协调工作与业余爱好之间的关系，在完成工作的同时又能够很好地兼顾个人需要。

（3）功能制排班：功能制排班是因功能制护理模式而产生的一种排班方式，是根据护理工作任务进行的排班。如将人员分为白班、小夜班和大夜班。白班护士主要以完成日间护理任务为主，分为办公室护士（也称主班护士）、治疗护士、巡回护士、临床班护士等；各班护士根据分工不同承担相应的工作，如治疗护士负责病人的发药、注射、输液及药品的领取，办公室护士主要负责医嘱处理、安排入院、手术及出院病人等工作。功能制护理排班的优点是分工明确，工作效率较高；缺点是班次不连续，交接班频繁，不利于护士全面掌握病人的情况。

（4）早中晚三班制排班：近年来我国许多医院借鉴国外排班模式，探索早中晚排班模式。这种排班是将一天 24 小时分为连续不断的 3 个班次，在不增加护士人数的情况下，保留传统排班中的办公室护士，将其余班次整合成三班，即早班：8:00 ～ 15:00 或 7:00 ～ 15:00，中班：15:00 ～ 22:00 或 15:00 ～ 23:00，晚班：22:00 ～ 8:00 或 23:00 ～ 8:00，在排班时考虑护士的能级对应，对护士进行分层级管理，在早中班病人治疗、护理较集中的时段增加人员并安排高年资护士担任组长，对疑难、危重病人的护理进行把关，保证了护理安全。连续性排班减少了交接班次数及交接班过程中的安全隐患，增强了护理工作的连续性，有利于服务病人。

（5）弹性排班：是在周期性排班的基础上，根据临床护理人力和收治病人的病情特点、护理等级比例、班次人员的能力结构进行的合理调配。增加工作高峰时段人力，减少工作低峰时间人力，既可以保证护理人力，又可以避免人力浪费。

（6）自我排班：自我排班是人性化管理探索的排班模式，是一种班次固定，由护理人员根据个人需要选择具体工作班次的方法。自我排班能较好地满足护理人员的个人需求，但在人员整体成熟度不高的护理单元会为护理管理者带来一些问题，如人员的搭配问题，节假日加班问题，夜班问题等。

（三）影响护理人员排班的因素

1. 护理人员的整体素质　护理人员的职称、学历、工作经验、个人能力、接受培训的程度、身体素质、心理状态、情绪劳动的表达方式等因素均可影响工作效率。护理管理者排班时要综合考虑每个成员的优势和不足，合理搭配，方能保证每个班次护理任务的顺利完成。

2. 护理模式　采用的护理模式不同对人员的需求也会不同。普通病房过去通常采用功能制护理或小组制护理，但随着优质护理服务的开展，更多护理单元探索整体护理排班模式，在细化工作任务的同时对人员的需求也较多。

3. 不同护理单元的特殊性　重症监护病房如 ICU、CCU 等科室通常采用个案护理，个案护理要求编配更多护理人员才能完成工作任务，在人员有限的情况下，护理管理者需要采取不同的排班方法合理分配护理人员，才能使工作顺利进行。

4. 不同的排班方法　二班制与三班制、单人班与双人班等，不同的排班方法对护理人力的需求也有很大差异。

5. 不同工作时段的特点　白班、中班、夜班及节假日的工作负荷会有很大不同，因此，各工作时段所需的护理人力也不尽相同。

第四节　护理人员的培训

培训是指组织有计划、有组织地对组织成员实施的系统学习和开发潜力的行为过程。护士培训是组织为护理人员提供信息和技能、帮助护理人员提高工作能力和自我成长的过程。护理人员的培训包括聘用前培训、岗前教育、毕业后规范化培训及在职教育。

一、护理人员培训的目的

1. 培训是提高护理人员胜任工作能力的基本手段　通过培训，帮助护理人员尽快掌握本职工作所需要的基本方法、工作程序，减少护士在工作中犯错误的机会，使护理工作更富有成效。

2. 培训是护理人员了解医院文化，增进归属感的途径　通过培训帮助护理人员了解医院文化、宗旨和发展目标，熟悉医院的基本情况及工作要求，提高护理人员对医院文化的理解和认同，从而能够更好更快地适应工作环境。

3. 培训是组织和个人实现目标的动力来源　通过培训使护理人员在完成组织任务的同时个人素质得到不断提高，个人潜力得到最大限度发展。护士能够运用所掌握的知识和技能优化护理服务过程，使护理服务工作得到不断改善，提高护理工作效率，降低服务成本。

二、护理人员培训的内容

（一）职前培训

职前培训又称入职培训，主要是针对新员工进行的，是指劳动者在就业之前接受的培训。护理人员职前培训主要是指对新聘护士进行的培训。

护理人员的职前培训内容主要包括公共部分和专科部分。

1. 公共部分　由护理部制订计划，组织人事处及其他部门共同实施。培训时间一般为2周，培训内容包括：

（1）医院的发展史、组织结构、规模、所承担的任务、管理模式及期望达到的目标。

（2）医院规章制度、福利待遇、各种假期规定及请假执行流程。

（3）护理部的理念、组织架构、工作目标、规章制度、考勤纪律、轮转轮岗及环境介绍。

（4）护士的仪容仪表、语言行为规范、服务性用语、护理纠纷防范。

（5）基础护理技术操作培训。

（6）护理文书书写基本要求培训。

2. 专科部分　由各科室根据科室的性质分别制订计划，并按计划组织实施。普通科室专科部分培训一般为 3～4 周，ICU、CCU、急诊科因收治病人病情重，变化快，使用新仪器设备较多，培训时间根据培训对象实际能力而定，一般为 6～8 周。培训内容包括：

（1）科室人员结构，护理人员年龄、职称、排班方式。

（2）科室工作环境，包括病区环境和生活环境，以及辅助设施及其使用。

（3）各班工作职责、工作重点、标准及各级人员职责。

（4）专科主要常见病的临床表现、救治原则、护理措施。

（5）专科常见急诊的临床表现、救治原则、护理措施及配合抢救流程。

（6）专科主要检查及特殊治疗技术的临床应用与护理。

（7）专科常用仪器的使用与维护，如心电监护仪、呼吸机、除颤仪的使用与维护。

（二）规范化培训

护士规范化培训是指护理专业院校的毕业生继岗位培训后所接受的护理专业培训，其目的在于帮助毕业生顺利完成从护生到合格护士的角色转变。规范化培训是护理人才成长的重要阶段，也是护士形成职业自我概念的重要时期。规范化培训的内容及时间应结合护士的学历层次制订，一般为 5 年、3 年和 1 年。主要内容包括：

1. 中专毕业生培训　培训时间为 5 年。轮回参加本学科主要科室的临床护理工作，第 1 年进行临床护理基本操作技能训练，学习法律法规、护士条例、护理规章制度、护理核心制度、常见疾病、常用药物、护理文书书写。第 2～3 年学习有关专业理论知识及部分专科护理操作技能。进行医德医风、服务质量的学习，掌握病人心理变化特点及需求、了解护患关系的维系，具备护士素质。第 4～5 年逐步进行专业培训，深入学习和掌握本专业的临床操作技能和理论知识，具备独立运用护理程序为病人实施整体护理的能力。

2. 大学专科毕业生培训　培训时间为 3 年。轮回参加本学科主要科室的临床护理工作，第 1 年进行临床护理基本操作技能训练，学习规章制度、护理常规、护理核心制度、常见疾病、常用药物、护理文书书写。第 2～3 年逐步进行专业培训，深入学习和掌握本专业的临床操作技能和理论知识，学会自身情绪管理及应对压力的方式，能够有效处理和防范护理缺陷、护理纠纷。

3. 大学本科毕业培训　培训时间为 1 年。轮回参加本学科主要科室的临床护理工作，进行严格的临床护理基本操作训练，学习专业理论知识并与临床实践相结合，逐步进行专业培训，深入学习和掌握本专业的临床操作技能和理论知识，具备观察事物的能力，判断、思考问题的能力，应用批判性思维方法去解决问题的能力，理论联系实践的能力及协作能力。

三、护理人员培训形式和方法

（一）培训形式

1. 岗前培训　是使新护士尽快熟悉组织，适应环境和岗位的过程。

2. 在职培训　是指护理人员边工作边接受指导、教育的学习过程。主要方法有导师制，也就是传统意义上的"师傅带徒弟"的模式。即由职业生涯高年资的护士指导职业生涯处于起点的护士一种工作支持和帮助教育的培养过程。护士工作岗位轮转也是在职培训的主要方式。

3. 脱产培训　是根据医院护理工作的实际需要，选派不同层次的护理骨干，暂时离开工作岗位，集中时间到专门的学校、研究机构或其他培训机构进行学习或接受教育。

（二）培训方法

1. 讲授法　是一种以教师讲解为主的知识传授方法。讲授法可帮助学员理解有一定难度的知识，可同时对数量较多的护理人员进行培训，适合人员较多时选择。

2. 演示法　是一种借助实物和教具通过实际示范，使受训者了解具体操作流程，加深对学习内容的理解，如呼吸机、监护仪、简易呼吸气囊的使用等的培训。

3. 讨论法　是一种对参加训练的人员提出共同问题，让他们进行讨论，最后找出解决问题对策的方法。

4. 学历教育　是针对不同学历层次的护理人员进行的计划性培养，可以通过远程教育、面授或自学等形式提高职员的学历，如通过高等教育自学形式使中专毕业的护理人员获得大专或本科学历。

5. 案例分析法　是通过观察和分析，让受训者针对案例提出问题并找出解决问题的一种教学方法，如护理疑难病例讨论。

6. 研讨会　是针对培训者感兴趣的某个问题展开有特色的演讲，并发放相关材料，引导学习者进行深入讨论的培训方法。

7. 远程教育法　是利用电视会议或卫星教室等方式进行的培训方法。随着信息和互联网技术的发展及普及，远程护士培训得到迅速发展，对比传统的课堂教学培训方法，远程培训技术具有更大的灵活性和自主性，可以有效地利用培训资源，提高培训效率。

8. 其他方法　角色扮演、视听和多媒体教学法、游戏、虚拟培训、情景教学法等是近年来借鉴较广、发展较快的培训方法。

第五节　护理人员绩效评价

绩效理论出现于 20 世纪 80 年代，绩效管理伴随着医院的成长而逐渐发展起来，已经成为现代医院管理的新视角。2005 年，卫生部第一次将医院绩效作为一项重要评价指标写入《医院管理评价指南（试行）》。2006 年和 2007 年在全国开展的"以病人为中心，提高医疗服务质量为主题"的医院管理年活动中，卫生部也明确地将绩效管理与医院管理、医疗质量管理、持续改进、医疗安全、医疗服务等一起作为对各级医院的重要考核与评价指标。

绩效评价与绩效管理之间存在着很大差异，完整的绩效管理应该是一个循环流程，包括绩效目标制订、绩效辅导、绩效考核和绩效激励等内容。由此可见绩效评价只是绩效管理中的一个环节。

（一）绩效评价的概念

绩效评价（performance evaluation）是组织采取特定的方法和工具对组织成员的工作效果进行考查评价的过程。护理人员的绩效评价是医疗卫生机构采取特定的方法和工具对医疗机构中每个护理人员的工作效果、效益、效率进行考查评价的过程。

绩效评价主要采用行为特征评定法、评分法、考核表法、实绩记录法、重要工作成效记录法等来衡量护理人员的德、能、勤、绩，其中以绩考核为主。

（二）影响护理人员绩效的因素

1. 外部因素 主要指与护理工作有关的外环境。包括行政部门政策与法规、行业标准、社会风气、人文环境、劳动市场状况等。

2. 护理工作环境 包括护理管理组织结构、护士工作条件、工作氛围、工作性质、工作流程、工作人际关系、护理文化、护理管理者的风格及经验等因素。

3. 个人因素 护士绩效水平与个人知识水平、工作技能、工作态度直接相关。文化知识水平越高，工作技能越娴熟，工作态度越积极热情，越能取得较好的工作成绩。

（三）绩效评价的基本原则

1. 评价指标客观化原则 护理人员绩效评价指标主要依据具体的岗位职责而定，应与工作内容相关。尽量使用可量化的指标，对人员进行全面真实考核，避免先入为主和主观臆断因素的影响。

2. 标准公开化原则 护理绩效评价的标准在对护士进行评价之前应公之于众，有助于护理人员明确医院对他们的期望和自身应该达到的业绩水准。

3. 结果透明化原则 评价结果及时公开、反馈被评价者，让护理人员了解自己的考核成绩，既体现了信息透明、客观公正，也体现了对护理人员工作成绩的肯定。

4. 评价激励化原则 绩效评价的目的是激励护理人员更加努力工作，而不是让护理人员失去工作的信心和热情。绩效评价应能给予护理人员更多肯定，对工作出色的护理人员要进行奖励，实行成绩激励，以巩固和维持组织期望的业绩。

5. 操作标准化原则 标准化原则包含了对从事同种工作的人员使用同一评价方法；评价的间隔时间应基本相同；及时反馈；提供正式的评价文字资料。

6. 考核常规化原则 将考核内容纳入日常管理，成为常规性管理工作。

（四）绩效评价方法

1. 描述法 是评价者用描述性文字对护理人员的能力、工作态度、业绩状况、优势和不足等方面做出评价的方法。该方法侧重于描述组织成员在工作中的突出行为，而不是日常业绩。评价结果与评价者的写作技巧和能力有较大关系。

2. 排序法 是评价者将同一护理单元中的所有护理人员按照绩效顺序排列起来进行比较的方法。

3. 等级分类法 是将护理单元所有的护理人员按照绩效得分由高到低分为优、良、中、合格、不合格的方法，其中合格是员工必须要达到的标准。为了增强考核的竞争压力，给予护理人员考核的等级应遵照正态分布的原则，如优秀等级的人员占10%，良好等级的人员占15%，中等人员占50%，合格人员占15%，不合格人员占10%。

4. 目标管理法 是指由下级和上级共同决定具体的绩效目标，并定期检查完成目标进展情况的一种绩效管理方法。目标管理法更加注重护理人员的工作业绩，因而也是一种有效评价护士业绩的方法。被评价的护理人员既是被评价者也是参与者，使被评价者在评价中的作用从消极的旁观者转变成积极的参与者。

5. 绩效评价表 是一种被广泛采用的绩效评价工具。根据评价表上所列出的如工作数量、工作质量、工作积极性、主动性、合作精神等指标，对照被评价人的具体工作进行判断并记录的方法。

6. 述职鉴定法 是被考评者自我鉴定的一种方法。被考评者通过对自己在德、能、勤、绩等方面的表现，任务完成情况、取得的成绩进行实事求是的总结，为上级和同事进一步评价提供素材。

7. 360° 绩效评价 将以往上级对下级垂直考核形式转变为上级、同事、下级、服务对象及被评价者本人从多个角度对被评价者工作业绩进行的全方位衡量并反馈的方法。

8. 关键绩效指标法 是把对绩效的评估简化为几个关键指标的考核，把关键指标作为评估指标；该方法蕴含的管理原则为"二八原理"：即 80% 的工作绩效是由 20% 的关键行为完成的。这种方法指标简单、标准简明，易于做出评估。

知识拓展

绩效指标制订的 SMART 原则：

S（specific） 明确、具体的。

M（measurable） 可量化的。

A（attainable） 可实现的。

R（realistic） 实际性的、现实性的。

T（time bound） 时限性的，目标、指标都要有时限性，月度、季度或年度考核指标都有时间的区别。

（五）绩效评价程序

1. 建立绩效评价标准 护理人员的绩效考核必须有某一固定的标准作参照，以具体护理岗位职责为依据，目标要尽可能具体、可测量、可实现，并可在规定的时限内完成。

2. 组织实施绩效考核 护理人员的绩效考核是医院绩效评价的关键环节，可根据具体情况进行月考核、季考核、半年考核和年度考核。主要包括：

（1）确立评价项目，选择评价对象，落实评价人员，规定评价时间。

（2）比较、选择实用性强、易于操作的评价工具。

（3）将评价对象的实际工作表现、工作完成的情况与所制订的标准进行比较。

（4）整理、分析考评数据。

3. 绩效评价结果的反馈及应用 绩效考核的实质是通过持续、动态、双向的沟通，达到提高组织和个人绩效、实现医院目标、促进护士自身发展的目的。反馈绩效能够让医院和护理部门了解护士整体的绩效水平，促进管理者与护士一起分析工作中存在的不足以及确定改进的措施。

案例分享

　　某医院近几年来规模扩张迅速，床位由300张发展成为1000张。医院领导将医院的发展目标定位为在5年内，争创临床、教学和科研一流的百佳医院。目前，全院护士300人，其中，72%为中专，27%为大专，1%为本科。全院护理岗位分为临床护士、办公室护士和总务护士。护理薪酬根据科室收支结余进行平均分配。最近，护理部主任王敏发现护士工作积极性不高，对护理部制订的各项管理制度执行力度差，离职率明显增加。该医院在护理人力资源管理中主要存在以下问题：

　　（1）全院护理人力数量不足，结构不合理。
　　（2）学历层次结构与医院发展战略目标不匹配。
　　（3）护理薪酬管理未体现公平和激励原则。

第六节　护理人员职业生涯规划管理

　　护士职业生涯管理是护理人力资源管理的重要内容，是组织和护理人员通过制订职业生涯规划等一系列活动，培养护士对医院的归属感和认同感，实现护士和医院共同发展。当个人职业发展与医院需要达到均衡协调时，就能满足医院与其所属护理人员双方发展的需求，实现护士不断成长、医院不断发展的目的。

一、职业生涯规划的基本概念

（一）职业生涯规划起源

　　职业生涯规划（career planning）最早起源于1908年的美国。有"职业指导之父"之称的弗兰克·帕森斯（Frank Parsons）针对大量年轻人失业的情况，成立了世界上第一个职业咨询机构，首次提出了"职业咨询"的概念。到20世纪五六十年代，舒伯（Super）等提出"生涯"的概念，从此生涯规划不再局限于职业指导的局面。

（二）职业生涯规划基本概念

　　1. 职业　职业（career）是一个人在他生涯历程中选择从事工作的行为过程。

　　2. 职业生涯　职业生涯又称事业生涯，是指个体职业发展的历程。职业生涯是一个人一生中所有与职业相联系的行为与活动，以及相关的态度、价值观、愿望等的连续性经历的过程，也是一个人一生中职业、职位的变迁及工作理想的实现过程。简单说，职业生涯就是一个人终身的工作经历。一般可以认为，我们的职业生涯开始于任职前的职业学习和培训，终止于退休。护士的职业生涯是指护士在从事的护理专业领域内的行为历程。

（三）护士职业发展途径

　　护理职业路径是组织为本单位护士设计的自我认知、成长的路线。良好的护理职业路径不仅能激发护士的工作热情，开发护士的工作潜能，还有利于吸引和留住优秀护理人才。

　　护士职业发展有3个途径，即护理教育者、护理管理者、专科护士。护士在进行职业生涯发展规划时，要首先进行自我分析和职业定位，明确自己的发展方向、发展途径，立足本职，寻找和获取职业发展的有关信息，对自己的规划进行适应性调整，从细节中奠定职业发展基础。护士职业发展途径见图5-1。

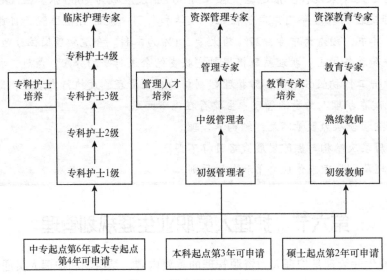

图 5-1　护士职业发展途径

二、职业生涯规划的目的与流程

（一）职业生涯规划的目的

1. 人岗匹配　职业生涯规划有两个主要目的，第一个目的是找到适合自己的岗位。干工作最重要的就是要人岗匹配，适合自己。每项工作都有长处和短处，每个人都有优势和劣势。分析、定位是职业生涯规划的首要环节，它决定着个人职业生涯的发展方向，也决定着职业生涯规划的成败。进行职业生涯规划之前先要进行准确的自我定位。先要弄清自己想要干什么、能干什么，自己的兴趣、才能、学识适合干什么。可以通过可靠的量表工具的测量，评估职业倾向、能力倾向和职业价值观，以及自身的学历、经历、能力，内在的和外在的优势，并且把这些优势整合在一起，进行分析，找到人与岗位匹配的匹配点。

2. 职业发展　职业规划的第二个目的是通过规划求得职业发展，制订出今后各个阶段的发展目标，并且制订出实现目标的计划和措施。如要实现第一阶段的目标需要多长时间、补充哪些知识、增加哪些人脉等，而自己则沿着主干道去充电，几年后成为护理行业的临床护理专家、管理专家或教育专家。

（二）护理人员职业生涯规划流程

1. 组织在职业生涯规划中的任务　护理人员职业生涯规划工作主要包括三部分内容：首先进行护士满意度调查，根据调查结论，再结合个人访谈，了解护士对个人发展的看法和期望；其次根据医院的规模和所承担的任务，划分不同的发展方向；最后选择典型岗位去设计护士在医院的职业发展道路。

2. 护理人员职业生涯规划流程

（1）自我评价：是个人对职业发展方面的相关因素进行全面、深入、客观认识和分析的过程。在进行生涯设计前应该对自己进行一次深刻反思，将自己的优点和缺点都一一列出来，通过评估了解自己职业发展的优势和局限，在此基础上制订自己的职业发展方向。

（2）设计个人职业生涯目标：每个人在不同阶段的兴趣和目标并不完全一致，有时甚至是完全对立的，但随着年龄和经历的增长而逐渐固定，并最终锁定自己的终身理想。护理人员要制订的个人事业发展目标要以实际环境和条件为基础，有针对性地制订阶段性目标更为切实可行。因此，目标设定应该是多层次、分阶段、长期目标与短期目标相结合。

（3）选择职业发展途径：个人职业的定位取决于能力，职业发展空间的大小则取决于潜力。对于一个人潜力的了解应该从几个方面着手去认识，如对事物的兴趣、做事的韧力、面临事件的判断力以及知识结构是否全面、是否及时更新等。护理人员职业发展应以个人评估和环境评估的结果为依据决策职业发展途径。另外，还应根据外在条件、组织需求、机遇等因素的限制而对自己职业定位进行调整。

（4）内外环境分析：环境支持包括外在环境如经济发展、人事政策、企业制度、职业空间等；内在环境如同事关系、领导态度、亲戚关系等；组织环境如组织发展战略、护理人力资源需求、护理队伍群体结构、护理人员的升迁政策。护理人员在制订职业发展规划时应该将多方面的因素综合起来进行分析，分析环境的特点、个人职业与环境的关系、环境对自己职业发展的利弊等相关因素。

（5）行动计划与实施：制订好一系列的职业发展规划后，如何将其最终落实是每个规划制订者所必须考虑并面对的一个问题。护理人员实现目标的行为不仅包括个人在护理工作中的表现与业绩，还应包括超越现实护理工作以外的个人发展的前瞻性预测。预测工作范围的变化情况，不同岗位对自己的要求及应对措施；预测可能出现的竞争，如何相处与应对，分析自我提高的可靠途径，如自学、岗位轮转、提高个人学历等。护理人员实现目标的策略还包括有效地平衡职业发展目标与个人生活目标、家庭目标等其他目标之间的相互关系，并在组织中建立良好的人际关系。

（6）评估与调整：任何目标的达成都不会是一帆风顺的，护理人员在实现职业生涯发展目标的过程中，由于内外环境、自身因素的变化，对目标的达成可能会带来不同程度的阻碍，这就需要个人根据不同情况，对自己面临的困难和问题进行分析，及时调整行动计划，重新界定职业目标。

三、护理人员职业生涯规划管理

（一）职业生涯发展的几个阶段

一个人的职业生涯贯穿一生，是一个漫长的过程。将其科学地划分为不同阶段，明确每个阶段的特征和任务，做好规划，对更好地从事自己的职业，实现确立的人生目标非常重要。对职业生涯阶段的划分，各国专家学者有不同的理论和方法，如美国心理学博士格林豪斯（Greenhouse）的职业生涯理论将职业生涯划分为职业准备阶段、职业探索阶段、职业生涯初期、职业生涯中期、职业生涯后期 5 个阶段；美国著名管理学家斯蒂芬（Stephen）职业生涯发展阶段理论将职业生涯划分为职业探索阶段、职业建立阶段、职业稳定发展阶段、职业成熟阶段、职业衰退阶段 5 个阶段。结合临床护理专业的工作特点，护理人员的职业生涯可归纳为 3 个阶段，即职业生涯早期阶段、职业生涯中期阶段、职业生涯后期阶段。

（二）护理人员职业生涯的阶段管理

1. 职业生涯早期阶段管理　职业生涯早期阶段主要是指护士从学校进入工作单位，并在工作中逐渐社会化，实现从学生到护士的转变，并为新的组织所接纳的过程；也是一个人由单身生活过渡到家庭生活的过程。这一阶段的护理人员年龄在 20 ~ 30 岁、工龄为 1 ~ 10 年。处于该期的护理人员朝气蓬勃，具有一种积极向上、乐于进取的强烈心态。但是，由于刚进入工作，工作时间短，缺乏临床实战经验，难以得到上级的信任和重用，对工作所怀有的期望与工作实际之间的差异会引起护理人员的心理冲突。该期的主要任务是以积极心态完成个人的组织化过程。

个人组织化是指个人接受聘用进入组织后所经历的一个不断发展的过程。护理人员在整个个人组织化的进程中要弄清职责、明确任务，从小事做起，树立良好的个人形象，接受组织的人际关系，逐步适应组织环境，学会与人相处，积极主动，表现出组织所期望的行为，促使组织尽早接纳自己。

2. 职业生涯中期阶段管理　处于职业生涯中期阶段的护理人员年龄在 31 ~ 50 岁，工龄为 11 ~ 30 年。职业生涯中期阶段是人生最漫长、最重要的时期，也是职业生涯最富有挑战性的时期。这个阶段护士职业能力逐步提升，适应职业环境并在工作中建立良好的人际关系，工作责任心增强，业务成熟，有比较稳定的社会关系网，能够接受比较重要的任务，成为护理领域的骨干或领导者。但是，处于此期的护士多已人到中年，他们必须兼顾工作和家庭，需要维护职业工作、家庭和自我发展三者之间的均衡，没有足够的时间和精力进行自我反省，容易忽视对早期职业规划的评估，当机遇来临时才发现自己并没有做好抓住机遇的准备，陷入找不到自己的职业锚和贡献区而需要重新选择的境地。

职业锚是指人们通过实际工作经验达到自我满足和补偿的一种长期的职业定位。护理管理者应权衡护士的兴趣和发展潜力，指导护士对早期规划进行评估，护士自身要强化或转变职业理想，明确自己的擅长所在及今后发展的重点，综合各方面因素妥善处理工作、家庭和自我发展三者之间的关系，正视现实，寻找解决办法。

3. 职业生涯后期阶段管理　职业生涯后期的典型年龄为 50 ~ 55 岁。处于该期的护士各方面的能力都会不可避免地衰退，体力、记忆力，以及整体的职业能力、进取心、竞争力都呈现下降的趋势，不再有过多奢望和追求，开始安于现状。处于领导地位的管理者逐渐被年轻人所取代，以往拥有的权力和中心地位也随之减弱或消失，责任心逐渐下降；在临床一线工作的护理骨干，由于体力、精力不济而退出骨干的行列，失去了其在临床中的骨干地位和作用。此阶段的护士要承认竞争力和进取心的下降，学会接受权力和中心地位下降的现实。可以利用自己丰富的工作经验、娴熟的专业技能和良好的社会人际关系，扮演良师益友的角色，担当起传帮带的责任，继续保持职业成就，在职业工作中发挥自己独特的作用。护理管理者要注意保护面临退休人员的职业情感，帮助护士制订退休准备计划，调整心态，接受新角色。

思考题

1. 护理人力资源管理的职能有哪些？

2. 护理人员编配的依据、遵循的原则有哪些？

3. 如果你是护理部主任，应如何进行护理人员配置？

4. 招聘护理人员时要满足哪些要求？

5. 周排班的优缺点各有哪些？

6. 叙述绩效评价的方法。

7. 如何对自己的职业生涯进行规划？

第五章 知识思维导图

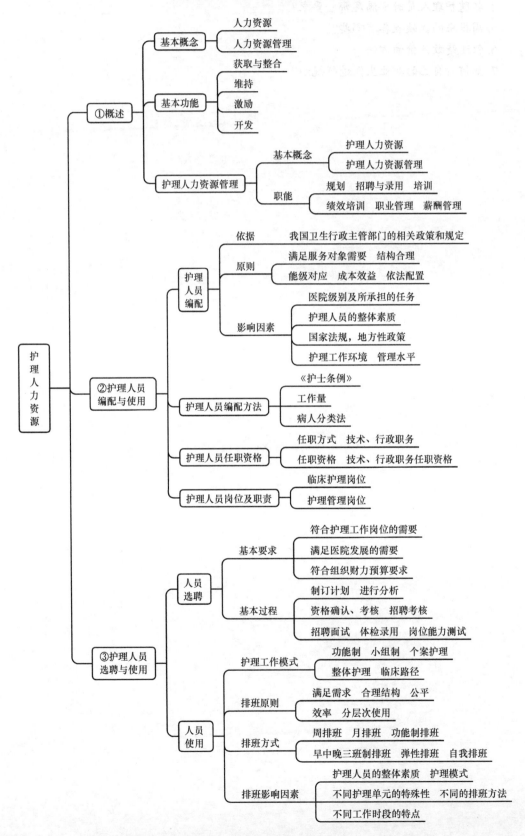

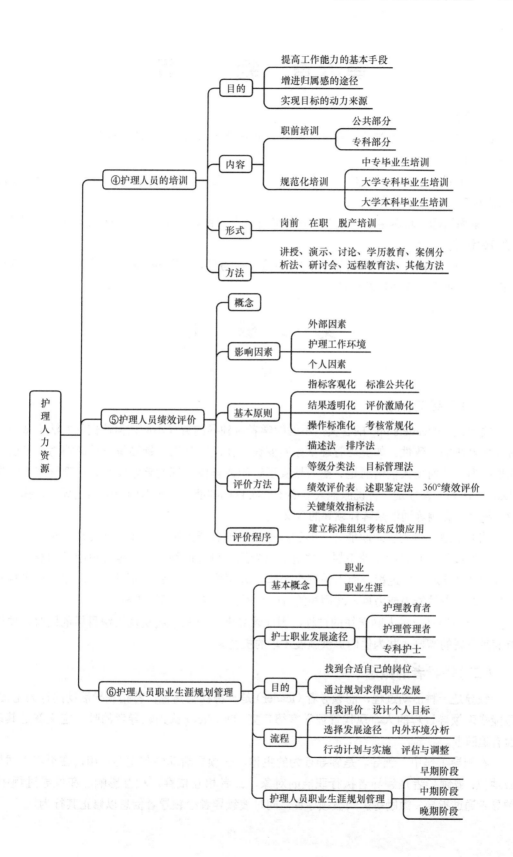

第六章 领 导

【学习目标】

1. 知识目标 掌握领导、决策、授权、激励的概念与方法；熟悉领导者影响力的类别及各自的构成要素。

2. 能力目标 能运用护理管理实践方法，提出提升护理管理者领导力的方法和选择恰当的激励理论运用于实践中。

3. 素质目标 培养学生在未来工作中提高自身的内在影响力，并提高自身的职业素养。

【学习建议】

参阅《管理学原理》《医院管理学》《领导科学与艺术》等知识资源，并采用阅读、课堂讨论、观看录像等方法辅助学习。

第一节 概 述

一、概 念

（一）领导的概念

关于领导（leadership）的含义，不同的学者对领导的解释不同，但他们的看法中却蕴藏着某种内在的一致性。如美国管理学家哈罗德·孔茨等认为，领导是一种影响力，是引导人们行为，从而使人们情愿地、热心地实现组织或群体目标的艺术过程。管理学家戴维斯（Davis）认为，领导是一种说服他人专心于一定目标的能力。也有学者运用主导、指挥、智慧、统率、影响等词汇来解释领导的含义。

综上所述，作为管理职能之一的领导是指管理者通过影响下属达到实现组织和集体目标的行为过程，其目的是使下属心甘情愿地为组织目标而努力。此定义说明了领导的 3 个属性：①领导是一种过程，而不是某个个体。②领导的本质是人际影响力，即领导者拥有影响被领导者的能力或力量。③领导的目的是群体或组织目标的实现。

由于领导是一种人际交往的过程，因此领导者在引领下属实现组织目标的同时，要注意满足下属的需要，并为他们提供施展才华的机会。

（二）领导者的概念

领导是一种活动过程，而领导者（leader）是一种社会角色，特指领导活动的行为主体，即能实现领导过程的人。现代管理学家德鲁克（Drucker）认为领导者的唯一定义就是其后面有追随者。

在领导工作中，领导者是领导行为的主体，在领导活动中起主导作用，在组织中居核心地位；被领导者是领导者执行职能的对象，二者相互依存，相互影响。在领导过程中，领导者通过指导、激励等影响被领导者，同时被领导给领导者信息以修正其行为。

（三）领导与管理

领导与管理的含义非常接近，因此，人们习惯上将领导和管理当作同义词来使用，认为领导过程就是管理过程，领导者就是管理者。严格意义上领导是管理的职能之一，管理是领导的母体，两者既有共性和联系，又有区别。

两者的共性主要体现在行为方式和权力构成上：①行为方式上，两者都是组织内部通过影响他人的协调活动实现组织目标的过程；②权力构成上，两者都是组织层级岗位设置的结果。两者的联系主要体现在：领导科学是管理科学的一个分支体系，领导与管理在实现组织目标方面具有一致性，二者之间相互完善，相互补充。一般认为领导的功能在于推进变革，而管理的功能在于维持秩序，二者的主要区别体现在工作范围、工作对象、工作内容和工作结果4个方面，见表6-1。

表 6-1 领导与管理的主要区别

项目	领导	管理
工作范围	管理工作的一部分	计划、组织、领导和控制工作
工作对象	人（团队和个人）	人、财、物等多种生产要素
工作内容	注重对人的影响和引导，重视人的需求、情感、兴趣、人际关系等方面的内容，强调柔性	注重具体的生产过程、正式的规章制度，强调刚性
工作结果	引起变革，形成有效的改革能动性	维持组织秩序，在一定程度上实现预期计划

领导者和管理者也是既有联系又有区别。二者的联系：都通过一定的方法，使他人和自己一起共同实现目标，都拥有改变他人行为的力量。从工作范围看，管理者重视的是具体的常态工作，而领导者是要解决组织发展中的根本性问题。另外，管理者关注的是生产，侧重的是计划的完成，而领导者关注的是人，侧重的是人与人之间的关系。两者主要区别见表6-2。

表 6-2 领导者与管理者的主要区别

项目	领导者	管理者
生产途径	被组织或组织成员任命，或从群体内部自然产生，不用正式权力来影响他人	被组织或组织成员任命，其影响力来自他所在的职位所赋予的正式权力
工作重心	管理工作策略、方向的制订和行为的指导	管理工作的计划、执行、控制和调整
工作行为方式	着重为什么要做	着重如何进行管理工作，强调按既定的方法、策略采取具体措施进行管理

二、领导者的影响力

影响力（power）是指个人在与他人交往的过程中，影响和改变他人心理行为的能力。影响力的基础是权力，领导者运用权力影响他人行为，使其按照某种方式工作。

（一）领导者影响力的来源

1. 职位权力 指组织根据管理者所处的职位给予其影响下属和支配组织资源的权力，由组织正式授予并受制度保护，包括3类：

（1）法定权力：是正式授予的权力，来源于组织中正式的管理职位，内容包括决策权、指挥权、经济权、人事权等。法定权力具有明确的隶属关系，从而形成组织内部的权力等级关系。

（2）奖赏权力：是履行有形奖励（如增加报酬、发放奖金、升职等）和无形奖励（如口头表扬、赞许等）的权力。

（3）强制权力：是建立在惧怕基础上的、对不服从要求或命令的人进行惩罚的权力，其实施手段有口头谴责、报酬减少、解雇等。

2. 个人权力 是源于个人特征的权力，包括 2 类：

（1）专家权力：来源于领导者拥有比下属更多的并且是组织需要的专长、技能和知识，用于指导下属完成工作任务从而实现个人或组织目标。

（2）参照权力：来源于领导者个人魅力和吸引力，这些特征得到下属的尊重和欣赏。下属愿意学习、模仿他的言行来满足个人需要。

（二）领导者影响力的分类

根据其性质，可将领导者影响力分为权力性和非权力性影响力。与职位权力有关的影响力属于权力性影响力，与个人权力有关的影响力属于非权力性影响力。

1. 权力性影响力 指领导者运用上级授予的权力强制下属服从的一种能力，对被领导者具有强迫性和不可抗拒性。如某护士长安排某护士临时顶替他人值夜班，尽管该护士内心极不愿意，但也只能服从安排，这是由于权力性影响力的强迫性和不可抗拒性决定的。这种影响力主要由 3 种因素构成：

（1）职位因素：领导者的职位越高、权力越大，下属对他的敬畏感就越强，其影响力也越大。如护理部主任的影响力要比科护士长的影响力大，而科护士长的影响力则比护士长的影响力大。这种影响力以法定职位为基础，是组织赋予领导者的力量，任何人只要处于领导职位，都能获得相应的影响力。

（2）传统因素：长期以来，人们对领导者形成一种历史观念，认为领导者有权、有才干，不同于普通人，产生了对他们的服从感。这种观念逐步成为某种社会规范，不同程度地影响着人们的思想和行为。

（3）资历因素：指领导者的资格和经历。资历的深浅在一定程度上决定着领导者的影响力。如一位资历较深并具有丰富临床一线工作经验的护士长，往往会使人产生一种敬重感，其言行容易使下属从心理上信服，其影响力也比新任护士长要大。

权力性影响力的核心是拥有权力，其特点是：对他人的影响带有强制性，被影响者的心理与行为主要表现为被动服从；这种影响力以外推力的形式发挥着作用。因此，权力性影响力的影响是一种外在的因素，其影响程度是有限的。

2. 非权力性影响力 指由领导者自身素质和现实行为形成的自然性影响力。这种影响力发自人的内心，在它的作用下，被影响者更多地表现为顺从和依赖。该影响力由 4 种因素构成：

（1）品格因素：主要包括道德、品行、修养、个性特征、工作和生活作风等方面。领导者的品格反映在他的言行中。高尚的道德品格会使领导者有较大的感召力和吸引力，使下属产生敬畏感。无论职位多高，如果道德品质不能得到下属的认可，其影响力的大小将会大打折扣。因此，各级护理管理者要注重自身的品格修养，以获得更大的感召力。

（2）能力因素：主要反映在工作成效和解决实际问题的有效性方面。一个才能出众的领导者，不仅为组织目标的实现提供了重要保证，还能使下属产生敬佩感，增强实现目标的信心，从而自觉接受领导者的影响。

（3）知识因素：知识本身就是一种力量，丰富的知识和扎实先进的技术为实现组织目标提供了保证。领导者只有掌握丰富的知识，才能正确地指导下属，使下属产生信赖感。如一位拥有丰富知识的护士长在病房护理管理活动中遇到问题时，能够对问题做出正确的判断并采取正确的处理措施，使下属对其更加信任而具有较高的威信。这种威信会与护士长职权发挥协同作用，大大提高护士长的工作效能。

（4）感情因素：感情是指人们对外界事物的心理反应。如果领导者体贴关心下属，就能使下属产生亲切感，与其心心相印，甘愿与其一起为组织目标而奋斗。相反，如果领导者与下属关系紧张，则会拉大双方的距离，其影响力就会下降，甚至产生对抗等负面影响。

非权力性影响力具有以下特征：对他人的影响不带有强制性，被影响者的心理与行为表现为主动随从和自觉服从；这种影响力以内在感染的形式潜在地发挥作用。

在领导者影响力中，非权力性影响力占主导地位，制约着权力性影响力。当非权力性影响力较大时，权力性影响力也会随之增强。因此，提高领导者影响力的关键在于不断提高其非权力性影响力。

知识拓展

　　"物以类聚，人以群分"。具备优秀品质的领导者可以吸引、凝聚同类的人。他们组成的团队在受到攻击时难以撼动。

三、领导者的素质要求

领导者素质是指领导者通过学习、教育和实践锻炼而形成的在工作中起作用的基本特征和内在因素，包括思想道德素质、文化专业素质、组织能力素质和身体心理素质等。

1. 思想道德素质　领导者要具有明确的政治立场和观点，有敏锐的政治鉴别力，明辨是非，与时俱进；在工作中严格遵守政纪国法；有较强的事业心和责任感，忠于职守，清正廉洁；以身作则，以实际行动影响和团结下属。

2. 文化专业素质　领导者除了要精通本专业知识之外，还应通晓与本专业相关的知识，并能够灵活运用知识来解决工作中的实际问题。如护理管理者不仅要具备护理专业知识，还要具备医学、社会学、心理学、管理学、经济学、计算机应用等相关学科知识，不断提高管理水平和领导艺术，增强下属的信任感，提高自己的非权力性影响力，达到有效领导。

3. 组织能力素质　是现代领导者所具有的决策、计划、组织、指挥、协调和开拓创新的才能，需要在长期的领导实践中不断学习，总结经验，逐步提高。

4. 身体心理素质　领导者不仅要有良好的身体素质，能够适应各种艰苦环境，保持精力充沛、思维敏捷，能承担繁重的体力和脑力工作，而且要有健康的心理素质，能够自觉进行心理调适，应对各种心理压力，以乐观积极的心态对待工作中的各种困难，以取得良好的领导效果。

领导者的素质要求是发挥领导功能的基础，是形成领导影响力的主要因素。因此，作为领导者，必须重视个人素质的提高，使下属顺从，使领导过程更加顺利。

第二节 领 导 理 论

西方管理学家和管理心理学家十分重视对领导理论的研究，学者们对领导者的特征、领导的行为和领导环境因素等方面做了大量的研究，归纳概括形成了领导科学理论。按照理论的时间和逻辑顺序，传统的领导理论大致分为 3 种类型：特征领导理论、行为领导理论和权变领导理论。

一、特征领导理论

1. 斯托格迪尔的领导个人因素论 美国管理学家斯托格迪尔（Ralph M. Stogdill）在查阅整理有关论述领导素质的 124 项研究和 5000 多种书籍和文章后，将领导者应具备的个人特征归纳为 6 类：① 2 项社会性特征：社会经济地位和学历。② 4 项智力特征：果断性、知识渊博、说话流利、判断分析能力强。③ 5 项身体特征：精力、身高、外貌、年龄、体重。④ 6 项工作特征：责任感、事业心、毅力、首创性、坚持、对人的关心。⑤ 9 项社交特征：能力、合作、声誉、人际关系、老练程度、诚实、正直、权力的需要、与人共事的技巧。⑥ 16 项个性特征：自信、有主见、适应性、进取心、热心、独立性、外向、机警、支配力、急性、慢性、见解独到、智慧、情绪稳定、作风民主、不随波逐流。

2. 鲍莫尔的领导条件品质论 美国经济学家威廉·杰克·鲍莫尔（William Jack Baumol）提出作为一名领导者应具备以下 10 项品质才算合格：①合作精神：愿意与他人共事，能赢得他人合作。②决策能力：具有高瞻远瞩的能力，能根据客观实际情况而不是凭主观臆断做出决策。③组织能力：善于组织人、财、物等资源，能发掘下属的潜能。④精于授权：能大权独揽，小权分散。⑤勇于负责：对上下级及整个社会抱有高度的责任心。⑥敢担风险：敢于承担组织发展不景气的风险，有努力开创新局面的雄心和信心。⑦善于应变：不墨守成规，机动灵活，积极进取。⑧敢于求新：对新事物、新环境和新观念有敏锐的感受能力。⑨尊重他人：虚心听取他人的意见和建议，不盛气凌人。⑩品德高尚：有高尚的品德，受到组织和社会人士的敬仰。

进入 20 世纪中期，领导特征理论受到了质疑。实践证明，具备某些特征确实能提高领导者成功的可能性，却并不是成功的保证，因为不可能有哪些特征能够把领导者和非领导者区分开来。进一步研究发现，特征理论存在一些缺陷。首先，这种理论忽视了下属；其次，没有指出不同品质和特征在领导工作上的相对重要性；最后，不同的理论其依据不同，而且随着研究的不断深入，所得出的领导者特征越来越多，导致了理论上的争执和混乱。但是，这些理论内容为管理者培养个人特征提供了方向。如果管理者能够具备以上领导特征，将有利于管理工作的开展。

二、行为领导理论

20 世纪 50 ～ 60 年代，学者们将研究的重点转向了领导行为的研究，着重研究和分析领导者在工作过程中的行为表现及其对下属行为和绩效的影响，以确定最佳的领导行为。以下介绍 3 种有代表性的理论。

（一）领导方式论

美国著名心理学家库尔特·卢因（Kurt Lewin）和他的同事们研究发现，团体的领导者通常使用不同的领导风格，以不同的方式表现他们的领导角色，这些不同的领导风格对团体成员的工作绩效和工作满意度有着不同的影响。经过研究提出了领导风格理论，确定出3种极端的领导风格：

1. 独裁型领导风格 指一切权力都集中于领导者个人身上，靠权力和强制命令让人服从。特点：领导者倾向于集权管理，所有工作开展都由领导者发号施令；独断专行，做决策时不与任何人商量，下级没有任何参与决策的机会，只有奉命行事；领导者极少参加群体的社会活动，与下级保持较远的心理距离。独裁型领导风格使得权力高度集中，管理的重心主要落在工作任务和技术方面。

2. 民主型领导风格 是指以理服人，权力定位于群体，靠鼓励和信任使下属积极主动地工作，各尽所能，分工合作。特点：领导者倾向于分权管理，所有政策都由组织成员集体讨论决定；分配工作时尽量照顾个人能力、兴趣和爱好，使其有选择性和灵活性；领导者积极参加团队活动，与下级有较为协调的双向沟通，无任何心理距离。民主型领导的工作重心是协调人际关系，认为下级只有在受到刺激后才会主动工作并富有创造力。

3. 放任型领导风格 是一种放任自流的领导行为，权力定位于组织中的每个成员，工作事先无布置，事后无检查。特点：领导者极少运用权力，给下属高度的独立性，由下属确定他们的工作目标及实现目标的方法；领导者只为下属提供信息，是群体和外部环境的联系人，以此帮助下属完成工作任务。

卢因等的最初研究发现，民主型领导风格的工作效率最高，不仅完成工作目标，而且成员间关系融洽，工作积极主动；独裁型领导风格虽然完成了工作目标，但成员没有责任感，情绪消极；放任型领导风格工作效率最低，只达到社交目标而未达到工作目标。但后来的研究发现了不一致的结论，3种领导风格各具特色，适用于不同的环境。因此主张领导者要根据所处的管理层次、工作性质和下属的条件等因素灵活选择主要的领导风格，并辅助其他领导风格。

（二）领导行为四分图理论

1954年，美国俄亥俄州立大学工商企业研究所开展了一项关于领导行为的研究，经过筛选概括，最终将领导行为的内容归纳为两类：一类是任务型领导，另一类是关心型领导。任务型领导以工作任务为中心，通过设计组织结构、明确职权、相互关系和沟通渠道，确定工作目标与要求，制订工作程序、工作方法和制度来引导和控制下属的行为表现。关心型领导以人际关系为中心，尊重下属意见，赋予下属较多的工作主动权，同下属建立相互信任、相互尊重的关系。这两种不同的领导行为，互相结合形成4种基本的领导风格即高任务高关心人、高任务低关心

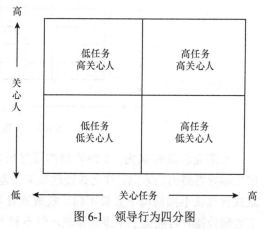

图 6-1 领导行为四分图

人、低任务高关心人和低任务低关心人，称为领导行为四分图，也称二维构面理论（two dimension theory）（图 6-1）。研究发现，相对于其他 3 种领导风格，高任务高关心人的领导风格更能使员工在工作中取得高绩效并获得工作满足感。

（三）管理方格理论

在领导行为四分图理论的基础上，美国得克萨斯大学的管理心理学家罗伯特·布莱克（Robert R. Blake）和简·莫顿（Jane S. Mouton）提出管理方格理论并构造了管理风格图（图 6-2）。横坐标表示领导者对工作的关心程度，纵坐标表示领导者对人的关心程度。将对工作和人的关心程度各划分为 9 等份，共组成 81 个小方格，每个小方格代表一种领导风格，其中有 5 种典型的领导风格：

1. 协作式管理 即 9.9 型管理，表示领导对工作和人都极为关心。这种方式的领导者能使组织目标和个人需求有效结合，既重视组织的各项工作任务，又能通过激励、沟通等手段使成员在相互信任、相互尊重的基础上合作，使组织成员自觉自愿地工作，从而获得较高的工作效率。

2. 中庸式管理 即 5.5 型管理，表示领导者对工作和人都有适度的关心。这类领导者保持工作与满足人的需要之间的平衡，维持一定的工作效率和士气。但这类领导者往往缺乏进取心，满足于维持现状。

3. 俱乐部式管理 即 1.9 型管理，表示领导者对人高度关心，但对工作很少关心。领导者关心组织成员的需要是否得到满足，重视人际关系，努力创造友好的组织气氛，强调只要员工心情舒畅，自然会提高工作绩效。

4. 权威式管理 即 9.1 型管理，表示领导者全力关注任务完成，不关心人。虽能达到一定的工作效率，却很少注意下级的发展和士气。

5. 贫乏式管理 即 1.1 型管理，表示领导者对工作和人都不关心。只是以最小的努力来完成维持自己职务的工作和维系组织人际关系。

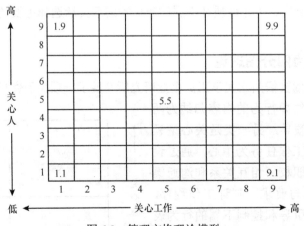

图 6-2 管理方格理论模型

布莱克和莫顿认为，5 种典型的领导风格中，协作式管理效果最理想，但较难做到，应是领导者努力的方向；贫乏式管理效果最差；俱乐部式管理效果其次差；中庸式管理和权威式管理在不同情境下效果不同，权威式管理在短期内工作效率较高，或在任务紧急和员工素质较低时可能优于中庸式管理，但不利于组织长期发展。

行为领导理论虽然在特征领导理论的基础上有了较大的发展，但仍然有局限性。科学家们发现领导者的成功远比仅仅具有某些特征、表现和行为更为复杂，上述几种行为领导理论都存在着忽视环境因素对领导有效性的影响，因此，开始进行环境因素对领导有效性影响的研究，形成了权变领导理论。

三、权变领导理论

权变理论学家认为，领导是一种动态的过程，其有效性不仅取决于领导者的特征和行为，而且取决于领导者所处的具体环境。不可能有一种适用于任何环境的领导方式，任何领导方式都可能有效，关键是要与环境相适应。许多理论学家致力于研究影响领导有效性的关键情境因素。以下介绍 3 种经典的权变领导理论。

（一）权变理论

美国华盛顿大学的心理学家和管理学家弗莱德·费德勒（Fred Fiedler）经过大量研究，提出了有效领导的权变理论。他指出，任何领导方式都可能有效，关键是要与其所处的环境相适应。这一理论的关键在于界定了领导者的领导风格和不同的情境类型，使领导风格与情境相适应。

费德勒提出领导风格分为任务导向型和关系导向型，并开发了"最难共事者（Least-Preferred Co-Worker，LPC）"调查问卷，通过对最难共事者的打分来反映和测试领导者的领导风格。问卷由 16 组对应形容词构成（图 6-3），被测试的领导者选定一位最难共事者，在 16 组对应形容词中按 8 个等级对他进行评估，将各项分值相加，所得分数就是此人的 LPC 值。一般情况下，得分在 64 分或 64 分以上，为高 LPC 值，得分在 57 分或 57 分以下，为低 LPC 值。认为高 LPC 值，属于关系导向型，说明领导者对人宽容，提倡同事之间关系友好；低 LPC 值，属于任务导向型，说明领导者以关心工作为主，惯于命令和控制。

快乐—	8 7 6 5 4 3 2 1	—不快乐
友善—	8 7 6 5 4 3 2 1	—不友善
拒绝—	1 2 3 4 5 6 7 8	—接纳
有益—	8 7 6 5 4 3 2 1	—无益
不热情—	1 2 3 4 5 6 7 8	—热情
紧张—	1 2 3 4 5 6 7 8	—轻松
疏远—	1 2 3 4 5 6 7 8	—亲密
冷漠—	1 2 3 4 5 6 7 8	—热心
合作—	8 7 6 5 4 3 2 1	—不合作
助人—	8 7 6 5 4 3 2 1	—敌意
无聊—	1 2 3 4 5 6 7 8	—有趣
好争—	1 2 3 4 5 6 7 8	—融洽
自信—	8 7 6 5 4 3 2 1	—犹豫
高效—	8 7 6 5 4 3 2 1	—低效
郁闷—	1 2 3 4 5 6 7 8	—开朗
开放—	8 7 6 5 4 3 2 1	—防备

图 6-3 费德勒 LPC 问卷

在此基础上，费德勒又提出了影响领导有效性的 3 种情境因素：

1. 上下级关系 指下属对领导者的尊重、信任、喜爱并愿意追随的程度。如果双方高度信任，互相支持，表明上下级关系好，反之则属关系差。这是最重要的因素。

2. 任务结构 指下属所承担任务的规范化和程序化程度。当任务是常规、具体、明确、有章可循时,属任务结构明确性高,反之则属任务结构明确性低或不明确。这是次重要因素。

3. 领导者职权　指与领导者职务相关联的正式权力及领导者在整个组织中所取得的支持程度。如果领导者对下属的职位升降、任务分配和奖惩等有决定权,属于职位权力强,反之则属于职位权力弱。这是最不重要的因素。

费德勒将3种情境因素组合成8种情境类型,3种情境因素都具备是最有利的环境,3种情境因素都不具备是最不利的环境。不同的情境类型适合的领导风格不同,只有二者有良好的匹配,才能取得有效的领导。当情境条件处于最有利和最不利的两个极端时,都适宜采取任务导向型领导风格;而中间状态的情境,则适宜采取关系导向型领导风格(图6-4)。

对领导的有利性	有利			中间状态				不利
上下级关系	好	好	好	好	差	差	差	差
工作任务结构	明确	明确	不明确	不明确	明确	明确	不明确	不明确
领导者职权	强	弱	强	弱	强	弱	强	弱
领导方式	指令型			宽容型				指令型

图6-4　费德勒权变理论模型

费德勒认为领导者的领导风格是固定不变的,因此要提高领导效率只有通过选择领导者以适应情境,或者改变领导情境以适应领导者两种途径来实现。

(二)领导生命周期理论

领导生命周期理论(life cycle theory of leadership),也称情境领导理论(situational leadership theory)。最初由美国俄亥俄州立大学心理学家科曼(A. Korman)提出,后由管理学家保罗·赫塞(Paul Hersey)和肯尼斯·布兰查德(Kenneth H. Blanchard)发展完善。该理论的主要观点是:成功的领导者应选择合适的领导方式,而领导方式则需要根据下属的成熟度进行选择。

成熟度(maturity)是指个体对自己的行为负责任的能力和意愿的大小,包括工作成熟度和心理成熟度。工作成熟度(job maturity)是指个体从事工作所具备的知识和技术水平。工作成熟度越高,完成任务的能力越强,越不需要他人的指导。心理成熟度(psychology maturity)是指个体从事工作的动机和意愿。心理成熟度越高,工作自觉性越强,越不需要外力激励。

1. 成熟度划分等级　该理论将工作成熟度划分为4个等级:

(1) M_1(不成熟):工作能力低,动机水平低。下属缺乏接受和承担任务的能力和意愿,既不能胜任工作又缺乏自信。

(2) M_2(初步成熟):工作能力低,动机水平高。下属有积极性,愿意承担任务,但业务水平低,没有完成任务所需要的能力。

(3) M_3(比较成熟):工作能力高,动机水平低。下属具备了独立工作所需要的能力,但没有足够的动机和意愿。

(4) M_4(成熟):工作能力高,动机水平高。下属不仅具备了独立工作所需要的能力,而且有足够的动机和意愿来完成任务并承担责任。

2. 领导风格分类　该理论将领导行为分为工作行为和关系行为两方面，又将这两方面分为高、低两种情况，从而形成了4种领导风格：

（1）命令型（高工作 - 低关系）：领导者直接指挥，明确规定工作目标和工作规程，采取单向沟通的方式，直接告诉下属做什么、如何做、何时做等。适用于不成熟（M_1型）的下属。

（2）说服型（高工作 - 高关系）：领导者向下属布置任务，并以双向沟通的方式与下属共同商讨工作如何进行，通过解释和说服获得下属的认可和支持。适用于初步成熟（M_2型）的下属。

（3）参与型（低工作 - 高关系）：上下级共同进行决策，领导者给下属提供支持，鼓励下属参与决策，对下属的工作尽量不做具体指导，促使其做好内部的协调沟通。适用于比较成熟（M_3型）的下属。

（4）授权型（低工作 - 高关系）：领导者充分授权，鼓励下属自己做决定并承担责任。适用于成熟（M_4型）的下属。

领导生命周期理论强调对于不同成熟程度的员工，要采取不同的领导方式才能做到最有效的领导。这就启发领导者必须创造条件培养员工从不成熟逐步走向成熟，将使用人和培养人有效结合起来，注重人才的开发。

（三）路径 - 目标理论

路径 - 目标理论（path-goal theory）是由加拿大多伦多大学马丁·埃文斯（M. Evans）教授首先提出，由其同事罗伯特·豪斯（Robert House）和华盛顿大学特伦斯·米切尔（Terence Mitchell）教授予以扩充和发展。路径 - 目标理论关注两个方面：①下属如何建立工作目标、工作方法和工作路径。②领导者所扮演的角色，即如何帮助下属完成工作的路径 - 目标循环。这一理论认为，有4种领导方式可供同一领导者在不同环境下选择使用：

1. 指导型领导　领导者能为下属制订出明确的工作目标并向下属讲清楚规章制度，让下属明确工作的具体要求、工作方法和工作日程。

2. 支持型领导　领导者平易近人，关心、尊重、公平对待下属，能在下属需要时提供真诚的帮助。

3. 参与型领导　征求下属的意见和建议，允许下属参与决策。

4. 成就导向型领导　提出具有挑战性的目标，要求下属有高水平的表现，并对下属的能力给予充分肯定。

路径 - 目标理论提出领导方式要适应情境因素，而影响领导方式选择的情境因素有2类：一是下属的个人特点；二是工作场所的环境特点。个人特点主要包括下属对自身能力的认识和控制轨迹，如受教育程度、领悟能力、对成就的需要、对参与管理和承担责任的态度及对独立性的需求程度等。如果下属认为自己能力不强，则适用于指导型领导方式；相信内因决定事情成败的人适用于参与型领导方式；而相信外因决定事情成败的人则可采取指导型领导方式。环境特点包括任务结构、正式权力系统和工作群体等特点。当任务结构明确时，则不需要采用指导型领导方式；如果正式职权都规定得很明确，下属则会更欢迎非指导型领导方式；如果工作群体不能为个人提供支持，则支持型的领导方式会更有效。

第三节 决 策

"管理就是决策",美国管理学家西蒙对决策的解释充分说明了决策在管理中的地位和作用。决策贯穿于管理活动的始终,各项管理职能的开展离不开决策。因此,决策是管理工作的核心,护理管理者必须充分认识其重要性,掌握科学的决策程序和方法,做出科学的决策。

一、决策的概念及类型

(一)决策的概念

决策(decision making)是一个过程,决策者在决策前需要做大量的调查分析和预测工作,再进一步确定行动目标,提出各种可行方案并进行选择和判断,最后形成一个完整的决策过程。因此,广义的决策可以理解为决策者制订、选择、实施行动方案的整个过程。狭义的决策专指决策者对行动方案的最终选择。

(二)决策的类型

按照不同的分类依据,可以将决策分为不同类型,较为常见的分类方法有以下几种:

1. 按照决策的主体划分 分为个人决策和集体决策。在我国,各级组织普遍实行集体领导与个人分工负责相结合的民主集中制,凡是重大的问题都由集体商讨后共同做出,管理者个人不能擅自独断。但当遇到紧急问题需要当机立断时,分工负责的管理者则要勇于承担风险,果断决策。

2. 按照决策影响范围的大小划分 分为宏观决策和微观决策。宏观决策又称为战略决策或全局决策,是关系到较大范围的重要决策,一般由高层领导集体采用定量或定性分析方法相结合而做出。微观决策又称战术决策或局部决策,是基层的、局部的、针对具体问题的决策。微观决策是宏观决策在管理工作中的延续和具体化,更多地采用定量分析的方法。

3. 按照对决策问题的了解程度划分 分为常规性决策和非常规性决策。常规性决策又称确定性决策,是一种对所要决策问题的性质、情况有充分的了解,并且能够预计结果的决策。非常规性决策通常是史无前例、非例行的,决策者对问题的条件、影响因素不能完全控制,只能对问题发展结果的可能性做出概率性估计。

二、决策的程序

决策是一个提出问题、分析问题、解决问题的过程,需要按照一定的程序进行。要取得有效的决策,就必须遵循正确的科学决策方法。决策过程包含 8 个步骤:

1. 调查研究,发现问题 这是科学决策的前提。只有发现问题并找出产生问题的原因和相关因素,才能确定决策目标。

2. 系统分析,确定目标 决策目标是决策者对未来一段时期内所要达到的目的和结果的确定。明确目标是一切决策的起点,目标的内容、大小和决策者对目标的认识都会影响决策的顺利进行。

3. 收集信息,科学预测 信息是准确预测的基础和原动力。管理者要充分收集相关信息并对信息进行分析和归纳。收集信息时，既要避免信息遗漏，又要避免信息过多而分散注意力，要将精力集中在重要的信息上，以做出科学预测。

4. 拟订方案，采取对策　拟订方案要从多方面寻找实现目标的途径，制订者要应用现代科学理论和技术对方案进行详细的技术设计和定量论证，拟订出各种条件下的最佳对策。必要时，还应利用模型进行模拟实验，以增强决策的科学性。

5. 全面比较，评价方案　根据所要解决的问题的性质，采用定量和定性分析方法，充分考虑决策目标和拟订方案的可行性并结合自己的经验来进行方案比较。对各方案的技术合理性、措施可操作性、经济时效性、环境适应性，以及对社会和生态的影响，分析各方案可能出现的问题、困难、风险等进行综合权衡评价。

6. 总体权衡，选定方案　这是决策过程中最关键的步骤，是在各备选方案中选出最优方案，或者在各方案的基础上归纳出一套最优方案。

7. 实施决策，及时反馈　实施决策是领导活动的最终目的。在实施过程中要建立信息反馈制度，收集信息，了解活动动向，对实施过程追踪评价，发现偏差，查找原因并及时纠正，保证决策目标的实现。

8. 检查评价，检验结果　决策实施后，应检验和评价实施的结果，检查是否达到预期目标，总结经验教训，为今后的决策提供信息和借鉴。

三、决策在护理管理中的应用

决策是解决问题、完成目标的过程。护理管理者应掌握科学决策的基本程序与方法，结合护理工作的实际情况，集思广益，不断提高决策能力与水平。在决策的过程中，可以运用以下几种方法：

1. 互动群体法　指通过会议的形式，让成员坐在一起，相互启发，从而形成决策的方法。这种方法最简单，在日常管理中也最常用。

2. 头脑风暴法　是将成员集中在一起，鼓励每个人针对某一问题独立思考，畅所欲言，尽可能多地提出意见和建议，其他人对这些意见和建议不做任何评价，防止屈从压力。这种方法利于少数派意见的提出，适用于收集新设想的阶段。

3. 德尔菲法　是一种较复杂的方法，具体实施步骤：①设计需要解决问题的问卷。②每个成员独立对问卷给出自己的意见。③汇总结果。④将问卷结果寄给每个成员。⑤在第一次问卷结果的基础上，再次请成员提出方案。⑥重复第4步和第5步，直至成员间的意见基本一致。这种方法无须将成员聚集在一起，成员之间相互影响较少，可在一定程度上避免心理暗示和从众行为。但此种方法耗费时间，也难以通过成员之间的相互启迪而获得有创造力的设想和方案。

第四节　授　权

授权（delegation）是指在不影响个人原来工作责任的情形下，将自己的某些任务改派给另一个人，并在执行过程中给予其所需要的职务上的权力。授权者对被授权者有指挥权和监督权，被授权者对授权者负有汇报情况和完成任务的责任。

一、授权的意义及原则

（一）授权的意义

适当授权可以使管理者从日常事务中解脱出来，把精力放在主要问题和关键问题的处理上，较好地避免了管理者精力分散的问题；可以提高下属的工作积极性，增强其责任心；可以充分发挥下属的专长和才干，有利于后备人才的培养，也可弥补管理者自身才能的不足。

（二）授权的原则

授权要符合管理活动的规律，为了达到良好的效果，需要灵活掌握以下原则：

1. 明确目标　授权者要向被授权者阐明所受任务需要达到的目标，使被授权者在清晰的目标指引下开展工作。

2. 合理授权　根据工作任务的性质、难度、被授权者的工作能力等条件，选择适当的任务进行授权，避免用人不当造成损失。

3. 以信为重　授权是否有效，在很大程度上取决于对下属的信任程度。要充分信任下属，放手让下属工作。

4. 量力授权　管理者应当依自己的权力范围和下属的能力而向下属授权。既不能超越自己的权力范围，也不能负荷过重或授权不足。

5. 带责授权　授权并非卸责，不能减轻管理者的责任。同时，也必须明确被授权者的责任。这样不仅可以保证被授权者积极主动地完成所承担的任务，而且可以避免相互推卸责任。

6. 授中有控　授权不是放权，授权之后，能够有效地对被授权者实施指导、检查和监督，真正做到对权力进行控制。

7. 容忍失败　管理者应当宽容下属的失败，同下属一起承担责任，分析原因，总结经验。当然宽容不是迁就，不能不讲原则，违背制度或降低工作标准。

二、授权的方法与过程

（一）授权的方法

1. 目标授权法　是管理者根据下属所要达到的组织目标而授予下属权力的一种方法。管理者将目标进行分解，由相关人员分别承担并授予相应的权力和责任。这种授权可以使下属齐心协力，避免了授权的盲目性和授权失当。

2. 充分授权法　管理者将完成任务所需的组织资源交给下属，准许其自行决定行动方案。充分授权极大地发挥了下属的积极性、主动性和创造性，通常用于重要性较低、工作完成效果对全局影响不大的任务的授权。

3. 不充分授权法　管理者要求下属就重要程度较高的工作做深入细致的调查研究后，提出解决问题的可行性方案，经上级批准后执行，并将部分权力授予下属。采用这种授权时，上下级需在方案执行前统一认识，保证授权的有效性。

4. 弹性授权法　当工作任务复杂，管理者对下属的能力没有把握时，可适宜采用弹性授权法。管理者可以根据实际需要变动授权的范围和时间，但要给予合理的解释以取得下属的理解。

5. 制约授权法　当管理跨度大、任务繁重、精力不足时，管理者可将某项任务的授权分解成若干部分，分别授权不同的个人或部门，使之互相制约，有效防止工作中的疏漏。

6. 逐渐授权法　管理者对下属严格考核，先在小范围内授权，根据工作成效逐步授权，避免失误造成较大损失。

7. 引导授权法　管理者要充分肯定下属的优点以激发其积极性，同时也要指出其不足并给予适当的引导，防止偏离目标。

（二）授权的过程

1. 确定授权对象　管理者必须仔细考虑确定授权对象，既要考虑授权对象的能力，也要考虑授权对象的意愿。通常授权对象应具有高尚的职业道德、头脑敏锐、精通业务、有创新能力及集体合作精神。

知识拓展

国内学者宋彩萍将 Thomas 和 Velthouse 开发的授权领导量表进行转译并根据护士的工作环境进行改良，使其能够应用于护理管理者授权领导力的调查。授权领导量表包括工作价值、决策参与、胜任能力和提供支持四个维度。

下面共有 12 项陈述，请您根据您所在的护理团队主管护士长的行为表现进行判断，并在相应的数字上打"√"。1～5 分别代表"完全不典型""有点典型""中等程度""典型""非常典型"。

序号	项目	您的看法
1	他让我懂得我的个人目标和团队目标是密切相关的。	1 2 3 4 5
2	他让我懂得我的工作对于整个团队工作绩效的重要性。	1 2 3 4 5
3	他让我懂得我的工作如何具有重要的意义。	1 2 3 4 5
4	他和我们共同决定护理团队的很多事情。	1 2 3 4 5
5	在做重要决策时，他经常向我征询意见。	1 2 3 4 5
6	当决策适宜关系到我的利益时，他征求我的意见。	1 2 3 4 5
7	他相信我能够处理有挑战性的任务。	1 2 3 4 5
8	甚至在我犯错误时，他都相信我能够继续进步。	1 2 3 4 5
9	他相信我具备高质量完成工作任务的工作能力。	1 2 3 4 5
10	他允许我按照自己的方式工作。	1 2 3 4 5
11	他精简优化工作流程，保障我们更有效地开展工作。	1 2 3 4 5
12	为满足工作的需求，他允许我在第一时间作出重要决策。	1 2 3 4 5

---

2. 明确授权内容　管理者必须明确授权的范围，要根据任务的性质、环境条件和下属的状况，决定权力保留多少。一般情况下，应保留事关本部门的重大决策权，直接下属和关键部门的人事任免权，监督和协调下属工作的权力，直接下属的奖惩权力。

3. 选择授权方式　常见的授权方式：①模糊授权：明确规定下属应达到的目标，但不规定实现目标的手段，被授权者在实现目标过程中有较大的自由空间。②惰性授权：管理者因不了解某岗位的工作细节或某些事务性工作简单烦琐，而将工作交给下属处理。③柔性授权：管理者对被授权者不做具体工作的指派，仅指示大纲或轮廓，被授权者有较大的余地动用有限资源来完成目标任务。

授权是一种法定合约行为，管理者赋予下属特定的权力后，要以书面通知的形式向其他相关人员说明该员工已获授权。

第五节 激 励

一、概 述

（一）激励概念

激励（motivation）是指利用外部诱因调动人的积极性和创造性，引发人的内在动力，朝向所期望的目标前进的心理过程。这个过程的基本模式：未满足的需要—心理紧张—动机—行为—目标—需要满足或未满足—新的需要或需要调整，通过反馈构成循环。从这个基本模式看，激励的过程就是满足需要的过程。通过满足人的需要，激发人们发挥高水平的主观能动性，向着预定的组织目标奋斗。

（二）激励原则

1. 目标结合原则 激励机制中的一个关键环节是设置目标。目标设置必须以体现医院目标和满足护士个人需要为要求，否则激励会偏离实现医院目标的方向，而且也无法提高护士的目标效价，达不到满意的效果。

2. 物质、精神和信息激励相结合的原则 护士的行为动力主要有物质、精神和信息动力三种。因此，应结合三方面制订激励措施。护理管理者可以采用薪酬激励，也可以采用荣誉激励，还可以采用提供学习机会的信息激励方式。

3. 引导性原则 是激励过程的内在要求。激励所产生的效果不仅取决于激励措施本身，还取决于被激励者对激励措施的认识和接受程度。护理管理者要与护士进行有效沟通，使外部激励措施转化为护士的自觉意愿，才能达到激励效果。

4. 合理性原则 包含两层含义：①激励适度：管理者根据所实现目标的价值大小确定适当的激励措施；激励过大，会使护士产生过分满足感，感到轻而易举；激励过小，则会使护士产生失落感，丧失继续努力的动力。②激励公平：对于取得同等成绩的员工要进行同等层次的奖励，激励的不公平会严重影响员工的工作效率与工作情绪。

5. 时效性原则 每一种激励措施的作用都有一定的时间限度，超过时限就会失效。因此，管理者要善于把握激励的时机，激励越及时，越能充分发挥下属的创造力。

6. 正负激励相结合原则 正激励就是对护士符合组织目标的期望行为进行奖励，负激励则是对护士违背组织目标的非期望行为进行惩罚。负激励容易使护士产生挫折心理，因此，护理管理者应把正负激励巧妙地结合起来，以正激励为主，负激励为辅。

7. 按需激励原则 激励的过程就是满足需要的过程，护理管理者应充分了解和考虑护士的群体特点和个体特征，明白护士需要层次和结构的变化趋势，有针对性地根据护士需求给予相对应的激励方式，才能达到事半功倍的效果。

二、激 励 理 论

自 20 世纪 20 ～ 30 年代以来，管理学家、心理学家和社会学家从不同的角度对激励进行了多方面的探讨，并按激励侧重点及其与行为关系的不同，将激励理论分为内容型激励理论、行为改造型激励理论和过程型激励理论。

（一）内容型激励理论

内容型激励理论是对激励原因与起激励作用因素的具体内容进行研究的理论，包括马斯洛的"需要层次论"、赫茨伯格的"双因素理论"、麦克利兰的"成就需要激励理论"和奥德弗的"ERG理论"等。

1. 需要层次论 美国心理学家亚伯拉罕·马斯洛（Abraham H. Maslow）的需要层次论将需要分成生理需要、安全需要、归属与爱的需要、尊重需要和自我实现需要，依次由低层次到高层次排列。

（1）需要层次论的主要观点：人的行为受多种需要支配，各层次的需要相互依赖与重叠。只有当人的低层次需要得到满足后才会转向高层次的需要，高层次需要发展后，低层次需要仍然存在，只是对行为影响的比重减轻而已。

（2）需要层次论在护理管理中的应用：①合理分析护士需要。护士的需要具有复杂性、动态性的特征，首先，由于文化背景、学历层次、年龄阶段和性格特征的不同，其需要具有很大的差异。如护士在年龄、工龄、身体状况上的差异，对夜班胜任情况也会不同，护士长要考虑到护士的具体需要。其次，在不同的时间和情况下，护士的行为动机也是不同的，应深入把握其动态变化。如新上岗护士需要掌握工作方法、熟悉工作环境等，而高年资护士则可能需要职业生涯的发展和自我价值的实现等。②根据需要层次，采取适宜的激励方法。对于低层次的需要，多采用物质激励的方法，如经济报酬、休假疗养等；对于高层次的需要，可采用精神与信息激励的方式，如荣誉激励、外出学习培训等。

> **案例分享**
>
> 　　某医院每年"5·12"国际护士节都要举行全院性护理先进表彰大会，对表现突出的护理团队和个人进行嘉奖，设置"优质护理服务团队奖""最佳爱心护士长奖""最佳暖男护士奖""应急先锋奖""杰出护士奖"等，以弘扬南丁格尔职业精神，展示护理人员良好的精神风貌和职业风范，激励和带动全院护理人员学赶先进，全面提升护理人员的整体素质。

2. 双因素理论 美国心理学家弗雷德里克·赫茨伯格（Fredrick Herzberg）提出激励-保健因素理论，简称双因素理论。

（1）双因素理论的主要观点：认为组织中影响人积极性的因素分为激励因素和保健因素。激励因素属于内在因素，是导致员工满意或没有满意的因素，包括工作成就感、对未来发展的良好期望、职务上的责任感、工作带来的愉悦等。保健因素属于外在因素，是使得员工不满意或没有不满意的原因，包括员工的工资水平、福利待遇、工作环境和组织管理制度等。赫茨伯格认为改进保健因素能预防和消除职工的不满，而调动积极性则要应用激励因素。

（2）双因素理论在护理管理中的应用：①满足护士保健性的需要。护理管理者应从人性化管理的角度出发，创造良好的工作氛围、完善后勤保障系统、建立公平的分配制度等以尽力满足护士在保健因素方面的需要，使护士安心、安业。②发挥激励因素作用。善于肯定护士工作成绩以激发其工作积极性，提供培训晋升机会，进一步拓宽个人发展空间，使护士敬业、乐业。③重视保健因素与激励因素的转换。如奖金的分配应与个人贡献大小挂钩，让护士认为多获得奖金是组织对自己工作的认可，此时奖金就不只是防止护士产生不满情绪的保健因素，而是调动护士积极性的激励因素。

3. 成就需要激励理论 成就需要激励理论是由美国心理学家大卫·麦克利兰（David McClelland）提出来的。

（1）成就需要激励理论的主要观点：麦克利兰认为人们在生存需要得到满足后，最主要的需要有 3 种：成就需要、亲和需要和权力需要。成就需要是指争取成功，追求成就感，希望做得最好的需要。亲和需要是指建立亲密友好的人际关系，寻求被他人接纳和喜爱的需要。权力需要是指影响或控制他人却不受他人控制的需要。在不同的个体身上会体现出 3 种需求的不同强度组合，可有主次之分，也可以并存。

（2）成就需要激励理论在护理管理中的应用：①营造满足 3 种需要的工作环境。3 种需要可进行内部等级划分，根据贡献大小，给予相应的荣誉与权力，以发挥激励作用。②重视 3 种需要同存的情况，分析出每位护士独特的需求结构，协调 3 种需求发挥更大的激励作用。

4. ERG 理论 ERG 理论由美国心理学家克雷顿·奥德弗（Clayton Alderfer）提出。

（1）ERG 理论的主要观点：认为人存在 3 种核心需要，即生存需要（existence）、相互关系需要（relationship）和成长发展需要（growth）。生存需要是指全部的生理需要和物质需要。相互关系需要是指人们之间的相互关系和联系。成长发展需要是指个体要求得到提高和发展的内在欲望。这一理论不仅提出了需要层次上的满足上升趋势，而且也提出了挫折倒退的趋势，对管理工作很有启发意义。

（2）ERG 理论在护理管理中的应用：①建立完善的保障系统，如建立公平合理的薪酬激励机制，满足护士的物质需要，创造安全、舒适的工作环境。②帮助护士构建和谐的人际关系，包括上下级、护士之间、护士与其他健康服务人员之间的关系。③构筑有效的再教育制度。建立有效的人员培训机制，鼓励和帮助护理人员发挥专业特长，满足护士职业发展的需要。④重视护士需要受挫 - 回归现象。护理管理者要深入分析护士需要的本质，了解护士受挫 - 回归现象，进而提供有效的激励方式。

（二）行为改造型激励理论

行为改造型激励理论是着重研究激励目的的理论，包括斯金纳的强化理论和海德的归因理论。

1. 强化理论 由美国心理学家伯尔赫斯·斯金纳（Burrhus F. Skinner）提出。

（1）强化理论的主要观点是为了达到某种目的，个体会采取一定的行为作用于环境，当这种行为的后果对他有利时，这种行为就会在以后重复出现；不利时，这种行为就会减弱或消失，人们可以用强化的方法修正其行为。强化的类型有：

1）正强化：也称积极强化，指对某种行为予以肯定和激励，使该行为得到巩固和重复加强。

2）负强化：也称消极强化，指在行为出现时，撤销或减少不愉快的刺激以增加行为的频率。

3）惩罚：指为了减弱或消退不符合要求的行为，对这些行为给予否定或不良刺激。

4）消退：指在某一行为出现后，采取不予任何反馈的方法，久而久之这种行为被判定为无价值而降低该行为出现的频率。

（2）强化理论在护理管理中的应用：①尽量使用正强化。负强化、惩罚和消退都属于消极的行为改变手段，容易让护士产生抵触情绪，因此，护理管理者要擅长用正强化来激励护士，有利于组织目标的实现。②巧妙运用负强化及惩罚。对于所实施的负强化及惩罚措施，要让下属明白错在哪里，否则起不到纠正不良行为的效果。③及时对护士的工作予以反馈。管理者反馈不及时会影响护士的行为，可能会使护士变得无所适从。④针对不同对象采用不同的强化措施。合理使用强化激励的方法是领导艺术的体现，任何一种方式的使用都充满创造性，管理者应根据护士的年龄、性格、价值观、人生观，采用不同的强化措施，激励护士的工作动机，充分调动其工作积极性。

2. 归因理论 由美国心理学家弗里茨·海德（Fritz Heider）提出。

（1）归因理论的主要观点：归因理论认为人的行为的原因可分为内部和外部原因。内部原因指存在于行为者本身的因素，如需要、情绪、兴趣、态度、信念等。外部原因指个体自身以外的因素，如工作环境条件、工作难易度、他人影响等。行为原因若归因于内部因素，行为者就要对其行为结果负责，若归因于外部因素，行为者对其行为不负责任。行为改造理论从行为的解释、改造、反馈和预测等角度对激励进行了阐述，对激励的实际操作有较强的指导意义。

（2）归因理论在护理管理中的应用：①正确进行成功归因。护士长应引导护士将成功归因于个人的努力与能力，有助于提高护士的自信心，调动工作的积极性和责任心。②正确引导失败归因。护士长应帮助护士客观评价失败归因，使其学会利用内部可控因素来弥补外部不可控因素。③巧妙利用归因产生的情绪反应。对于付出努力而实际工作效果不佳的护士，护士长要对其努力进行鼓励，并同时帮助寻找原因，以期在今后的工作中进行弥补，提高工作效率，使护士体验到因努力而成功的愉快和自豪。

（三）过程型激励理论

过程型激励理论是着重研究动机的形成到采取具体行动过程的激励理论，主要有弗鲁姆的期望理论和亚当斯的公平理论。

1. 期望理论 期望理论是由美国心理学家维克托·弗鲁姆（Victor H.Vroom）于1964年提出来的。

（1）期望理论的主要观点：该理论认为，预测个体想做什么和他将投入多大努力去做，取决于3个变量：期望值、关联性和效价。期望值指个体对自己的行为和努力能否达到特定结果的主观概率。关联性指工作绩效和所得报酬之间的关系。效价指奖励对个体的吸引程度。激励水平的高低可以用公式来表达：激励水平＝期望值×关联性×效价。从公式可以看出，只有当三者都高时，才能真正地达到高激励水平。

（2）期望理论在护理管理中的应用：①重视期望目标难度。合理设置目标，适当地高于个人的能力，目标过高会造成心理上的挫折，失去取胜的信心，目标过低会失去动力，起不到好的激励效果。②强调期望行为。管理者应让护士明白组织期望的行为是什么以及组织评价这些行为的标准，便于护士调整自己的目标向组织目标靠拢。③强调工作绩效与奖励的一致性。管理者应该让护士明白奖励是与工作绩效密切相关的，这样可以调动护士的积极性，自觉努力地完成工作。④重视护士的个人效价。不同的护士对奖励的价值认识不同，有的重视金钱，有的更重视组织的认可。管理者在给予激励时要重视护士的个人效价，提供适合护士需要的多样化、个体化的奖励方式，真正起到激励作用。

2. 公平理论　由美国心理学家斯塔西·亚当斯（J. Stacy Adams）提出。

（1）公平理论的主要观点：斯塔西·亚当斯认为，当个体所获得的报酬与其所付出的努力成正比时，才能起到激励作用。因此，个体要进行比较来确定自己所获报酬是否合理。比较有横向和纵向比较两种方法：横向比较是将自己所获"报酬"（包括金钱、工作安排及获得的赏识）与自己的"投入"（包括教育程度、所做努力、用于工作的时间、精力和其他无形损耗等）的比值和组织内其他人进行比较；纵向比较是将自己目前投入的努力与所获报酬的比值和自己过去投入的努力与过去所获报酬的比值进行比较。比较的结果会直接影响工作的积极性。

（2）公平理论在护理管理中的应用：①尽量做到公平判断。公平判断是一件复杂的事情，管理者应综合考虑多方面的因素，力争达到绝大多数人认同的公平。②引导护士正确理解公平。管理者要积极引导护士正确选择比较对象和正确理解公平，在强调按劳取酬的基础上，培养护士的奉献精神。③公平不是平均主义。个体对组织的贡献大小不同，所获得的报酬也不同，贡献大的护士应得到更多的奖励。

通过激励理论的学习，我们对几种激励理论的主要观点有了初步的了解，在护理管理工作中，科学地运用激励理论，可以有效地激发下属的潜能，使组织目标和个人目标在实现中达到统一，进而提高组织的工作效率。

三、激励的方法

以激励理论为依据，在管理活动中可采取多种激励方法。随着社会的发展、管理环境的变化，人为地将激励方法分为传统激励方法和新型激励方法。

（一）传统激励方法

1. 物质激励　包括奖金、奖品、福利等激励形式，使受激励者得到物质上的满足，从而进一步调动其积极性、主动性和创造性。

2. 晋升激励　获得晋升机会，意味着其工作能力及业绩得到了组织的认可，也是自我价值的体现。因此，晋升会带来更大的工作激情与信心。

3. 培训激励　帮助下属成长是管理者义不容辞的责任，特别对那些渴望自身成长与能力提升的下属，培训成为一种行之有效的激励手段。

4. 情感激励　是从下属的情感需要出发，通过情感上的关心、尊重和信任来打动员工，从而激发其工作热情。

5. 竞争激励　竞争是刺激员工上进的有效方法，也是激励员工的最佳手段。但是在管理中，要引入良性竞争机制，以增加下属的创造力。

6. 赞美激励　就是在对方做出某些事情取得成效时给予肯定和表扬。在使用赞美激励时，应注意赞美要及时、适度，要源于事实，否则反而会引起对方的反感，起不到激励的作用。

7. 榜样激励　是管理者选择在实现目标中肯定和表扬做法先进、成绩突出的个人和集体，并要求大家学习，从而激发员工积极性的方法。

8. 数据激励　用数据对比来显示成绩和贡献，更有说服力。对能够定量显示的各项工作指标应尽可能地进行定量考核，并反馈考核结果，使员工明确差距，迎头赶上。

9. 个体优势激励　管理者根据员工的自身优势，发现其"闪光点"，采取相应措施提高其工作热情，达到激励目的。

（二）新型激励方法

1. 薪酬"自助餐"激励　在员工充分参与的基础上，建立每个员工不同薪酬组合系统，根据员工的兴趣爱好和需要变化，定期做出相应调整。这种自助餐式的薪酬有多样性，突破单一现金模式，使员工各取所需，充满人文关怀。

2. "后院"激励　其指导思想是激励员工，从关爱员工家属开始。后院激励体现了"以人为本"这一现代管理思想和人力资源管理的基本特征，符合现代社会的发展趋势。

3. "导师制"激励　指一名老员工带一名新员工的"导师"制度，这种方法可以使新员工尽快熟悉岗位职责和技能要求，也让老员工在心理上有一种满足感和荣誉感，起到激励作用。

4. 危机激励　指在一个充满竞争压力的工作环境中，管理者对潜在危机进行分析，使其为了应对危机获得生存而努力工作，从而达到激发员工的目的。

5. 文化激励　医院文化可加强护士间的认同感。医院要强化文化的导向功能，用价值观由内到外地指引护士的行为，凭着护士发自内心的信念或信仰，才能产生真正的凝聚和激励作用。

6. 授权激励　授权是一种十分有效的激励方法，通过授权让下属感到自己被重视、尊重、重用，从而激发其潜力和工作热情。

传统激励方法和新型激励方法都不是孤立存在的，护理管理者应根据实际工作情况和护理工作的特点，实事求是，灵活运用，最大限度地调动护士的积极性，获得最佳管理效果。

思考题

1. 优秀的领导者在组织中会有较高的影响力，你认为其影响力的来源有哪些？

2. 在护理管理中，怎样才能做到有效激励？

3. 选择激励方法时应注意什么？

第六章　知识思维导图

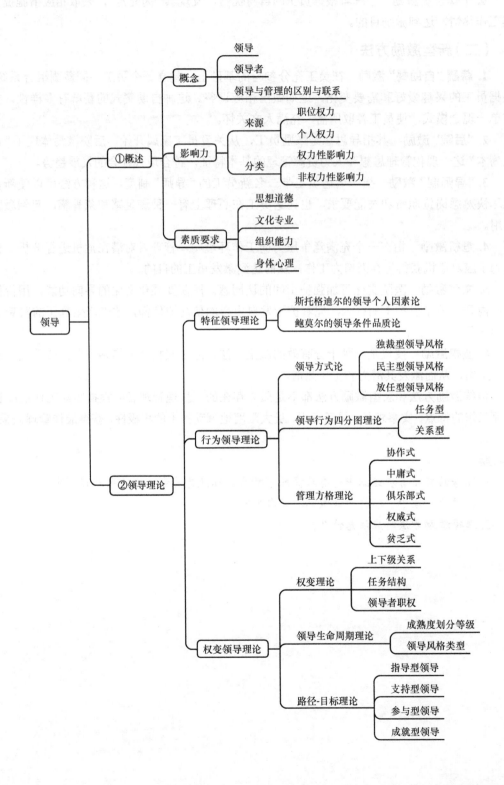

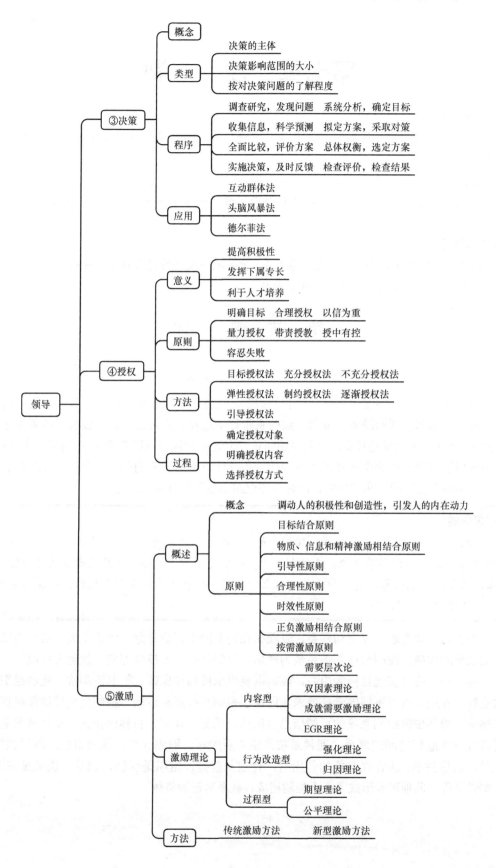

领导
- ③决策
  - 概念
  - 类型
    - 决策的主体
    - 决策影响范围的大小
    - 按对决策问题的了解程度
  - 程序
    - 调查研究，发现问题　系统分析，确定目标
    - 收集信息，科学预测　拟定方案，采取对策
    - 全面比较，评价方案　总体权衡，选定方案
    - 实施决策，及时反馈　检查评价，检查结果
  - 应用
    - 互动群体法
    - 头脑风暴法
    - 德尔菲法
- ④授权
  - 意义
    - 提高积极性
    - 发挥下属专长
    - 利于人才培养
  - 原则
    - 明确目标　合理授权　以信为重
    - 量力授权　带责授教　授中有控
    - 容忍失败
  - 方法
    - 目标授权法　充分授权法　不充分授权法
    - 弹性授权法　制约授权法　逐渐授权法
    - 引导授权法
  - 过程
    - 确定授权对象
    - 明确授权内容
    - 选择授权方式
- ⑤激励
  - 概述
    - 概念　调动人的积极性和创造性，引发人的内在动力
    - 原则
      - 目标结合原则
      - 物质、信息和精神激励相结合原则
      - 引导性原则
      - 合理性原则
      - 时效性原则
      - 正负激励相结合原则
      - 按需激励原则
  - 激励理论
    - 内容型
      - 需要层次论
      - 双因素理论
      - 成就需要激励理论
      - EGR理论
    - 行为改造型
      - 强化理论
      - 归因理论
    - 过程型
      - 期望理论
      - 公平理论
  - 方法　传统激励方法　新型激励方法

第七章 控　　制

【学习目标】

1. 知识目标 掌握控制的概念及基本内含，熟悉医院安全管理和成本控制的内容与方法。

2. 能力目标 能运用护理质量控制、安全管理和成本控制的方法。

3. 素质目标 使学生能够正确认识今后工作中的护理质量控制、安全管理，并积极配合。

【学习建议】

参阅《医院护理风险管理理论与实践》《护士执业风险防范指南》等知识资源，并采用阅读、课堂讨论、临床见习等方法辅助学习。

第一节 概　　述

一、控制的含义

在管理学中，控制是一项重要的管理职能，是管理者监督和规范组织行为，使其与组织计划、目标和预期的绩效标准相一致的系统行动过程。简言之，控制就是管理者监督组织的各项活动，出现偏差时及时采取措施纠正。上述概念包含三层含义：①控制是一个过程，几乎包括了管理人员为保证实际工作与计划和目标一致所采取的一切活动。②控制是通过监督和纠偏而实现的。③控制的目的是保证组织实现预期目标和计划。

> **知识拓展**
>
> 控制是"控制论"中的术语。控制论是美国数学家诺伯特·维纳（Norbert Wiener）于1948年创立的一门科学理论。在控制论中，控制是指为了改善、发展某个或某些受控对象的功能，通过信息反馈，加于该对象上的作用。控制的基础是信息反馈，一切信息的收集传递都是为了控制。

控制与其他管理职能密切联系，表现在控制有助于评价计划、组织及领导的优劣以及控制系统的效率。控制与计划关系最为密切，计划目标决定控制方向，控制工作服务于实现目标，并始终以实现目标为中心。控制需要组织机构作保证，控制活动按一定的组织层次进行，各层次均有不同的责任要求才能保证控制系统正常运转。控制为领导决策提供有利信息，领导依据控制系统的反馈信息做出修改或更正计划、目标的决策。从逻辑关系来看四项管理职能之间的联系，通常是按发生先后顺序，即先计划，继而组织，然后领导、决策，最后控制；从管理职能的作用看，计划是前提，组织是保证，领导、决策是关键，控制是手段。四项职能形成了一个相辅相成、联系紧密的整体。

二、控制的基本原则

建立控制系统时，应遵循以下基本原则：

（一）目的性原则

管理控制的目的，一方面是使组织的实际工作按照预定计划进行并实现预期目标；另一方面是使组织活动有所创新并不断前进，达到一个新的高度，即持续改进，追求卓越。因此，控制必须具备明确的目的，并紧紧围绕上述目的，采取各种手段和措施开展工作。

（二）组织机构健全原则

健全组织机构是实现有效控制的保证。在赋予组织机构权力的同时，要明确规定机构中岗位的职责，要求责、权、利三者统一。健全的组织机构能够保障信息沟通渠道的畅通，使真实情况的工作信息迅速地上传下达，有效避免了控制过程中的迟滞现象，提高控制活动的效率。例如，在医院护理质量控制过程中，成立护理部—总护士长—护士长三级质量控制体系，一级质量控制组主要由护理部成员、各学科带头人和总护士长组成，每月或每季度对全院各项护理质量进行考评；二级质量控制组主要由总护士长和病房护士长组成，每周或每月对总护士长所辖区域内的病房各项护理质量进行考评；三级质量控制组主要由护士长和科室质控护士组成，每天或每周对本科室各项护理质量进行考评。三级质量控制体系完善后，护理部主任能够通过总护士长和护士长迅速掌握全院护理质控信息。

（三）客观性原则

控制应该客观，但控制活动是通过人来实现的，再好的管理者也难免受到主观因素的影响。因此，为了能客观、准确地评价工作成果，应依据相应的定量或定性标准进行控制，只有这样，才能避免主观因素的干扰。

（四）重点性原则

对组织的整体控制不可能做到面面俱到，而且也没有必要。因为各部分、各环节、各种因素在实现控制目标中的地位和所起作用不同，因此，要选择那些对全局影响大的重要因素、重点部分和重点环节进行控制。

（五）灵活性原则

在通常情况下，控制须按计划目标去实现。当计划目标出现错误或环境发生重大改变时，需要管理者灵活去控制。如果按照事先设计的控制系统继续运转的话，会造成更大的损失和严重的后果。

（六）及时性原则

控制的及时性体现在及时发现偏差和及时纠正偏差两个方面，目的是减少时滞，避免重大失误，保证控制的有效性。及时发现偏差是实行有效控制的第一步，须及时收集信息和及时传递信息，只有这样，才能及时掌握实时信息，提高控制实效。但如果仅仅停留在及时发现偏差这个阶段，也不可能达到控制的目的，只有果断地采取措施，通过适当调整计划、组织安排、人员配备、现场指导等方法来纠正偏差，才能保证实现组织目标。

第二节 控制的基本过程和方法

一、基本过程

控制过程是指通过信息流将控制主体与控制对象联系起来，即控制主体将外部作用转换为可直接作用于控制对象的形式，以校正控制对象脱离标准状态的偏差，从而实现维持系统稳定状态的过程。控制过程由确定标准、衡量成效、纠正偏差 3 个关键步骤组成。

（一）确定标准

标准（standards）是人们检查工作及其结果的规范，是衡量实际成果与预计状况之间偏差的依据。制订标准就是确定控制对象、选择控制关键点、分解计划目标的过程。

1. 确定控制对象　进行控制首先遇到的问题是"控制什么"，这是在确立标准之前首先要明确的问题。管理者对影响实现组织目标成果的全部因素都进行控制是不现实的，也是不经济的。通常情况下，管理者选择那些对实现组织目标成果有重大影响的因素进行重点控制。一般影响组织目标成果实现的主要因素有环境特点及其发展趋势、资源投入和活动过程，需要根据具体情况确定哪些是管理控制工作的重点。

2. 选择控制的关键点　重点控制对象确定后，还需选择控制的关键点，才能制订控制标准。良好的控制来源于关键控制点的正确选择。选择控制的关键点时，通常要统筹考虑以下因素：①影响整个工作运行过程的重要操作与事项。②在重大损失出现之前显示出差异的事项，只有选择那些易检测出偏差的环节，才能对问题做出及时和灵敏的反应。③选择一些能反映组织主要成效水平的时间和空间分布均衡的控制点，以便对组织总体状况有比较全面的了解。

护理管理控制的关键点：①制度：消毒隔离、查对、抢救、安全管理等制度。②护士：护理骨干、新上岗护士、进修护士、护生及近期遭遇重大生活事件的护士等。③病人：疑难危重病人、新入院病人、手术后病人、接受特殊检查和治疗的病人、有自杀倾向的病人。④器材设备和药品：特殊耗材、监护仪器设备、急救物品与药品等。⑤部门：急诊科、手术室、供应室、监护室、产婴室、血液透析室等。⑥时间：交接班时间、节假日、午间、夜间、工作繁忙时等。

3. 分解目标并确立控制标准　将计划中的目标分解为一系列具体可操作的控制标准是确立标准的关键环节。控制标准分定量标准和定性标准两大类。定量标准又分为实物标准（如产品数量、废品数量），价值标准（单位产品成本、销售收入、利润）和时间标准（工时定额、交货期等）。定性标准具有非定量性质，在实际工作中尽量采用量化的方法进行衡量，如用产品等级、合格率、顾客满意率等间接指标来衡量产品质量。

（二）衡量成效

对照标准衡量实际工作成效是控制过程的第二步。衡量成效是为了对所控制的管理系统运行效果作定性或定量的描述和评价，与能否实现管理目标有直接关系。衡量成效的前提是建立有效的信息反馈系统，目的是获取控制对象的有关信息。

1. 建立有效的信息反馈系统　衡量实际工作情况是为控制提供有用的信息，为纠正偏差提供依据。然而，实际工作中，衡量成效、制订纠偏措施和执行纠偏措施是由不同的人员完成的。因此，有必要建立有效的信息反馈系统，使反映实际工作情况的信息被迅速地收集上来，及时传递给恰当的主管人员，并将纠偏措施的指令迅速地传达到有关操作人员，以便对问题做出及时的处理。

信息有效性体现在以下 3 个方面：①及时性：信息的收集、加工、检索和传递工作要及时，否则其使用价值就会降低。②可靠性：信息的可靠性依赖于准确地收集、完整地传递信息，管理人员必须依靠准确、可靠的信息才能对工作中的问题做出正确的决策。③实用性：不加区分地提供信息，不仅不利于做出正确的决策，反而会增加管理部门的负担。因此，应对所收集的信息进行整理分析，并保证在管理者需要时提供适宜的信息。

2. 确定适宜的衡量方式 衡量成效之前，管理者应对衡量什么、如何衡量、间隔时间和谁来衡量做出合理的安排。

（1）衡量项目：是衡量工作最重要的方面，应针对决定实际工作好坏的重要特征进行衡量，避免只衡量那些易于衡量的项目。

（2）衡量方法：衡量成效的方法较多，常用的有以下几种。

1）直接观察：管理者通过亲自观察、交谈，可获得真实而全面的信息，但易受时间和精力的限制。

2）报表和报告：通过书面资料了解工作情况，此方法可节约管理者的时间，但获取信息是否全面有赖于报表和报告的质量。

3）抽样调查：从整批调查对象中抽取部分样本进行调查。

4）召开会议：通过各部门主管汇报工作及遇到的问题，不仅有助于管理者了解各部门工作情况，而且也有助于加强各部门间的协作和沟通。

5）通过现象判断：对一些无法直接衡量的工作，可通过某些现象进行推断。

（3）衡量频度：即衡量的次数或频率。不同的衡量项目，衡量的频度不一样。有效控制要求确定适宜的衡量频度，适宜的衡量频度取决于被控制活动的性质和要求。衡量频度过高，不仅会增加控制费用，还会引起相关人员的不满，从而对组织目标产生不利影响；频度过低则有可能造成重大的偏差没有被及时发现，不能及时采取纠正措施，从而影响组织目标的实现。

（4）衡量主体：包括工作者本人、下级、同事、上级或职能部门的人员等。衡量主体不同，控制类型就不同，对控制效果和控制方法产生的影响也不同。

3. 通过衡量标准，检验标准的客观性和有效性 衡量成效以预定标准为依据来进行，出现偏差有两种可能：一是执行中出现问题；二是标准本身存在问题。对于前者，需要进行纠正；对于后者，则要修正或更新标准。在某些活动中，难免会出现一些偏差，应确定可以接受的偏差范围。这样，使用预定标准检查各部门、各阶段和每个人的工作过程就同时成为检验标准的客观性和有效性的过程。

（三）纠正偏差

评价偏差并采取纠正措施是控制过程的第三步。

1. 评价偏差及其严重程度 偏差是指控制系统中成效标准与实际结果的差距。在某些活动中，出现一些偏差是在所难免的，管理者要确定可以接受的偏差范围，把握好偏差的大小和方向。建立预定标准并进行实际成效测量后，须进行成效与标准的比较并得出偏差及其相关信息，判断偏差的严重程度。对偏差严重程度的判断，不能仅凭统计概率，还要看偏差对组织目标构成的危险程度。例如，以急救药品与器材的完好率99%和健康教育知晓率90%比较，这时1%的偏差会比10%的偏差对医院造成的危险更大。

2. 采取纠正行动　对偏差进行评价后，管理者可以采取以下行动：如果没有偏差，不予干涉；出现偏差，则要分析造成偏差的原因并采取措施纠正。

为了保证控制的针对性和有效性，在制订和实施纠正措施时应注意以下几个方面的问题：①找出偏差产生的主要原因。②确定纠正措施实施的对象。③选择恰当的纠偏措施，以追加投入最少、成本最小、解决偏差效果最好为目的，同时充分考虑计划已经实施的部分对资源的消耗、环境的影响以及人员思想观念的转变。最后，由于纠偏措施会不同程度涉及组织成员的利益，因此，在纠偏措施实施过程中，应避免人为的障碍，消除人们对纠偏措施的疑虑，争取组织成员的理解和支持。应急性行动与永久性行动并重，达到标本兼治的目的。

二、控制技术与方法

控制技术是指管理者为了保证组织目标的实现，对下属工作人员的实际工作进行测量，衡量和评价所采取的相应措施来纠正各种偏差的手段。可分为硬技术和软技术。硬技术指实施控制所采用的技术设备、装置和仪器等；软技术指控制方法。两者均是管理者为了保证组织目标的实现，对工作人员的实际工作进行测量、衡量和评价所采取的相应措施来纠正各种偏差的手段。软技术与硬技术要相互适应，才能更加科学有效。

管理工作中，采用的管理方法比较多。一般将控制方法分为预算控制技术和非预算控制技术。预算控制是指根据预算规定的收入和支出标准对各部门的经营活动进行检查和监督，保证各部门在实现利润的过程中对资源的利用。非预算控制技术又分为质量控制技术和数量控制技术。质量控制技术通常用语言评价人的成效，包括管理审核、内部审核、外部审核、个人观察、成效评估等技术；数量控制技术用数字评价人的成效，通常采用甘特图、盈亏平衡分析、基于活动的成本管理分析、偏差分析及决策树等。

护理管理中的常用控制方法：

（一）行为控制法

管理控制中最主要的方面就是对人员的行为进行控制，这是因为无论在任何组织中，人都是最重要的资源。任何高效的组织都配备有能力且能高效完成指派任务的优秀人才，这可以从周围许多组织的情况得到证明。怎样选择人员、如何使员工的行为更有效地趋向组织目标，涉及人员行为的控制问题。行为控制包括直接监督、目标管理和行政控制。

1. 直接监督　是行为控制最直接、有效的方式，管理者根据需要监督下属的行为，告诉他们哪些是合适的行为，哪些是不合适的行为，并采取纠正措施进行干预。护士长或带教老师对新上岗的护士、进修生和护生的控制多采用此种方式。通过个人监督进行控制所获得的信息具有较高的准确性，是激励员工和提高效率的有效方法。但此种方法管理成本高，不利于下属创造性地发挥。

2. 目标管理　是一种为提高效率而进行的系统化目标设定过程，也是对下属实现组织目标或业绩标准、执行运营预算能力进行评估的系统。目标管理作为一种控制方法的特点是清晰、明确，各级管理者容易做出判断；由于整个组织或系统目标被分解成各子系统目标，如果各子系统能达到目标，就能够确保整个组织达到目标，这在某种程度上提高了控制的可靠程度。

3. 行政控制 行政控制是一种由规则和标准操作程序组成的综合系统进行的控制，目的是塑造和规范组织和员工行为。规则和标准操作程序指导行为，并在员工遇到需要解决的问题时应该怎样做有详细的说明。制订规则和操作程序是管理者的职责，当员工遵守所制订的规则时，他们的行为是标准化的，即行为是以相同的方式重复进行，而且可以对工作结果进行预测。行政控制也有不利的方面，首先可能会使组织变得官僚主义，对环境变化反应迟钝；其次，可能会使员工变得墨守成规。

（二）组织文化与团体控制

组织文化是组织在发展过程中所形成的价值观、规范、行为标准和共同愿景的总和。团体控制是通过分享价值观、规范、行为标准和共同愿景，对组织内个人和群体施加控制。组织文化不是通过外部强制发挥作用的约束系统，而是通过员工内化价值观和规范来约束指导他们的行为。组织文化通过创始人价值观、社会化过程、仪式、语言及故事等形式传递给组织成员，如对新护士进行授帽、宣誓等仪式均属于此种控制。

对于管理者来说，一项最重要的工作就是选用最合适的控制方法。在护理管理过程中，需具体问题具体分析，不能生搬硬套。

第三节　控制在护理管理中的应用

控制是管理的重要职能之一，是质量管理的基础。控制贯穿于护理工作的全过程，护理质量既关系病人生命安全和身体健康，又离不开护理成本的控制。因此，在护理管理中应重视护理风险、护理安全和护理成本的控制。

一、风　险　管　理

风险管理（risk management）是指通过识别风险、衡量风险、分析风险，对风险实施有效控制，用最经济的方法来综合处理风险，以实现最佳安全生产保障的科学管理方法。

在实际工作中，有人将风险管理和安全管理视为等同的工作。事实上，风险管理的内容较安全管理更广泛。风险管理不仅包括预测和预防事故及灾害的发生、人机系统的管理等这些安全管理所包含的内容，而且还延伸到了保险、投资及政治风险领域。

（一）风险管理的目标

首先要鉴别显露的和潜在的风险，处置并进行控制以预防损失；其次在损失发生后尽可能地提供补偿，减小损失的危害性，保障各项活动顺利进行。

（二）风险管理的意义

为组织发展、项目建设提供应对风险的整套科学依据，有助于全面识别、衡量和规避风险，将风险损失控制在最小范围，尽可能维护组织和项目投资的收益，成为组织和项目成功的有力保障。没有风险管理，组织和项目会暴露在诸多不确定因素之中，处于被动和消极接受状态；而制订并实施风险管理计划后，组织、项目有了对各种情况的分析和对应措施，虽不能保证全面、安全，但至少可避免较大损失，化被动为主动。

（三）风险管理的程序

风险管理的程序分为 4 个阶段：识别风险、衡量风险、选择风险管理工具、实施风险管理与评价风险管理后果。

（四）风险管理的技术

风险管理的技术包括回避、预防、损失控制、隔离、结合及转移等。

（五）风险管理的内容

护理风险管理的具体内容见本书第九章相关内容。

二、安 全 管 理

安全管理（safety management）是指为实现安全目标而进行的有关决策、计划、组织和控制等方面的活动，从技术、组织、管理上采取有力的措施，解决和消除各种不安全因素，防止事故的发生。安全管理强调的是减少事故，甚至消除事故，将安全生产与人机工程相结合，为劳动者创造最佳的工作环境。

（一）医院安全管理

医院安全是病人在接受医疗服务过程中和医务人员在实施医疗服务过程中不受到任何意外的伤害。这一概念包含以下内容：①在接受各种医疗服务期间，不会因医务人员的过失而发生各种差错、事故和医院感染，甚至危及生命安全。②不会因住院环境的安全防护措施不力而造成摔倒、坠床、失窃等。③不会因管理制度不完善而造成病人标本、已付款的药品及其他财物丢失。④保证医务人员的职业安全。

医院安全管理是近年来医院管理领域中发展最快的一个分支，特别是在经历 SARS 感染和 HIV 快速蔓延这样的高危害性公共卫生事件后，医院安全管理被赋予了更多的内涵和外延。传统的医院安全管理包括消防安全、人身安全、财产安全及突发公共卫生事件处理等。随着"以病人为中心"的医疗模式的建立和病人自主意识的逐步提高，在推进医院科学管理的过程中，医院安全管理有了更多、更新、更高的要求，涉及医院规划、仪器设备保养、耗材物资补充、信息系统安全等因素，贯穿诊疗过程、手术安全、感染管理、血液安全、用药安全、膳食供应等诸多环节，囊括了病人从入院到出院的整个医疗过程中所涉及的人、物、信息、事等全部要素。安全管理已逐渐成为医院管理的核心内容，其中预防和减少病人及医护人员在诊疗过程中的不良事件是关键。

（二）护理安全管理

护理安全管理是以创建安全的工作场所为目的，主动实施一系列与安全和职业健康相关的各种行动措施与工作程序。

护理安全管理的方法：护理安全管理的目的是预防或杜绝类似错误问题的再次发生，常见的方法如下。

1. 根本原因分析 根本原因分析（root cause analysis，RCA）是指由多学科的专业人员针对选定的不良事件进行详尽回顾性调查的一种分析技术，以揭示不良事件发生的深层原因，并提出改进和防范的措施。RCA 的工作要点主要包括以下 3 个方面：①问题（发生了什么问题）：按照时间顺序排列护理过程中的各种活动，识别事件发生的过程。②原因（为什么发生问题):针对已发生的事件,运用科学的方法识别不良事件发生的原因。③措施(什么方法可以阻止问题再次发生):多学科的专业人员从不同的专业角度提出意见和建议,提出能够阻止问题再次发生的方法,哪些经验教训可以吸取,或者一旦发生了医疗机构可以做什么。

2. 重大事件稽查 重大事件稽查(significant event audit,SEA)是指定期对不良或优良的医疗或护理事件进行系统和详细的分析,以寻求改进和提高的过程。SEA 的结构化过程主要包括:①确定将要稽查的重大医疗或护理事件。②收集重大医疗或护理事件的信息。③举行重大医疗或护理事件讨论会,澄清事件的意义,进行案例讨论并做出关于事件的决定。④记录事件的前因后果和发生全过程。⑤采取措施。

3. 应用病人安全技术 应用病人安全技术是指帮助医护人员减少临床失误和增进病人安全的各类技术的总称。目前常用的病人安全技术包括:①个人数字化辅助技术。②条形码系统。③全自动口服药品摆药机。④计算机医生工作站和护士工作站。⑤各类报警技术。⑥病人监护系统。

4. 健全管理机制 健全管理机制是护理安全管理的保障。对一切不安全事件如护理差错事故、护理投诉事件、护理意外事件等进行分析、评估和预警,对护理服务全过程进行的动态监测,对纠偏措施的制订、落实和跟进等,这一过程涉及信息收集、信息报告、信息公示、预警信息发布等一系列环节和方面,均需要有健全的护理安全体系作保障。

首先,护理安全涉及医院中所有部门,最高管理层及各个相关部门一定要支持和重视。其次,护理安全管理是一个持续不断的教育和干预过程,需要加强护士的安全意识、敬业精神、制度规范等的学习和培训,针对病人及家属开展不同形式的安全教育,鼓励他们参与安全管理,营造安全文化。再者,健全质量控制体系,采取科学的质量控制方法,如 PDCA 循环、质量管理圈活动等,将护理安全管理工作落到实处。

三、成 本 控 制

(一)基本概念

1. 成本 成本(cost)是生产过程中所消耗的物化劳动和活化劳动价值的货币表现。在医疗卫生领域,成本是指在提供医疗服务过程中所消耗的直接成本(材料费、人工费和设备费)和间接成本(管理费、教育训练经费和其他护理费用)的总和。

2. 护理成本 护理成本(nursing cost)是指在给病人提供护理技术及服务的过程中的物化劳动和活化劳动消耗。物化劳动指的是物质资料的消耗;活化劳动是指护士脑力和体力劳动的消耗。

3. 成本管理 成本管理(cost management)是以降低成本,提高经济效益,增加社会财富为目标所进行的各项管理工作的总称。成本管理对医院经济效益起决定性作用。

案例分享

李敏在某三甲医院重症监护室护士长岗位上已经工作了 15 年,自今年 7 月份开始,医院实行了新的绩效考核制度,新的制度以充分调动职工的工作积极性为导向,以工作量和成本为依据,医护绩效分开,各自单独核算。新的绩效考核制度已经实行了 3 个月,作为重点科室,李敏所在重症监护室的护理工作量繁重,但核算的成本巨大,导致护理绩效水平在全院处于中下游,面对三十几名护理人员,她感到压力很大。

（二）护理成本管理的内容与程序

护理成本管理贯穿于护理服务活动的全过程，包括成本预算、成本计划、成本核算、成本控制、成本分析、成本考核等内容。护理成本管理的基本任务是通过成本管理，反映医院医疗护理服务和经营成果，挖掘潜力，努力降低成本。

1. 成本预算　是指为了达到降低成本费用消耗目的，根据医院历史情况及预测期内的有关因素，采用一定的方法，对预测期内的成本费用作出预计或推测。

2. 成本计划　是通过成本预测，对多种方案进行比较分析后选择最佳方案，确定目标成本，编写成本计划，制订保证计划完成的可靠措施。

3. 成本核算　是对医疗服务过程中的人力、物力和财力进行控制，有效配置有限卫生资源的过程。护理成本核算方法包括：

（1）项目法：以护理项目为对象，归集与分配费用来核算成本的方法。

（2）床日成本核算：护理费用的核算包含在平均的床日成本中，护理成本与住院时间直接相关。

（3）相对严重度测算法：是将病人的严重程度与利用护理资源的情况相联系。

（4）病人分类法：根据病人的病情程度判定护理需要，计算护理工作量及护理时数，确定护理成本和收费标准。

（5）病种分类法：是以病种为成本计算对象，计算出每一病种所需护理照顾成本的方法。

（6）综合法：是指结合病人及病种分类法分类，应用计算机技术建立相应护理需求的标准来决定某种病人的护理成本。

4. 成本控制　指在医院经济管理活动中，运用以成本会计为主的各种方法，预定标准成本和成本限额，按标准成本和成本限额开支成本和费用，以实际成本与成本限额比较来衡量医院经济管理活动的成绩和结果，以达到降低成本和提高效率的目的。

5. 成本分析　成本分析的内容包括医院成本计划完成情况分析、成本项目降低指标完成情况分析、科室成本分析和管理费用预算执行情况分析。通过成本分析，可以为下一期的成本预算和决策提供必需的资料。

6. 成本考核　是指根据成本责任的归属考核规定指标的完成情况，定期对成本计划的完成情况进行评价和总结。可根据考核情况进行奖惩，利于客观评价工作业绩，激励员工改进工作，提高医院整体管理水平和经济效益。

（三）降低护理成本的途径

1. 人力成本方面　做到科学编配，合理排班。根据年度病人护理级别和护士工作量的平均数，适当考虑人员进修、培训、各种休假等因素，分析并确定所需护士的编制人数，避免人浮于事，可减少直接成本中的工资、福利费等各项开支；排班时结合各人各班次人员的业务水平和工作能力，合理进行搭配，以提高工作效率，促使护理成本产生高效低耗的效果，达到提高效益的目的。

2. 物力成本方面　建立请领、定期清点、使用登记等制度，实行零库存，严格控制所用的药品、医用耗材、办公用品等丢失、过期和损坏等现象的发生。定期检查维修仪器设备，做到专管共用。

3. 实行零缺陷管理　严格执行查对制度，防范护理纠纷，这是控制成本最经济的途径。

思考题

　　1. 控制的基本原则有哪些？

　　2. 简述控制的过程。

　　3. 在临床护理工作中，怎样有效降低护理成本？

第七章 知识思维导图

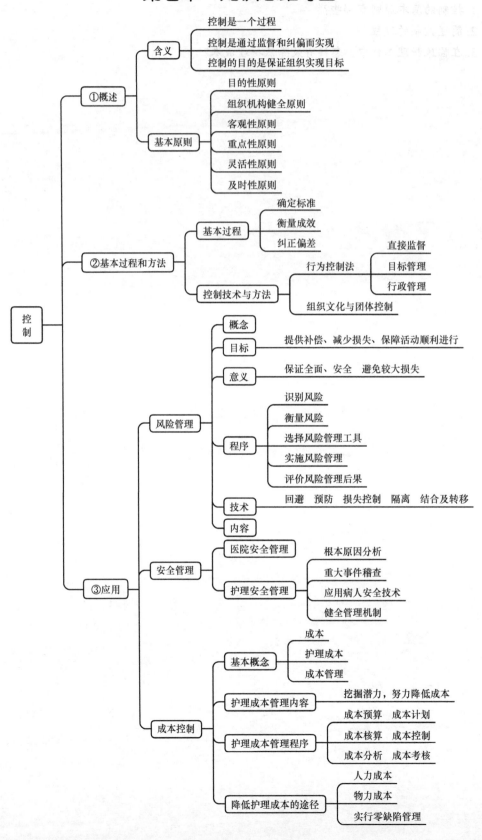

第八章 护理质量管理

【学习目标】

1. 知识目标 掌握质量、护理质量管理、持续质量改进的概念；护理质量管理原则；能准确说出临床路径的概念。

2. 能力目标 能够运用 PDCA 循环管理方法对护理质量进行管理，促进护理质量的持续改进，提高护理质量。

3. 素质目标 培养学生护理质量管理意识，初步具备应用管理工具进行护理质量管理的能力。

【学习建议】

查阅资料，运用 PDCA 循环理论制订护理质量改进方案。可采用自学、阅读、讨论、临床实习等学习方法。

预习案例

　　刘静担任某科室护士长 2 年，经常加班加点、早出晚归，但是科室住院患者跌倒事件和护理不当导致压疮等不良事件屡屡发生。护理部在三级质量检查中发现其对科室存在的护理质量问题的根本原因分析不到位、整改措施缺乏可操作性，未能有效改进护理质量。在年终护士长考核中，刘静排在末位，为此她感到很苦恼。

思考：

1. 本案例揭示了作为科室护理管理者的刘静存在哪些问题？

2. 你认为应该如何解决？

第一节 概　　述

　　医院的质量管理是医院管理的核心，医院医疗服务质量直接反映着医院的技术实力和水平，关系着医院的声誉和影响力，也决定着医院的生存和发展。重视和加强医院的质量建设是医院管理的永恒主题。

一、质量管理相关概念

（一）质量

　　质量（quality）又称"品质"，在管理学中是指产品或服务的优劣程度。国际标准化组织（International Organization for Standardization，ISO）对质量的定义是："反映实体满足明确和隐含需要的能力的特性总和。"质量一般包含 3 层含义：即规定质量（conformance quality）、要求质量（requirements quality）和魅力质量（quality of kinds）。规定质量是指产品和服务达到预定标准；要求质量是指产品或服务满足顾客的要求；魅力质量是指产品和服务的特性超出顾客的期望。

（二）质量管理

质量管理（quality management）是组织使产品或服务质量满足质量要求，达到顾客满意而开展的策划、组织、实施、控制、检查、审核及改进等有关活动的总和。质量管理的核心是制订、实施和实现质量方针与目标，质量管理的主要形式是质量策划、质量控制、质量保证和质量改进。

（三）质量控制

质量控制（quality control，QC）是指为达到质量要求所采取的贯穿于整个活动过程中的操作技术和监控活动。质量控制的目标在于确保产品或服务质量能满足服务对象的要求，着眼消除导致不满意事件的原因，使服务体系保持在既定的质量水平。

（四）质量保证

质量保证（quality assurance，QA）是指为了向服务对象提供足够的信任，表明组织能够满足质量要求，而在质量体系中实施并根据需要进行证实信任度的全部有计划和系统的活动。质量保证是一种特殊的管理形式，其实质是组织机构通过提供足够的服务信任度，阐明其为满足服务对象的期望而做出的某种承诺。质量保证分第一、第二、第三方保证，如 ISO 管理体系认证、JCI（联合委员会国际部）认证属第三方保证等。

（五）质量体系

质量体系（quality system）是指为保证质量，满足规定要求，由组织机构、职责、程序、活动、能力和资源等构成的有机整体。质量体系按体系目的可分为质量管理体系和质量保证体系两大类。

（六）质量策划

质量策划（quality planning）是指确定质量目标和要求以及采用质量体系要素并规定必要运行过程和相关资源的活动。策划的结果以质量计划的文件表现形式表达。

（七）质量改进

质量改进（quality improvement）是指为向本组织及其顾客提供增值效益，在整个组织范围内所采取的提高质量效果和效率的活动过程。质量改进的目的是对某一特定的质量水平进行变革，使其在更高水平的情况下处于相对平衡的状态。目前，临床护理实施质量改进的策略主要是 PDCA 循环。

（八）持续质量改进

持续质量改进（continuous quality improvement）是指为了增强组织满足服务对象需求的能力所开展的质量改进的循环活动。质量改进活动的核心就是 PDCA 循环，持续改进是指质量改进不是一次性的活动，而是长期的不间断的实施 PDCA 循环的过程。它不仅强调提高体系、过程及产品或服务的有效性，同时还着眼于提高体系、过程及产品或服务的效率。

二、质量管理的发展过程

（一）质量检验阶段

质量检验阶段（check quality control）也称为传统质量管理阶段，其主要特征是按照规定的技术要求，对已完成的产品进行质量检验。在这一阶段，质量管理的中心内容是通过事后把关的质量检查，对已生产出来的产品进行筛选，把不合格品和合格品分开。避免不合格品流入下一工序或出厂送到用户手中，是必要的和有效的，至今在工厂中仍不可缺少，但它缺乏对检验费用和质量保证问题的研究，对预防废品的出现等管理方面的作用较薄弱。这是质量管理发展中的初始阶段。

（二）统计质量控制阶段

统计质量控制阶段（statistical quality control phase），其产生是由于质量检验阶段把合格品和不合格品分开的事后把关检查，前提是废品已经出现，而废品已经出现，即使被检查出来也已经造成了损失，因此这不是一种积极的方式。积极的方式应该是，把废品消灭在发生之前，防止出现废品而带来损失。随着生产规模的迅速扩大和生产效率的不断提高，每分钟都可能产生大量废品，其带来的经济损失是巨大的。这样统计质量控制的方法（statistical quality control，SQC）产生了。它应用数理统计的方法，对生产过程进行控制。也就是说，它不是等一个工序整批工件加工完了，才去进行事后检查，而是在生产过程中，定期地进行抽查，并把抽查结果当成一个反馈的信号，通过控制图发现或鉴定生产过程是否出现了不正常情况，以便能及时发现和消除不正常的原因，防止废品的产生。统计质量控制是质量管理发展过程中的一个重要阶段，它是 20 世纪 40 ～ 60 年代得到发展和推广应用的。它的主要特点：从质量管理的指导思想上看，由事后把关变为事前预防；从质量管理的方法上看，广泛深入地应用了统计的思考方法和检查方法。

（三）全面质量管理阶段

全面质量管理阶段（total quality control，TQC）最早提出全面质量管理概念的，是美国的阿曼德·费根鲍姆（Armand V. Feigenbaum），但是由日本人首先将这一概念真正用于企业管理中。费根鲍姆提出：全面质量管理是为了在最经济的水平上，并考虑到充分满足顾客要求的条件下进行生产和提供服务，并把企业各部门研制质量、维持质量和提高质量的活动构成为一体的一种有效体系。

全面质量管理的出现，始于 20 世纪 50 年代末 60 年代初。这不是偶然的，而是现代科学技术和现代工业发展的必然产物。进入 20 世纪后半期以后，随着科学技术的迅速发展和市场竞争的日趋激烈，新技术、新工艺、新设备、新材料大量涌现，工业产品的技术水平迅速提高，产品更新换代的速度大大加快，新产品层出不穷。特别是对于许多大型、精密、复杂的现代工业产品来说，影响质量的因素已不是几十、几百个，而是成千上万个。对一个细节的忽略，也会造成全局的失误。这种情况必然对质量管理提出新的更高要求，那种单纯依靠事后把关或主要依靠生产过程控制的质量管理，显然已不能适应工业发展的需要了。这样，全面质量管理作为现代企业管理的一个重要组成部分，也就应运而生，并且迅速得到推广。

第二节　护理质量管理概述

护理质量是医院护理工作的集中表现，是对护理工作效果的评价，是衡量护理人员业务技术水平和护理管理水平的重要标志。护理质量也是医院质量的重要组成部分，是护理管理的核心和关键。护理质量直接反应护理工作的职业特色和工作内涵，护理管理方法的优劣和管理水平的高低也密不可分。如何把握护理质量管理重点，确保护理质量的稳步提升，进而为患者提供全面、整体、高质量的服务，提高患者满意度，是护理管理者的中心任务，也是医院护理工作的主要目标。

一、护理质量管理概念

护理质量管理（quality management of nursing）是指按照护理质量形成过程和规律，对构成护理质量的各个要素进行计划、组织、协调和控制，以保证护理工作达到规定的标准和满足服务对象需要的活动过程。护理质量管理首先必须确立护理质量标准，有了标准，管理才有依据，才能协调各项护理工作，用现代科学管理方法，以最佳的技术、最低的成本和最少的时间，提供最优良的护理服务。

二、护理质量管理任务

（一）建立质量管理体系

护理质量管理的重要内容之一是建立医院的护理质量管理体系。明确规定每一个护理人员在质量工作中的具体任务、职责和权限。使每个护理人员都明确自己该做什么，怎么做，只有这样，才能有效地实施护理管理活动，保证服务质量的不断提高。建立医院护理质量管理体系包括护理质量组织结构的设置、护理工作流程的优化和规范、护理工作过程的监控、护理终末质量的监控及护理质量相关资源的管理等。

（二）制订护理质量标准

护理质量标准是护理质量管理的基础，也是规范护士行为的依据。护理管理者的一个重要任务就是建立护理质量标准。只有建立系统、科学、先进的护理质量标准，才有利于提高护理质量和护理管理水平。

（三）进行护理质量教育

护理质量教育是质量管理中一项重要的基础工作。一个人的意识和观念将直接影响其行为活动。因此，做好护理质量工作关键在于提高护理人员的质量意识。对护理质量管理小组的成员进行质量管理方法和技术的培训，提高护理团队的管理水平和技术水平。

（四）进行全面质量控制

质量持续改进是护理质量管理的灵魂，只有对影响护理质量的各要素和各个过程进行全面监控，才能保证护理质量按标准的流程和规范进行。建立质量可追溯机制，利用标签、标识、记录等对服务进行唯一标识，有利于防止物质误用和查找问题出现的原因。及时发现可能存在的隐患，并采取纠正措施。

（五）持续改进护理质量

质量改进是质量管理的核心和精髓，质量改进追求的是高质量、高满意度和高效益，满足并超越顾客的需求是质量改进的最高标准。护理管理人员在进行质量保证与质量改进的实践中应树立质量只有更好，没有最好，护理质量改进永无止境的管理理念。

三、护理质量管理原则

（一）以病人为中心的原则

病人是医院医疗护理服务的中心，是医院赖以生存和发展的基础。"以病人为中心"的理念，是准则，也是行为。无论是护理工作标准流程的制订和改进，还是临床护理日常服务的实施，所有临床护理工作都围绕"以病人为中心"展开，并体现在每一个护理质量管理的环节中。

（二）预防为主的原则

"预防为主"就是说质量管理要从根本抓起，对护理质量产生、形成和实现的全过程的各个环节都要充分重视，防患于未然。潜在的护理风险贯穿于护理操作的各环节和过程中，对形成护理质量的要素、过程和结果的风险进行识别，采取预防措施，可以有效地回避护理风险，降低护理质量缺陷的发生，预防为主才能达到质量持续改进的目标。

（三）实事求是的原则

质量管理要从客观实际出发，按照护理工作的规律和医院的实际情况开展工作。只有坚持以实事求是的态度抓好质量，才能使质量稳步提高。

（四）质量标准化原则

质量标准化是护理质量管理工作的基础。只有建立健全质量管理制度和法规，才能使护理人员有章可循，有法可依。有标准，管理才有依据，才能实现管理科学化和规范化。

（五）全员参与原则

护理工作的各环节需要每一位护理人员的参与，因此护理人员的工作态度和行为直接影响护理质量。管理者要重视人的作用，要积极引导全体人员参与质量管理活动，改变以往把质量看成是管理部门和少数管理者的事情的观点，充分发挥全体护理人员的主观能动性和创造性，不断提高护理质量。

（六）用数据说话原则

就是用数据和事实来判断事物，要求在质量管理中以科学态度，收集客观资料，对问题进行定量分析，掌握事物的变化规律，以便寻求正确有效的措施解决质量问题。

（七）持续改进原则

持续改进护理质量是护理质量管理的精髓。持续改进是指在现有服务水平的基础上不断提高服务质量及管理体系有效性和效率的循环活动。要满足护理服务对象日益增长和不断变化的需求，必须遵循质量持续改进原则。要强化护理人员追求卓越的质量意识，要有不断发现问题、提出问题、解决问题的能力，以达到持续质量改进的目的。

四、护理质量管理基本标准

（一）护理质量管理标准相关概念

1. 标准 标准（standard）指为了在一定范围内获得最佳秩序，经协商一致制订并由公认机构批准，为各种活动或其结果提供规范、指南或特性，供共同使用和重复使用的一种文件。它以科学技术和实践经验为基础，经有关方面协商同意，由公认的机构批准，以特定的形式发布，具有一定的权威性。我国的标准分为国家标准、行业标准、地方标准、企业标准4类。

2. 标准化 标准化（standardization）即为在一定范围内获得最佳秩序，对实际的或潜在的问题制订共同和重复使用规则的活动。是以具有重复性特征的事物为对象，以实现最佳效益为目标，有组织地制订、发布、实施和改进标准的过程。

3. 护理质量标准 护理质量标准（quality standards of nursing）是依据护理工作内容、特点、流程、管理要求、护理人员及服务对象特点、要求而制订的护理人员应遵守的准则、规定、程序和方法。护理标准由一系列具体标准组成。如在医院工作中，各种条例、制度、岗位职责、医疗护理技术操作常规均属于广义标准。

（二）护理质量标准分类

护理质量标准目前没有固定的分类方法。根据管理过程结构分为要素质量标准、过程质量标准及终末质量标准；根据使用范围分为护理业务质量标准、护理管理质量标准；根据使用目的分为方法性标准和衡量性标准。这三者是不可分割的。

1. 要素质量标准 要素质量标准是指构成护理工作质量的基本要素。要素质量标准既可以是护理技术操作的要素质量标准，也可以是管理的要素质量标准。主要包括以下内容：

（1）人员：人员编制、学历构成、职称、在职教育情况等。

（2）技术：业务范围、业务项目、组织分工、技术合格程度等。

（3）环境：建筑设施、医疗护理活动空间、环境管理等。

（4）物资：设备、器材、药品、仪器、器械的装备水平和管理情况等。

（5）信息：规章制度、人员职责、规章程序、检查及考核等。

2. 过程质量标准 过程质量是各种要素通过组织管理所形成的各项工作能力、服务项目及其工作程序或工序质量，它们是一环套一环的，所以又称为环节质量。在过程质量中强调协调的医疗服务体系能保障提供连贯医疗服务。连贯医疗服务主要指急诊与入院的衔接、诊断与治疗的衔接、诊疗程序的衔接、科室之间的衔接、医院与社区的衔接。

3. 终末质量标准 护理工作的终末质量是指病人所得到的护理效果的综合质量。结果质量标准是通过某种质量评价方法形成的质量指标体系。这类指标包括技术操作合格率、差错发生率、患者及社会对医疗护理工作满意率等。

要素质量、环节质量和终末质量三者不可分割，将三者结合起来构成综合质量。

（三）护理质量标准化管理

护理质量的标准化管理就是制订、修订护理质量标准，实施质量标准，进行标准化建设的工作过程。

1. 制订护理质量标准的原则

（1）可衡量原则：可衡量性就是指标准应该是明确的、可以衡量的，而不是模糊的、不可计量的；一切用数据说话，没有数据就没有质量的概念，在制订护理质量标准时要用数据来表达，但是，在护理活动中许多现象是不能用数据表达的，只能用事实做定性描述，因此，护理质量管理在强调数据的同时，对一些定性标准也尽量将其转化为可计量的指标。

（2）科学性原则：科学性是判断事物是否符合客观事实的标准，富有科学依据。制订护理质量标准不仅要符合法律法规和规章制度的要求，而且要能够满足病人的需要，有利于规范护士行为，有利于提高护理质量，提高医院管理水平，有利于促进护理学科发展。

（3）先进性原则：护理工作的服务对象是患者，任何工作中的失误都会给患者造成不良影响或严重后果。因此，要总结国内外护理工作正反两方面的经验教训，在循证的基础上，遵循质量标准形成的规律制订标准。

（4）实用性原则：实用性是指发明或者实用新型申请的主题必须能够在产业上制造或者使用，并且能够产生积极效果。根据医院目前的护理质量水平与国内外护理质量水平的差距，从客观实际出发，结合现有的人员、技术、设备、物资、时间、任务等条件，定出质量标准和具体指标。质量标准应基于事实，略高于事实，即标准应是通过努力才能达到的。

（5）严肃性和相对稳定性原则：相对稳定性是指客体的重要特性在一定条件下、一定时间内保持不变的属性。在制订各项质量标准时要有科学的依据和群众基础，一经审定，必须严肃认真地执行。凡强制性、指令性标准应真正成为质量管理法规，其他规范性标准，也应发挥其规范指导作用。因此，需要保持各项标准的相对稳定性，不可朝令夕改。

2. 制订护理标准的方法和过程　制订护理质量标准的方法和过程可以分为以下4个步骤。

（1）调查研究，收集资料：调查内容包括国内外有关护理质量标准资料、相关科研成果、实践经验、技术数据的统计资料及有关方面的意见和要求等。调查方法要实行收集资料与现场考察相结合，典型调查与普查相结合，本单位与外单位相结合。调查工作完成后，要进行认真的分析、归纳和总结。

（2）拟订标准，进行验证：在调查研究的基础上，对各种资料、数据进行统计分析和全面综合研究，然后着手编写护理质量管理标准的初稿。初稿完成后要发给有关单位、人员征求意见，组织讨论，修改形成文件。护理质量标准必须通过试验才能得出结论的内容，并通过试验验证，以保证标准的质量。

（3）审定、公布、实行：对拟订的护理质量标准进行审批，必须根据不同标准的类别经各级相关卫生行政主管部门审查通过后公布，在一定范围内实行。

（4）标准修订：随着人们认识水平的提高和护理质量管理实践的不断发展，原有的标准在实践过程中与生产现状和科学技术发展不相适应的部分，应给予修订、补充或废除，制成新的标准，使护理质量不断稳步提升。

总之，护理质量标准是护理管理的重要依据，它不仅是衡量护理工作优劣的准则，也是指导护士工作的指南。建立科学、系统和先进的护理质量标准与评价体系，有利于提高临床护理质量，保证患者安全。

第三节　护理质量管理基本方法

护理质量的高低不仅取决于护理人员的素质，更直接依赖于管理的水平，尤其是护理质量管理的方法。常用的护理质量管理方法有 PDCA 循环、D×T×A 模式、QUACERS 模式、以单位为基础的护理质量保证模式、品管圈等。其中，PDCA 循环是护理质量管理最基本、最常用的方法之一。

一、PDCA 循环管理

PDCA 循环（PDCA cycle）就是按照计划（plan）、执行（do）、检查（check）、处理（action）4 个阶段来进行质量管理，并循环进行下去的一种管理工作程序。该管理工具是由美国质量管理专家爱德华·戴明（W. Edwards Deming）于 20 世纪 50 年代初提出，又称"戴明环"（Deming cycle）。该方法是质量管理的基本方法，要求工作按照制订计划、计划实施、检查实施效果，然后将解决的纳入标准，未解决的留待下一循环去解决的工作方法进行。目前已广泛应用于医疗和护理领域的各项工作中。

（一）PDCA 循环的步骤

每一次 PDCA 循环都要经过 4 个阶段，8 个步骤，如图 8-1 所示。

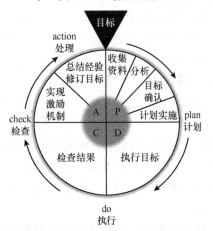

图 8-1　PDCA 循环 4 个阶段，8 个步骤

1. P—计划阶段　提出问题，收集资料；分析问题产生的原因，并找出主要问题；确定管理目标，提出计划对策和实施方案。解决的措施应具体而明确，回答 5W1H 内容：为什么这样做（Why），做什么（What），谁来做（Who），什么时间做（When），在什么地方做（Where），怎样做（How）。

2. D—执行阶段　执行阶段是管理循环的第 5 个步骤。它是按照拟订的质量目标、计划、措施具体组织实施和执行。

3. C—检查阶段　是管理循环的第 6 个步骤。它是把执行结果与预定目标进行对比，检查计划目标的执行情况。在此阶段，应对每一项阶段性实施结果进行全面检查，注意发现新问题、总结经验、分析失败原因，以指导下一阶段的工作。

4. A—处理阶段　对检查结果进行分析、评价和总结。具体分为两个步骤，第一步把成果和经验纳入有关标准与规范中，巩固已取得的成果；第二步把这一循环未解决的问题或新发现的质量问题转入下一个 PDCA 循环解决。

原有的质量问题解决了，又会产生新的问题，问题不断产生又不断被解决，PDCA 循环不停地运转，这就是护理质量持续改进的过程。

（二）PDCA 循环的特点

1. 系统性　PDCA 循环作为科学的工作程序，从结构看，循环的 4 个阶段是一个有机的整体，缺少任何一个环节都不可能取得预期效果，如计划不周，会给实施造成困难；有工作布置无后续检查，结果可能会不了了之；不注意将未解决的问题转入下一个 PDCA

循环，工作质量就难以提高。

2. 递进式　PDCA 四个阶段周而复始地运转，每循环一圈就要使质量水平和管理水平提高一步，呈阶梯式上升。PDCA 循环的关键在于"处理阶段"，就是总结经验，肯定成绩，纠正失误，找出差距，避免在下一循环中重复错误，如图 8-2 所示。

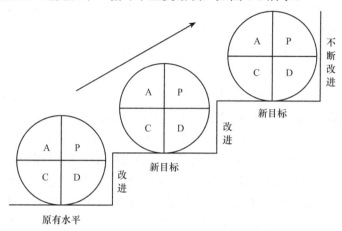

图 8-2　PDCA 循环阶梯式运行示意图

3. 关联性　PDCA 循环作为一种科学的管理方法，适应于各项管理工作和管理的各个环节。从循环过程看，各个循环彼此关联，相互作用。护理质量管理是医院质量管理循环中的一个子循环，与医技、医疗、行政、后勤等部门质量管理子循环共同组成医院质量管理大循环。而各护理单元又是护理质量管理体系中的子循环。整个医院运转的绩效，取决于各部门、各环节的工作质量，而各部门、各环节必须围绕医院的方针目标协调行动。因此，大循环是小循环的依据，小循环是大循环的基础。通过 PDCA 循环把医院的各项工作有机地组织起来达到彼此促进、持续提高的目的。

案例分享

　　2020 年的某个星期日上午，某医院护理质量控制组对该院心血管内科进行护理质量检查。发现该科室有 8 位输液滴数与医嘱不符，均超过医嘱规定的滴数 10 滴，经询问，患者均自行调节了输液速度。当天该科室有住院患者 52 人，其中，一级护理患者 12 人，危重患者 2 人；有 4 位护士上班，其中工作 1 ~ 3 年的护士（师）3 位，工作 5 年以上的主管护师 1 位。

问题：

　　1. 该科室存在哪些护理质量问题？其主要原因是什么？

　　2. 如果你是护士长，如何运用护理人力资源配置的相关知识及 PDCA 循环管理的方法提高科室的护理质量？

二、临床路径管理

临床路径（clinical pathway，CP）是由临床医师、护士及其他临床专业技术人员共同合作为服务对象制订的标准化诊疗护理工作模式，同时也是一种新的医疗护理质量管理法。

（一）临床路径的实施

1. 准备阶段　成立临床路径实施小组；收集资料；分析和确定实施临床路径的病种或手术，原则上选择发病率高、医疗费用高、手术或处置差异小、住院时间长的病种。

2. 制订临床路径　主要采用流程图描述各个临床工作流程：①确定各个临床工作过程的合理时间，尽量缩短各个工作流程时间；②明确划分医务人员的责任和权限；③尽量减少不同医务人员之间的诊疗差异；④减少不必要的实验室诊断和流程；⑤降低医疗成本和其他服务、管理成本，提高医疗服务质量。

3. 实施临床路径　严格按照临床路径有计划、有目的、循序渐进地规范诊疗行为。

4. 临床路径的检测评价与持续改进　通过持续收集临床路径实施过程中的信息资料，动态地检测实施情况，对临床路径的科学性、合理性和有效性进行验证。并定期考核单病种的入院人数、平均住院天数（术前平均住院日）、费用构成、治疗效果、病人满意度等指标，进行效果评价，发现偏离标准时及时修改。临床路径作为一种新的医疗护理质量管理方法，同样符合管理学的一般规律，在实践中需要根据 PDCA 循环的原理，对临床路径进行不断的持续改进。达到以最小的成本，为病人提供最佳和最合理的服务，获得最优良的效果。

> **知识拓展**
>
> 20世纪60年代，美国人均医疗费用为每年80美元，到了20世纪80年代末，人均医疗费用上涨到每年1710美元，增加了20倍之多。美国政府为了遏制医疗费用的不断上涨，提高卫生资源的利用率，于1983年10月1日以法律的形式确定了"诊断相关分类为付款基础的定额预付款制（DRGs-PPS）"。即同一种诊断相关分类（DRGs）病人均按同样的标准付费，与医院实际的服务成本无关。如此，医院只有在所提供服务花费的成本低于 DRGs-PPS 的标准时，才能盈利。在这样的背景下，1985年，美国马萨诸塞州波士顿新英格兰医疗中心（The New England Medical Center，NEMC）的护士 Karen Zander 第一个运用临床路径，这种方法被证实既可缩短住院天数，节约护理费用，又可以达到预期的治疗效果。此后，该模式受到了美国医学界的高度重视，并逐步得到应用和推广，后来人们将这种模式称为临床路径。

（二）实施临床护理路径的意义和作用

临床护理路径（clinical pathway for nursing，CNP）是病人在住院期间的护理模式，是针对特定的患者群体，以时间为横轴，以入院指导、接诊时诊断、检查、用药、治疗、护理、饮食指导、活动、教育、出院计划等护理手段为纵轴，制成一个日程计划表，对何时做哪项检查、治疗及护理，病情达到何种程度，何时出院等目标进行详细的描述说明与记录。护理工作不再是盲目机械地执行医嘱或等医生指示后才为病人实施治疗护理，而是有计划、有预见性地进行护理工作。病人亦了解自己的护理计划目标，主动参与护理过程，增强病人自我护理意识和能力，达到最佳护理效果，护患双方相互促进，形成主动护理与主动参与相结合的护理工作模式。

三、循证管理

（一）循证管理概述

管理大师卢梭（Rousseau）对循证管理的定义："循证管理是指将建立在最佳科学证据之上的科学管理原理转化为组织行为。通过循证管理，管理者成为了专家，他们做出的组织决策是基于充分的社会科学和组织行为研究成果之上的。使专业决策从基于个人偏好和不系统的经验转变为基于最佳科学证据，这将成为一个时代的思潮。"通过收集、总结、分析和应用最佳、最合适的科学证据来进行管理，即根据目前最好的管理科学的证据，结合企业或组织的实际情况，对组织结构、资源分配、运作流程、质量体系和成本运营等做出决策，通过实践，产生新的证据，总结经验，修正管理方式，再实践，不断提高管理效率的过程。

（二）循证医学

牛津大学的流行病学家戴维·萨基特（David Sackett）作为循证医学的创立者之一，他把循证医学（evidence-based medicine，EBM）定义为"慎重、准确和明智地应用当前所能获得的最好的研究依据，同时结合医生的个人专业技能和多年临床经验，考虑病人的价值和愿望，将三者完美地结合制订出病人的治疗措施"。1994年，萨基特在牛津创办了世界上第一个循证医学中心；1997年，萨基特又出版了第一本循证医学专著《循证医学：实践和教学》（*Evidence-Based Medicine: How to Practice and Teach*）。从此，循证医学开始在全球传播，并得到医学界的高度认同。其核心思想：任何医疗决策的确定都应基于客观的临床科学研究依据。循证医学的实施步骤：①从病人存在的问题提出临床面临的要解决的问题。②收集有关问题的资料。③评价这些资料的真实性和有用性。④在临床上实施这些有用的结果。⑤进行后效评价。

（三）循证护理

受循证医学思想的影响和启发，循证护理（evidence-based nursing，EBN）悄然兴起并得以迅速发展，尤其是在英国、加拿大和美国，遵循证据的观念被不少护士所接受，循证护理研究得以相继开展，循证护理实践不断地被尝试。1996年，英国约克大学成立了全球第一个循证护理中心（NHSCRD）。1998年，英国创办了《循证护理》杂志。在我国，四川大学华西医院于1999年首先开始对护理人员进行循证实践的相关培训，并将循证护理的方法应用于临床实践。复旦大学护理学院于2004年11月成立国内第一个循证护理中心，致力于推广循证护理实践，进行证据转化、证据传播、证据应用，翻译并传播"最佳护理实践临床指南"，以推动我国临床护理实践的发展。

循证护理：护理人员在计划其护理活动过程中审慎（conscientious）、明确（explicit）、明智地（judicious）将科研结论与临床经验、病人愿望相结合，获取证据作为临床护理决策的依据。循证护理的四个管理过程是循证问题、循证支持、循证观察、循证应用。

1. 循证问题　包括实践问题和理论问题。实践问题指由护理实践提出的对护理行为模式的疑问。如静脉留置针的封管使用肝素好，还是使用生理盐水好。理论问题是指与实践有关的前瞻性的理论发展。通常这两方面难以截然区分。

2. 循证支持　针对问题进行实证文献检索，得到与临床、经济、决策制订相关的证据。

可作为循证实证的有循证医疗中心和权威组织提供的文件系统评价、国家护理临床指南、仪器制造商的建议、护理专家的意见等。其中，来自严谨的随机对照试验的系统评价的可信度级别最高，而专家的经验意见的级别最低。

3. 循证观察 设计合适的观察方法，并在小范围内实施试图改变的实践模式，如临床研究、特殊人群的实验性调查、模式改变后的影响和稳定性的调查、新护理产品的评估、病人和护理人员问卷调查等。

4. 循证应用 在循证支持和循证观察所获得的信息基础上，对所要改变的护理干预或行为进行批判性的分析，如"是否是最佳的护理行为方式？它基于什么证据"。

四、六西格玛管理

六西格玛（six sigma）又称 6σ。六西格玛管理是通过对过程持续的突破性改进，不断提高顾客的满意程度，持续地降低成本来提升组织的赢利能力和竞争水平。其核心理念是以"最高的质量、最快的速度、最低的价格"向顾客提供产品和服务。六西格玛管理专家罗纳德·斯尼（Ronald Snee）评价六西格玛管理是"寻求同时增加顾客满意和企业经济增长的经营战略途径"。

（一）六西格玛的内涵

"σ"是一个希腊字母，在统计学中称为标准差，用来描述正态数据的离散程度，在质量管理领域，用来表示质量控制水平，象征单位缺陷或错误的概率性。σ越大，发生错误或缺陷就越小。一般企业的瑕疵率是 $3\sigma \sim 4\sigma$，以 4σ 而言，相当于每 100 万个机会里，有6210 次误差。如果企业不断追求品质改进，达到 6σ 的程度，绩效就几近于完美地达成顾客要求，在 100 万个机会里，只找得出 3.4 个瑕疵，即达到 99.9997% 的合格率。这几乎趋近于人们追求的最为完美的境界。

（二）六西格玛管理的基本原则

1. 高度关注顾客需求 六西格玛管理关注影响顾客满意的所有方面。六西格玛管理的绩效评估首先是从顾客开始的，其改进的程度用对顾客的满意度和价值的影响来衡量。6σ 质量代表了极高的对顾客要求的符合性和极低的缺陷率。它把顾客的期望作为目标，并且不断超越这种期望。

2. 高度依赖统计数据 统计数据是六西格玛管理的重要工具，所有的生产表现、执行能力等都量化为具体的数据，成果一目了然，使管理成为一种可测量、数字化的科学。决策者可以从各种统计报表中找出问题所在，真实掌握产品不合格情况和顾客抱怨情况等，而改善成果，如成本节约、利润增加等，也都以统计为依据。

3. 重视改进生产流程 传统的质量管理理论和方法往往侧重结果。六西格玛管理将重点放在生产缺陷的根本原因上，认为质量是靠流程的优化而不是通过严格地对最终产品的检验来实现的。企业应该把资源放在认识、改善和控制原因上，而不是放在质量检查、售后服务等活动上。

4. 有预见的积极主动管理 六西格玛管理主张在问题发生之前积极采取措施预防问题的发生，而不是事后救火式的处理和被动应付。

5. 倡导无界限合作 六西格玛管理扩展了合作的机会，当人们确实认识到流程改进对于提高产品品质的重要性时，就会意识到在工作流程中各个部门、各个环节的相互依赖性，加强部门之间、上下环节之间的合作和配合。

（三）六西格玛管理的实施程序

1. 辨别核心流程 是对创造顾客价值最为重要的部门或者作业环节，如吸引顾客、订货管理、装货、顾客服务与支持、开发新产品或者新服务、开票收款流程等，它们直接关系顾客的满意程度。①界定业务流程的关键输出物和顾客对象：在这一过程中，应尽可能避免将太多的项目和工作成果堆到"输出物"栏目下，以免掩盖主要内容，抓不住工作重点。对于关键顾客，并不一定是企业外部顾客，对于某一流程来说，其关键顾客可能是下一个流程，如产品开发流程的关键顾客是生产流程。②绘制核心流程图：在辨明核心流程的主要活动的基础上，将核心流程的主要活动绘制成流程图，使整个流程一目了然。

2. 定义客户需求 ①收集顾客数据，制订顾客反馈战略：缺乏对顾客需求的清晰了解，是无法成功实施六西格玛管理的。即使是内部的辅助部门，如人力资源部，也必须清楚了解其内部顾客——企业员工的需求状况。②制订绩效指标及需求说明：顾客的需求包括产品需求、服务需求或是两者的综合。对不同的需求，应分别制订绩效指标。③分析顾客各种不同的需求并对其进行排序：确认哪些是顾客的基本需求，这些需求必须予以满足，否则顾客绝对不会产生满意感；哪些是顾客的可变需求，在这类需求上做得越好，顾客的评价等级就越高；哪些是顾客的潜在需求，如果产品或服务的某些特征超出了顾客的期望值，则顾客会处于喜出望外的状态。

3. 针对顾客需求并评估当前行为绩效 ①选择评估指标：评估指标具有可获得性，数据可以取得，及这些指标是有价值的，为顾客所关心。②对评估指标进行可操作性的界定，避免产生误解。③确定评估指标的资料来源。④准备收集资料，对于需要通过抽样调查来进行绩效评估的，需要制订样本抽样方案。⑤实施绩效评估，并检测评估结果的准确性，确定其是否有价值。⑥通过对评估结果所反映出来的误差进行分析，识别可能的改进机会。

4. 实施流程改进六西格玛管理 管理的魅力不仅在于它强调了测量对于管理的意义，还在于它包含了一套科学严谨的流程改进模式，即 DMAIC 模式。

（1）定义（define）：定义阶段主要是明确问题、目标和流程，是六西格玛管理的起点，也是至关重要的第一步。

（2）测量（measure）：识别并量化顾客的关键要求，收集数据，缩小问题的范围，找到导致问题产生的关键原因，明确核心问题。

（3）分析（analyze）：利用统计学方法，对整个系统进行分析，找出影响质量的关键问题。

（4）改进（improve）：针对关键问题确立最佳改进方案，并付诸实施。实施六西格玛改进，可以是对原有流程进行局部的改进；在原有流程问题较多或惰性较大的情况下，也可以重新进行流程设计，推出新的业务流程。

（5）控制（control）：使改进后的过程程序化，并通过有效的检测方法保持过程改进的成果。控制是六西格玛能长期改善品质与成本的关键。

五、品管圈活动

品管圈（quality control circle，QCC）是由同一个工作场所的人（5～12人）为了解决问题，提升工作绩效，自动自发地组成一个团队（圈），团队成员分工合作，应用品质管理（quality management，QC）的手法工具，进行各种分析，解决工作场所的问题以达到改善业绩的目标。

以往的管理方式大都是"由上而下"的行政命令，而品管圈活动则是"自下而上"的管理，每位员工都能得到参与决策的机会。采用此类"自主管理"与"人性化管理"的方式，给予员工自主与尊重，加强与员工的沟通，倾听他们的意见及想法，由他们提出或制订对自己约束与管理的方法，然后督促他们去执行，反而较容易获得员工的认同与配合。

六、追踪方法学

追踪方法学（tracer methodology）是一种过程管理的方法学，是对病人在整个医疗系统内获得的诊疗、护理和服务经历进行追踪的方法。追踪方法学强调的是现场的评估，即在医院评审现场调查过程中，评价者通过收集各种来源的数据，分辨优先关注流程，从而聚焦于医院的重要区域以开展评价，追踪病人的治疗、护理及服务经历。同时追踪方法学检查可以让调查者从病人角度"看"医疗服务，并进行分析，提出医疗过程中存在的问题及改进方法。追踪方法学包括个案追踪和系统追踪。

1. 个案追踪 评审委员抽样选定一位病人，追踪病人住院的所有过程，审查跨科及跨部门之间的护理、服务、沟通及协调。

2. 系统追踪 评审专家在个案追踪过程中，一旦在某环节发现了问题，就会转入系统追踪，从中找出问题是某个人的问题，还是系统和组织的问题，系统追踪着重系统的风险管理。

第四节　护理质量评价与持续改进

医院质量管理评价是医院按照一定的质量管理体系或质量管理规范的要求与自身的质量管理工作进行对比，以确定其质量管理体系和质量是否符合标准。

一、护理质量评价标准

（一）ISO9000 质量认证

我国医疗行业在20世纪90年代末期引入ISO9000质量认证服务。但其标准中没有针对医院医疗服务质量的标准，主要侧重于机构内部质量体系和质量过程的规范，对于医疗服务行业的一些关键需要，如病人权益保护、医疗安全控制、医疗风险管理等特殊要求尚无法进行规范和要求。

（二）JCI 医院评审标准

JCI（Joint Commission International）是联合委员会国际部的简称，创建于1998年，是美国医疗机构认证联合委员会（Joint Commission on Accreditation of Healthcare Organizations，JCAHO）的国际部，也是世界卫生组织（WHO）认可的全球评估医院质量的权威评审机构。

JCI 认证是医院实现质量管理和改进的一种有效手段，属于国际医院质量评审方法。

JCAHO 的评审结果被公众广泛认可，有着良好的社会信誉。1998 年，JCAHO 成立了 JCI，制定了针对世界上不同国家通用的《JCI 医院评审标准》。

《JCI 医院评审标准（第 4 版）》于 2011 年 1 月正式生效。新版《JCI 医院评审标准》包括整套的标准、每条标准的含义，以及评估是否达到各项标准的衡量要素。JCI 评审分 4 个步骤：现场考察、资料汇总、计算评分、做出决定。JCI 评审结果分为评审通过或评审否定。JCI 评审合格证书有效期为 3 年。

（三）医院管理评价指南

卫生部于 2005 年颁发了《医院管理评价指南（试行）》，2008 年卫生部进一步颁发了《医院管理指南（2008 版）》。《医院管理指南（2008 版）》是建立我国医院管理评价体系的重要基础，此后，在总结我国第一周期医院评审和医院管理年活动等各种经验的基础上，卫生部印发了《三级综合医院评审标准（2011 年版）》（卫医管发〔2011〕33 号），为指导医院加强日常管理与持续质量改进，以及各级卫生行政部门加强行业监管与评审工作提供了依据。

二、护理质量评价内容与方法

（一）要素质量评价

要素质量评价是以构成护理服务要素质量基本内容的各个方面为导向所进行的评价。包括组织结构、物资实施、资源和仪器设备及护理人员的素质。具体表现在以下几个方面：

1. 环境 病房结构布局是否合理，患者所处环境是否安全、清洁、舒适。

2. 护理人员 工作安排、人员素质和业务技术水平是否合乎标准，是否选择恰当的护理工作方法，管理者的组织协调是否合理等。

3. 与护理工作相关的器械、设备的使用和维护情况 是否处于正常的工作状态，包括药品、物品基数及保持情况。

4. 患者情况 护士是否掌握患者的病情，制订的护理计划和采取的护理措施是否有效，患者的生理、心理、社会的健康是否得到照顾。

5. 其他 护理文书是否完整，医院规章制度是否落实，后勤保障工作是否到位等，以要素质量为导向的评价方法有现场检查、考核，问卷调查，查阅资料等。

（二）环节质量评价

环节质量评价即护理过程评价。评价护士护理行为活动的过程是否达到质量要求，可按护理工作的功能和护理程序评价。具体包括 7 个方面：正确执行医嘱；病情观察及治疗结果反应观测；对病人的管理；对参与护理工作的其他部门和人员的沟通和管理；护理报告和记录的情况；应用和贯彻护理程序的步骤和技巧；心理护理，健康教育，康复指导，身体和情感健康的促进等。环节质量的评价方法主要为现场检查、考核和资料分析。

（三）终末质量评价

终末质量评价即评价护理服务的最终结果，是对病人最终护理结果的评价，属于传统的事后评价。评价指标的主要特点是从病人的角度进行评价，常用指标包括住院天数、抢救成功率、年度护理差错发生率、出院病人对护理工作的满意度等。

终末评价的方法：①与病人直接沟通，这是获取病人满意度的最直接方式。②调查问卷，可通过信函、传真、电子邮件、网上调查、现场发放调查表等方式进行。③公开设立病人投诉热线电话、投诉意见箱等，广泛获取病人意见。

三、护理质量评价结果分析

护理质量评价结果的直接表现形式主要是各种数据，必须对这些数据进行统计分析才能判断护理质量。护理质量评价结果可根据收集数据的特性采用不同的方法进行分析，常用的方法有定性分析法和定量分析法两种。定性分析法包括调查表法、分层法、水平对比法、流程图法、亲和图法、头脑风暴法、因果分析图法、树图法和对策图法等。定量分析法包括排列图法、直方图法和散点图的相关分析等。

1. 调查表法 是用于系统收集、整理分析数据的统计表。通常有检查表、数据表和统计分析表等。如住院患者对护士工作满意度调查表属于检查表。表 8-1 是某医院某年第一季度住院患者对护理工作不满意项目统计分析表。

表 8-1 某医院某年第一季度住院患者对护理工作不满意项目

不合格项目	频数	频率（%）	累计频率（%）
病房环境卫生差	45	50.00	50.00
健康教育不到位	25	27.78	77.78
基础护理不落实	10	11.11	88.89
护士穿刺技术差	5	5.56	94.45
护士服务态度欠佳	3	3.33	97.78
其他	2	2.22	100.00
合计	90	100.00	—

2. 因果分析图法 是分析和表示某一结果（或现象）与其原因关系的一种工具。通过分层次地列出各种可能的原因，帮助人们识别与某种结果有关的真正原因，特别是关键原因，进而寻找解决问题的措施。

因果分析图因其形状像鱼刺，故又称鱼骨图，包括"原因"和"结果"两部分，原因部分又根据对质量问题造成影响的大小分为大原因、中原因、小原因。制作步骤：①明确要解决的质量问题。②召开专家及有关人员质量分析会。针对要解决的问题查找各种影响因素。③管理人员将影响质量的因素按大、中、小分类，依次用箭头标出。④判断真正影响质量问题的主要原因。

例如，某医院护理部分析手术感染率增加与护理工作的关系，找出各种原因，做出因果分析图（图 8-3）。

3. 直方图法 直方图法是预测质量好坏的一种常用的质量统计方法。用相同宽度的直条长短，表示几个相互独立组别的某指标数值的大小。通常横轴是几个独立的组别或事物，纵轴为某统计指标。直方图分单式直方图（图 8-4）和复式直方图（图 8-5）两种。

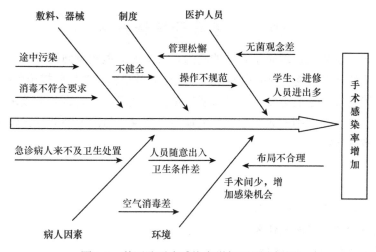

图 8-3 某医院手术感染率增加因果分析图

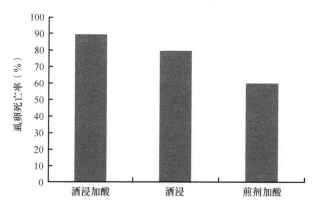

图 8-4 不同剂型百部灭虱卵效果

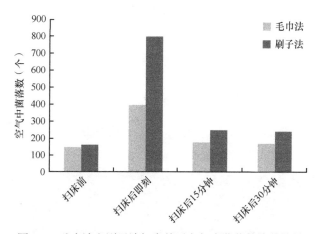

图 8-5 毛巾法和刷子法扫床前后空气中菌落数培养结果

注意事项:①纵轴刻度一般从零开始。②各直条宽度应相等,各条之间的间隙也应相等,间隙的宽度与直条的宽度相等或为直条宽度的1/2。③在复式直条图中,同一组的直条间不留空隙。

四、护理质量持续改进

持续改进护理质量是护理质量管理的精髓。在出现护理质量问题时，首先不是仅仅简单处理问题，而是分析问题出现的根本原因，采取有效措施，并检验措施效果，总结经验，形成规范，杜绝类似问题的再发生。更重要的是没有发现质量问题时的改进，主要是指主动寻求改进机会，主动识别病人有哪些新的期望和要求，与国内外同行比较中寻求改进方向和目标，并予以落实。

思考题

1. 质量的概念及其含义是什么？
2. 护理质量管理的概念是什么？
3. 护理质量管理的原则有哪些？
4. 准确阐述 PDCA 循环模式的方法与步骤。

第八章　知识思维导图

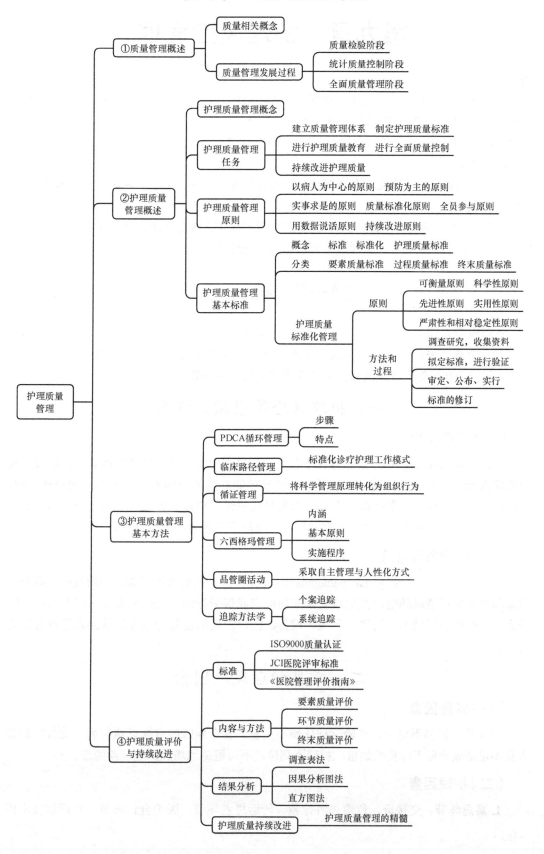

第九章 护理风险管理

【学习目标】

1. 知识目标 掌握护理风险、护理风险管理的概念；常见护理风险因素；护理不良事件的概念；职业暴露、职业性损伤、职业防护的概念。

2. 能力目标 能够有效运用护理风险管理知识点进行护理工作中的风险管理，并协助解决临床问题。

3. 素质目标 培养学生具备风险意识，做好职业防护保证自身生命安全及身体健康。

【学习建议】

参阅《管理学原理》《医院管理学》《护理管理学》等相关书籍，并可采用阅读、自学、课堂讨论、医院实践等形式，增加对护理管理理论的认识。

第一节 概 述

护理风险管理是护理管理的一项重要内容，也是高质量护理的根本要求。护理工作中的任何一个环节失误，都会直接或间接地危害病人的健康甚至生命，如何保证护理安全，发现风险隐患和降低护理风险系数是护理管理者的首要任务。

一、护理风险管理相关概念

（一）护理风险

护理风险（nursing risk）是指存在于整个护理过程中的不确定性危害因素，直接或间接导致病人死亡、损害和伤残事件的不确定性或可能发生的一切不安全事件。如护理事故、差错、缺陷、意外、并发症以及由上述因素导致的纠纷和诉讼等，与护理风险密切相关的风险事件均属于护理不良事件，具有难预测、难防范及后果严重等特点。

（二）护理风险管理

护理风险管理（nursing risk management）是指医院采取必要的措施以预防及降低意外伤害或药物误用所造成的财产损失或安全威胁的自我保护行为。具体地说是医院对患者、医务人员、医疗护理技术、药物、环境、设备、医疗护理制度与程序等风险因素进行管理的活动。

二、常见护理风险因素

（一）管理因素

风险管理机制不健全、风险管理体制不完善，安全保障制度缺乏执行力。此外，护理人员不足造成护理工作负荷加重、护理不到位，不可避免地增加护理风险隐患。

（二）护理因素

1. 高危环节 交接班、危重患者抢救、转运患者环节、医护合作环节、新药新技术应用等是引发护理风险的危险环节。

2. 高危人群 新护士、实习护士、进修护士、业务能力欠缺者、工作时情绪状况不良者、护患沟通障碍者均是引发护理风险的高危人群。

3. 高危意识 安全意识薄弱、主观意识过强、法治观念不强等是引发护理风险的危险意识。

4. 高发时段 危重病人抢救多、工作繁忙、交接班前后、夜间、节假日、人员不足等是引发护理风险的危险时段。

（三）病人因素

1. 高风险患者 病情危重、病情复杂、依从性差、擅自离院、长期卧床、意识不清、躁动不安、精神异常、年老病人等及婴幼儿、孕产妇等。

2. 个体因素 病人生理和心理的个体差异、文化差异、经济能力、受教育程度等因素都影响就医行为的决策，进而影响医疗的效果。

（四）医源性因素

医源性因素指因医务人员的言语、行为不当或过失给病人造成的不适感和不安全结果。

（五）医疗设备因素

医疗设备因素是指因医疗设备、器械因素影响医疗护理技术的有效发挥，而延误病人的诊断、治疗、护理、抢救。

（六）医院卫生学因素

医院卫生学因素指医院内感染、环境污染（包括消毒制剂、剧毒药品、化学试剂、放射性污染、废弃物等）导致病人和医务人员的健康受到损害。

三、护理风险管理的程序

护理风险管理是医疗风险管理的重要组成部分，包括护理风险识别、护理风险评估、护理风险控制和护理风险管理效果评价 4 个步骤。这 4 个步骤周而复始，构成了护理风险管理的周期循环过程。

（一）护理风险识别

护理风险识别是通过多种途径的调查研究发现护理工作过程中的风险因素，获得风险信息，确认风险的性质，分析产生护理风险的原因。护理服务过程中患者流动，设备运转、疾病的护理等都是一个动态的过程，因此护理风险的识别，实际上也是一个动态监测的过程。护理风险识别的方法有很多，常用的护理风险识别技术有 3 种：

1. 工作流程图法 包括综合流程图及高风险部分的详细流程图，由此全面分析各个环节可能发生的风险事件。呈报护理风险事件，正确收集相关信息。

2. 分析法 从多年积累的临床资料入手，分析和明确各类风险事件的易发部位、环节和人员等，全面掌握风险发生规律。

3. 调查法 设计专门调查表对关键人员进行调查，以尽可能全面掌握可能发生风险事件的信息。

在护理工作中可以把后两种方法结合运用，工作流程图法便于直观分析、全面综合，调查法有利于了解风险之所在，并且可以补充及完善工作流程图。

（二）护理风险评估

护理风险评估是在护理风险识别的基础上进行定量分析和描述，通过对这些资料和数据的处理，即对已明确的风险事件的可能性及可能造成损失的严重性进行评估，为采取相应的护理风险管理措施提供决策依据。风险管理重在预防，而预防工作则重在评估，所以风险评估是风险管理的关键。

目前，临床上普遍使用的护理评估量表，如压疮评估量表、跌倒评估量表等，对此类高风险病人进行评估，采取防范措施，能有效规避这类风险事件的发生。

（三）护理风险控制

护理风险控制是针对经过风险识别、风险评估之后的风险问题采取措施，是护理风险管理的核心。

（四）护理风险管理效果评价

护理风险管理效果评价主要是对护理风险管理手段的效益性和适用性进行分析、检查、评估和修正，为下一个周期提供更好的依据和决策。

第二节　不良事件申报管理

医疗不良事件（medical adverse events）是指非有意的伤害或并发症导致病人出院时的失能、死亡或住院时间延长，它是由医疗卫生处置而非病人的疾病过程所导致的。医疗不良事件可分为可预防的不良事件和不可预防的不良事件两种。

失能（disability）被定义为持续一段时间的功能障碍、永久性伤残或发生死亡的情况。

护理不良事件是指伤害事件并非由原有疾病所致，而是由于护理行为造成患者死亡、住院时间延长，或离院时仍带有某种程度的失能。一般泛指病人在住院期间发生的跌倒、烫伤、走失、误吸、窒息及其他护理意外事件。

一、护理不良事件申报的意义

（1）通过报告不良事件，及时发现潜在的不安全因素，可有效避免医疗差错与纠纷，保障病人安全。

（2）不良事件的全面报告，有利于发现医院安全系统存在的不足，提高医院系统安全水平，促进医院及时发现事故隐患，不断提高对错误的识别能力。

（3）不良事件报告后的信息共享，可以使相关人员能从他人的过失中吸取经验教训，以免重蹈覆辙。

二、不良事件报告系统的分类

（一）根据报告系统主体和适用范围分类

根据报告系统主体和适用范围不良事件报告系统分为外部报告系统和内部报告系统两

类。内部报告系统主要以个人为报告单位，由医院护理主管部门自行管理的报告系统。外部报告系统主要以医院护理主管部门为报告单位，由卫生行政部门或行业组织管理的报告系统。

（二）根据所报告事件强制性要求分类

根据所报告事件强制性要求不良事件报告系统分为强制报告系统和自愿报告系统。强制报告系统主要定义为严重的、可预防的护理差错和可以确定的不良事件，几乎所有医院的护理主管部门都制订了不良事件上报制度，以便有效地分析事件原因。自愿报告系统是强制报告系统的补充，要求和鼓励护理主管部门或个人自愿上报不良事件，更有助于发现组织系统的安全隐患，加强护理安全管理。

（三）根据所报事件的种类分类

分为不良治疗；意外事件；医患沟通事件；饮食、皮肤护理不良事件；不良辅助诊查、病人转运事件；管道护理不良事件；职业暴露；公共设施事件；医疗设备器械事件；供应室不良事件。

三、不良事件报告的管理

（一）医疗不良事件的等级划分

医疗不良事件按事件的严重程度分 4 个等级：

Ⅰ级事件（警告事件）：非预期的死亡或非疾病自然进展过程中造成永久性功能丧失。

Ⅱ级事件（不良后果事件）：在疾病医疗过程中是因诊疗活动而非疾病本身造成的病人机体与功能损害。

Ⅲ级事件（未造成后果事件）：虽然发生了错误事实，但未对病人机体与功能造成任何损害，或有轻微后果而不需任何处理可完全康复。

Ⅳ级事件（隐患事件）：由于及时发现错误，未形成事实。

（二）不良事件报告的原则

（1）Ⅰ级和Ⅱ级事件属于强制性报告范畴，报告原则应遵照国务院《医疗事故处理条例》（2013 年）、卫生部《重大医疗过失行为和医疗事故报告制度的规定》（卫医发〔2002〕206 号）。

（2）Ⅲ、Ⅳ级事件报告具有自愿性、保密性、非处罚性和公开性的特点。

1）自愿性：医院各科室、部门和个人有自愿参与（或退出）的权利，提供信息报告是报告人（部门）的自愿行为。

2）保密性：该制度对报告人以及报告中涉及的其他人和部门的信息完全保密。报告人可通过网络、信件等多种形式具名或匿名报告，相关职能部门将严格保密。

3）非处罚性：报告内容不作为对报告人或他人违章处罚的依据，也不作为对所涉及人员和部门处罚的依据。

4）公开性：医疗安全信息在院内通过相关职能部门公开和公示，分享医疗安全信息及其分析结果，用于医院和科室的质量持续改进。公开的内容仅限于事例的本身信息，不涉及报告人和被报告人的个人信息。

（三）不良事件报告的时限

早发现早报告，一般不良事件报告时间为 24～48 小时以内；严重不良事件或情况紧急者应在处理事件的同时先口头上报相关部门，事后在 24～48 小时内补填不良事件报告表。

（四）不良事件报告的奖惩措施

对主动、及时上报不良事件的人员和科室，将根据不良事件的具体情况给予免责、减轻处罚或奖励处理；凡发生严重不良事件但隐瞒不报的科室和个人，一经查实，根据事件具体情况给予当事科室和个人相应的行政及经济处罚。

第三节　护理职业性损伤及防护

护理人员在执行医疗护理活动中，因工作性质、工作环境的特殊性，常常暴露于各种现存的或潜在的危险因素中，容易造成突发性的或慢性的职业危害，成为职业暴露中的高危群体。加强护理职业防护的管理和教育，保护护理人力资源，是护理管理者的责任。

一、护理职业性损伤及防护的相关概念

职业暴露（occupational exposure）是指医疗卫生工作人员、实验室工作人员及有关监管人员在从事疾病的诊断、治疗、护理、预防、检验、管理工作过程中，暴露于含有人类免疫缺陷病毒（HIV）、乙型肝炎病毒（HBV）等的血液、体液和实验室的培养液等引起的危害。

护理职业性损伤（nursing occupational injuries）是指护理人员因职业危害导致的损伤及与工作有关的疾病。职业性损伤可以是轻微地影响健康，也可以是严重的损害，甚至导致严重的伤残或死亡。

护理职业防护（nursing occupational protection）是指在护理工作中采取多种有效措施，保护护士免受职业损伤因素的侵袭，或将其所受伤害降到最低。

护理人员职业性损伤的特点除了一般职业性损伤造成的特点外，还具有特殊危害性特点。如护理人员被感染，造成的损伤不仅危害护理人员自身身心健康，极有可能通过护理人员继续传播给其他患者，使护理人员成为医院感染的传染源。

二、职业性损伤的危险因素

（一）机械性损伤

1. 针刺伤　针刺伤是指一种由医疗利器如注射器针头、缝针、各种穿刺针、手术刀、剪刀等造成的意外伤害，造成受伤者出血的皮肤深部损伤。

2. 锐器伤和割伤　主要由于护理人员在日常工作中接触手术刀、剪刀、缝合针、安瓿玻璃等锐器所致。

针刺伤、锐器伤是护理人员最常见的职业损害，不仅引起皮肤黏膜损伤，更重要的是引起血源性疾病的传播。近年来经血液传播的传染病如艾滋病、各种肝炎等发病率呈上升趋势，因此器械伤所造成的职业暴露而引发血液感染和病毒感染的潜在威胁日趋严重，对

医务工作者的健康构成了极大的威胁。

（二）物理性损伤

1. 辐射伤　护士参与实施放射诊治病人的过程中，如不具备放射防护的知识，得不到很好的自我防护，易受损伤，造成白细胞减少、放射性疾病，甚至致癌、致畸等。

2. 负重伤　护理人员在日常工作中搬运病人、为病人翻身等都有可能导致腰背部疼痛、肌肉拉伤、脊柱损伤等，工作时长期站立还会导致下肢静脉曲张等职业病的发生。

3. 其他　日常消毒灭菌工作中的消毒因子，如紫外线、臭氧等，使用不当都可对人体造成危害，紫外线可引起紫外线眼炎或皮炎。高浓度臭氧吸入可引起气急、胸闷、肺水肿等。手术电刀使用不当可导致烫伤。此外还有噪声，噪声作为一种环境污染，能够对人体产生生理和心理影响，可引起内分泌、心血管和听觉系统的生理改变，并带来负面的心理影响。

（三）化学性损伤

1. 化学消毒剂　护士每天都要接触大量化学消毒剂，常用的有甲醛、戊二醛、环氧乙烷、过氧乙酸及含氯制剂等，对人体皮肤、黏膜、呼吸道、神经系统均有一定程度影响。

2. 细胞毒性药物　目前使用的抗肿瘤药物大多是细胞毒性药物，多数抗癌药物在杀伤或抑制癌细胞的同时使正常组织细胞也受到损害。医务人员尤其是护理人员在对病人进行治疗时直接或间接接触此类药物，日积月累会对身体造成不同程度的损伤，引起白细胞减少、致癌、致畸、致突变的危险。

（四）生物性损伤

医院是各种微生物聚集的场所，护士是医务人员中最容易接触病人血液、体液、呕吐物和排泄物的人群，若不注意个人防护，不仅造成自身感染，还有可能成为传播媒介，引发院内感染。经血液传播的疾病，特别是艾滋病、乙肝、丙肝是医护人员生物性职业危害的主要种类。

（五）心理社会性因素

由于护士工作长期面对病人、意外伤害及死亡，这些忧伤情绪都会影响护士的精神状况和生活态度。对护理服务要求的提高，加上恶性事件及酗酒、吸毒等社会问题，增加了护士工作的风险性和不确定性及工作紧张感。过度的压力会造成心理、生理上的损害，会导致与职业有关的疾病，如原发性高血压、消化性溃疡、血管紧张性头痛等。

（六）医务人员相关因素

医务人员相关因素包括医务人员的职业安全教育程度、个人防护意识、职业暴露的频率、防护措施、安全用具、预防接种等。

三、职业性损伤的防护

（一）机械性损伤的防护

1. 针刺伤的防范　①进行侵袭性操作过程中，要保证充足的光线。②禁止将使用后的针头重新套上针头套。③为不合作的病人进行动静脉穿刺或抽血时，可多人协助。④规范医疗垃圾的处理，按照医疗垃圾管理条例的规定进行分类收集和存放及处理，正确使用锐器盒，设置危险品的警示标志（黄色）。防刺破的锐器收集箱，被认为是最理想的减少锐器伤的方法，可使锐器伤降低 50%。⑤严格按照操作规程操作。⑥使用有安全性能的针具、器械。⑦被针刺伤后，及时正确处理伤口，上报不良事件。

被针刺伤时，应及时进行处理，立即用肥皂或流动水冲洗伤口 5 分钟，并由近心端向远心端挤出伤口的血液，禁止局部挤压，用消毒液（如 70% 乙醇溶液、0.2% ～ 0.5% 过氧乙酸、0.5% 碘伏等）消毒后包扎，并作 HIV、HBV 等检查及抗体复查，必要时进行预防接种，提高机体免疫力，并填写护理不良事件上报表。

2. 锐器伤和割伤的防护 ①禁止用手直接接触使用后的刀片等利器。②掰安瓿、撬瓶盖要使用正确的手法。③禁止徒手传递锐器。④手术及操作后要及时处理用物，使用过的刀片等锐器应及时、正确放入规定的利器盒内。

（二）物理性损伤的防护

1. 辐射伤的防护 ①加强教育，提高防护意识。②配备监测合格的防护用品，并定期监测其性能质量。③尽量减少与危险因子接触的机会和时间。④严格执行规范操作。

2. 负重伤的防护 ①搬运病人时，采用正确的姿势。②有效地使用搬运工具。③向意识清醒的病人做好解释，以便取得其配合。④超时静立时，变换站立姿势等。⑤提重物时，尽可能使重物靠近自己的身体，不要扭曲身体去提取重物。

3. 下肢静脉曲张的防护 ①尽量避免长时间的站或坐，适当进行下肢的伸展运动。②每天睡前抬高下肢一定时间，促进下肢血液循环。③穿弹力防护袜。

4. 紫外线辐射的防护 ①正确使用紫外线灯，达到消毒效果、预防辐射。②开紫外线灯后人即离开。③消毒过程中如进入消毒区域时，需关闭紫外线灯。④防止紫外线对人直接照射，监测时应戴防护眼镜及面罩。

（三）化学性损伤的防护

1. 化学消毒剂使用的防护 ①使用之前应仔细阅读说明书，明确注意事项。②按剂量使用量具配制，要求浓度准确。③配制和使用过程中室内要保持通风良好，定时换气。④配制过程必须戴防护手套、口罩，如大量配制应穿防水围裙，必要时佩戴防护眼镜、穿防护服。

2. 细胞毒性药物使用的防护 ①加强职业防护教育。②在生物安全操作柜内备药。③配制过程必须戴防护手套、口罩，如大量配制应穿防水围裙，必要时佩戴防护眼镜、穿防护服。④药液溅到皮肤等部位，立即用大量清水冲洗局部，药液溅到衣服上要及时更换。⑤药物处理中心化，集中配置、集中管理。⑥在妊娠和哺乳期避免直接接触化疗药物。⑦加强化疗废弃物的处理。

（四）生物性损伤的防护

1. 明确"标准预防"的概念 标准预防是指认为病人的血液、体液、分泌物、排泄物均具有传染性，需进行隔离，不论是否有明显的血迹，污染，是否接触非完整的皮肤与黏膜，接触上述物质者，必须采取预防措施，以预防疾病传至医务人员，又要预防医务人员传至病人。

2. 标准预防的基本特点 ①强调双向防护，即防止疾病从病人传至医务人员，又防止疾病从医务人员传至病人。②既要防止血源性疾病的传播，也要防止非血源性疾病的传播。③根据疾病的主要传播途径，采取相应的隔离措施，包括接触隔离、空气隔离和微粒隔离。

3. 标准预防措施　①预备要接触血液、体液、分泌物和排泄物时要戴手套。②接触不同病人时要换手套，脱手套后要洗手。③进行任何有血液或体液溅出的操作时，要加穿不透水的隔离衣、鞋套，加戴口罩、防护目镜或护面罩。

（1）洗手：目的是清除手上的病原微生物，切断通过手传播感染性疾病的途径，正确洗手方法可使细菌减少 $10^3CFU/cm^2$。手卫生，关系到医疗安全和医务人员的职业安全问题，我们应明确洗手指征，掌握正确的洗手方法，定期手卫生监测。

（2）使用必备的防护用具：①戴手套：研究表明有戴手套习惯的医务人员其皮肤黏膜被医疗器械损伤和直接接触病人血液的机会均明显小于不戴手套者，戴手套能减少皮肤接触血液次数，并且不增加皮肤损伤。②必要时戴口罩和防护镜、面罩，穿隔离衣："非典"期间，某省医护人员按照传染科医疗常规执行穿隔离衣，戴特制12层棉布口罩、手套、防护面罩等防护用具进行治疗和护理，这家医院无一人被传染。由此可见，实施正确防护的重要性。同时，医护人员应掌握防护用具的正确使用方法，特别要注意，口罩的正确使用和保存，戴摘口罩前要彻底洗手。

（3）正确处理、运送标本：使用带盖试管，接触标本时戴手套，标本送检使用密闭容器。

（4）环境控制：保证医院有安全的工作环境，医院有医用垃圾与生活垃圾分开存放、分别运输处理的规定和程序及其管理机构。对病房实施彻底清洁的基础上，定期消毒，如医用设备、床单位（床栏杆、床旁设备、轮椅、洗脸池、门把手）并保证该程序的落实。

（五）心理性损伤的防护

增强职业防护意识，加强管理。应在护理院校开设护士职业防护课程，培养护生的安全防护意识和方法。加强临床护士的防护培训，改变护士的不安全行为。同时管理者要关注护理人员的身心健康，教会护理人员应对外界压力的技巧。护理人员也要正确对待压力，积极采取适当的放松方法。还要锻炼好体质，增强抵御疾病的能力。

思考题

1. 护理风险、护理风险管理的概念是什么？
2. 简述常见护理风险因素。
3. 何谓护理不良事件？
4. 简述不良事件报告管理。
5. 何谓护理职业性损伤、职业防护？
6. 简述护理职业性损伤的危险因素。
7. 在护理工作中如何预防针刺伤？

第九章 知识思维导图

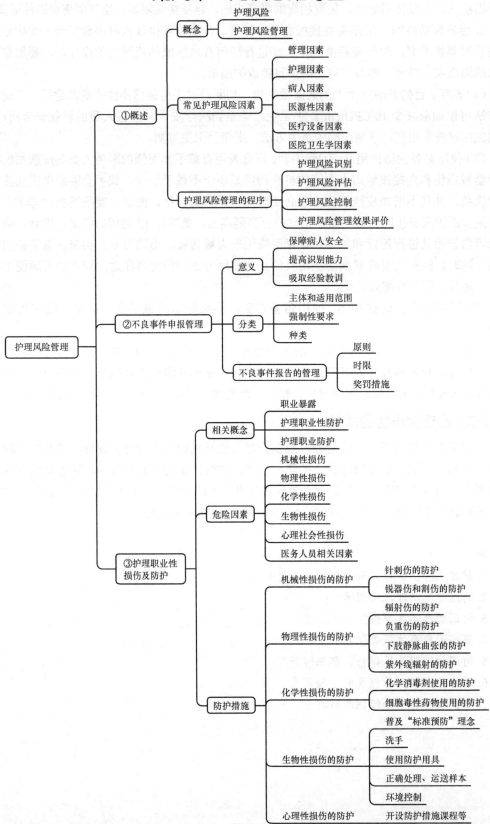

第十章 沟通与冲突

【学习目标】

1. 知识目标 掌握沟通的概念、影响沟通的因素及沟通方法、冲突的概念及处理策略。

2. 能力目标 能够运用所学沟通知识与身边同学、老师进行有效沟通。

3. 素质目标 学生能够认识到有效沟通与正确处理冲突对自己在校和今后工作中人际交往的重要性和必要性。

【学习建议】

阅读《医患冲突的沟通与解决》，学习沟通中的情绪与冲突管理；在实际工作中体会沟通的意义和作用。

第一节 沟 通

沟通是人与人之间、人与群体之间思想与感情的传递和反馈的过程。美国普林斯顿大学对 10 000 份人事档案进行分析后发现，一个人的成功 25% 靠智慧、专业水平和经验，75% 取决于沟通。良好的沟通技能决定管理质量、员工的士气和组织绩效。只有实现了有效沟通，你的思想才能为他人所理解，才能得到必要的信息，并获得他人的鼎力相助。

一、沟通的概念及其作用

（一）沟通的概念

对于沟通（communication）的释义，不同学家有不同的解释。《美国主管人员训练协会》把沟通解释为：它是人们进行的思想或情况交流，以此取得彼此的了解、信任及良好的人际关系。纽曼（Newman）和萨默（Summer）则把沟通解释为在两人或更多人之间进行的事实、思想、意见和情感等方面的交流。简言之，沟通是指人与人之间的信息传递与交流。这种信息的传递与交流由 3 个主要成分构成，即发出信息、传递信息和接受信息。理想的沟通是经过传递之后，信息接收者与信息发送者应能达成共识。

> **知识拓展**
>
> 管理者的最基本功能是发展和维系一个畅通的沟通管道。
>
> 管理就是沟通、沟通、再沟通。
>
> 管理者和被管理者之间的有效沟通是任何管理艺术的精髓。

（二）沟通的作用

1. 传递信息 沟通是信息传递的桥梁，通过沟通给组织中的人们提供必要的情报。例如，对新入职的护理人员，除了由人事部门介绍医院的规章制度外，作为直接主管的护理部还应不断地讲解和引导，使下级人员领会护理管理体系、工作环境、人员配置、护理工作长期规划及目前所开展的主要活动等，认识和明确他们所要完成的各项任务，便于很好地开展工作。上级应该主动去了解情况，与此同时，每个下级应理解上级的需要，经常向他的上级汇报情况，提高沟通效率。

2. 使决策更加合理有效 组织机构的决策过程是把情报信息转变为行动的过程。在决策过程中，由下而上的信息传输在各组织层次需要进行总结，由上而下地传输信息要考虑传输的时间、范围和方法。准确可靠而迅速地收集、处理、传递和使用情报信息是决策的基础。

3. 沟通是人际情感的基石 人有悲欢离合，情绪有起起落落。当一个人处于环境威胁甚至面临危机时，情感受挫，会对上司产生不满，与同事产生意见分歧，对组织目标持怀疑态度。沟通可以促使组织成员表达情感，满足心理需求，解除内心紧张。同时，上级主管通过沟通，将对下级所做的评价传达给下级，有利于下级了解自己在组织中的地位，了解上级对他们的看法和期望，在工作中加以改进。

4. 稳定思想，统一行动 一个人从入职开始直到退休，有效的沟通都是非常重要的。个人对自己的工作和工作环境知道得越多，就能工作得越好。沟通就是使员工对组织整个状况有所了解，并产生一个好的印象，同时，使员工了解组织内部政策、结构、岗位职责及质量标准等，在工作中能够达到步调一致。

知识拓展

闭环思维：指完成一项工作或者参加一件事情，不管执行效果如何，都要及时、认真给发起人反馈。

（1）如果别人发起了一件事，你不管做得如何，最后都要反馈到这个发起者。

（2）职场最没有前途的一种人，叫反馈黑洞。说白了就是那些凡事无交代，做事不沟通的人。

二、沟通的形式

（一）沟通的类型与手段

1. 沟通类型 人与人之间的沟通关系大致可分为以下 4 类：

（1）沟通双方彼此非常熟悉，进行沟通就很容易。

（2）自己了解对方，但对方对自己并不熟悉，沟通起来也还容易。

（3）对方熟悉自己的一切，但自己并不了解对方，进行沟通时不容易找到话题的切入点，不能很快进入主题。

（4）进行沟通的双方素昧平生，相互不了解，进行沟通就比较困难。

案例分享

带教老师在详细讲解如何操作分析一份数据后，交给实习同学并要求她两天内完成，如果有不明白的地方一定随时来询问。两天很快过去了，实习同学还没有来找老师交代任务完成情况。

第三天老师焦急地跑去询问："小李，数据统计完了吗？"

同学："昨天就做完了，老师。"

老师："那你昨天怎么不来找我交东西？"

同学："老师，你也没有急着要，我还打算今天给你说呢。"

老师："好的，那把东西拿来我看看。"

结果发现统计分析中出现了很多问题……

人与人之间的关系虽然复杂，但是沟通的过程却是相同的。不论是哪种类型的沟通关系，在进行沟通时都要经历发出信息—传递信息—接受信息的过程。

2. 沟通手段　随着电子设备的普及及应用，沟通双方可以是人与人的沟通，也可以是人与机的沟通，机与机之间的沟通。人与机沟通、机与机沟通主要是指通过电话、报纸、电视、收音机等设备进行的沟通。在护理管理中，人与人之间的沟通是最重要的沟通形式。

人与人之间的沟通过程有不同于其他沟通过程的特殊性：①沟通主要是通过语言来进行，包括口头语言和书面语言；②沟通的内容不仅有信息，还包括情感、思想、态度、观点的交流；③心理因素起重要作用，沟通的双方带有一定的动机和目的，交流的结果会改变人的行为；④沟通过程中会出现因信息传递的失真或错误，或由于人的知识、经历、职业、政治观点不同造成心理障碍所导致的特殊沟通障碍。

（二）沟通的形式

管理沟通可以按照媒介、方向或渠道等不同标准，分为不同的类型。以信息传递的媒介为标准，可以分为书面沟通、口头沟通和非语言沟通；按沟通的方向分类，可分为垂直沟通、平行沟通和斜向沟通；依据沟通的渠道不同，可以将其分为正式沟通和非正式沟通。

1. 书面沟通、口头沟通和非语言沟通　书面沟通是通过图表、文字的表达形式进行沟通。书面沟通传递的情报比口头情报更仔细，常常作为档案或参考资料保存下来。

口头沟通是指借助于口头语言实现的信息交流，是日常生活中最常采用的沟通形式。它包括口头汇报、讨论、会谈、演讲、电话联系等。口头沟通的优点是信息发出者能立即得到反馈，了解所发出的信息是否被正确理解，确定沟通是否成功。

非语言沟通是相对于语言沟通而言的，是指通过手势、动作、体态、语气语调、表情、空间距离等方式交流信息、进行沟通的过程。非语言沟通容易被人忽略，但往往能够反映人的真实思想感情。

2. 垂直沟通、平行沟通、斜向沟通　垂直沟通是指组织在高中低各管理结构层次之间进行的信息传递。它有上行沟通和下行沟通两种形式。上行沟通是指下属的意见、信息向上级反映，如病房每月提交护理部的护理工作月报表、护理人员考核结果等；下行沟通是组织中的上层领导按指挥系统从上而下的情报沟通，如护理部下发病房的工作计划、活动安排、各种评估表的使用要求等。

平行沟通是指组织中各平行部门或同一层次的人员之间的信息交流。目的是加强组织内各部门之间彼此了解和合作。平行沟通可以是本科室护士与护士之间的沟通，也可以是不同科室护士长之间的沟通，平行沟通由于有多人加入了沟通，因此速度一般较垂直沟通快。

斜向沟通系指组织内不同组织层级部门间或个人的沟通，它时常发生在职能部门和直线部门之间。如科室护士长与总务后勤部门的沟通；护士与药剂人员之间的沟通等。

3. 正式沟通与非正式沟通　正式沟通是指通过组织明文规定的渠道进行的与工作相关的信息传递和交流，它与组织的结构息息相关。如组织中上级的命令指示逐级向下传达，下级的情况逐级向上报告等。护理工作中的护士长例会、工作检查反馈会、护理小组活动报告会等都是正式沟通的一种形式。

正式沟通有 5 种典型的沟通网络，即链式、轮式、Y 式、圆周式和全通道式。正式沟通的优点是效果较好，比较严肃，有较强的约束力，易于保密，可以使信息沟通保持权威性。其缺点是由于依靠组织系统层层传递，速度较慢，比较刻板，不够灵活。因此，组织为顺利进行工作，必须要依赖非正式沟通以补充正式沟通的不足。

非正式沟通是在正式沟通渠道之外的信息交流和传递，它是以社会关系为基础的沟通方式。它不受组织的监督，自由选择沟通渠道，如护士之间私下交换意见，议论某人某事等。

非正式沟通的优点是沟通方便、内容广泛、方式灵活、速度快，而且在这种沟通中比较容易表露思想、情绪和动机，因而能提供一些正式沟通中难以获得的信息。非正式沟通的缺点主要是信息的真实性和可靠性欠缺，有时甚至会歪曲事实。

三、沟通的方法

沟通的方法是多种多样的，沟通的某些形式也是沟通的具体方法。同其他职能运用各种方法一样，沟通的方法也是随机选择、因人而定。最常用的沟通方法有发布指示、会议形式、个别交谈、建立沟通网络等。

（一）发布指示

1. 指示　指示有"指示"或"命令"的多重含义，隐含有从上级到下级的直线指挥关系，它要求下级在一定环境条件下工作或停止工作，带有强制性的意思。这种要求或指示关系是不能反过来的。如果下级拒绝执行指示或对指示执行不当，而上级不能够使用制裁手段时，今后上级的指示可能会失去作用。因此，在发布指示前应先广泛听取各方面意见，避免指令不恰当。

2. 指示的方式

（1）一般的或具体的：选择一般的还是具体的指示，主要由主管人员根据其对周围环境的预见能力以及下级的响应能力来决定。一般情况下，对环境的预见能力越强，下级的配合性越高，下达的指示越具体；相反，对实施指示的周围环境预见性差的情况下，大多采用一般的形式。

（2）书面的或口头的：决定指示采用书面的还是口头的形式时，应考虑上下级关系的维系时间、信任程度。上下级之间已经形成了良好的合作关系且这种关系将持续，上下级间的信任程度较高时，则不必进行书面指示。如果一项指示需要对所有的有关人员宣布，而且是重要的任务，书面指示是很有必要的。

（3）正式的或非正式的：指示选择正式的还是非正式的是一项艺术，要因人而异。下级认同指示的情况下可以采用非正式的方式，适当授权，激励他的积极性；下级对指示漠不关心或反对时，应积极沟通，了解其真实想法，并讲明指示的目的和对组织、个人的用处，进而采用正式的方式下达指示，当无法改变态度时，可以考虑将任务分配给他人。

（二）会议形式

从考查历史看，会议是最古老的沟通形式。随着历史的发展，人类已经步入了信息化时代，会议的形式也变得丰富多彩，如电视电话会议、卫星会议等，但这并不能取代面对面的会议。面对面会议可以提供人与人之间思想、情感交流的场所，通过会议可以集思广益，使与会者之间在意见交流后达成共识，更好地分工合作；通过会议可以为有意见分歧者提供陈述意见的机会，进而达成一致，使会议做出的决定成为一种约束力；通过会议还可以发现会前未注意到的问题，而认真地考虑和研究。

会议的类型要根据所召开会议要达成的目的和参加人员的不同而定。一般有全体会议、研讨会、论坛、工休座谈会议等形式。

1. 全体会议 顾名思义，就是全体人员参加的会议，如全院护士大会、全员职工大会等。全体会议的规模较大，会议内容需要相对较多的人知晓，属于自上而下指导性的会议。组织者会前应做好充分的准备，明确会议目的、时间、地点，应根据人数的多少选择合适的会议场所，制订准确的会议议程，预测可能出现的问题及对策。

2. 研讨会 研讨会是专门针对某一行业领域或某一具体讨论主题在集中场地进行研究、讨论交流的会议。由于是针对行业领域或独特的主题，通常专业性较强，不像全体大会那样人人都能了解和参与，因此研讨会通常由行业或专业人士参加，针对面较窄，参加会议人员数量不多。研讨会通常需要在正式的会议室举行，组织者应做好投影仪、音响话筒、白板等演讲所需设施的准备工作。在时间安排上，通常安排有多个参与者演讲发言，为保证交流效果，每场演讲发言的时间设定为30～45分钟，3小时以上的研讨会，需要安排茶歇或茶点时间。

3. 论坛 论坛是指一种高规格、有长期主办组织、多次召开的研讨会议。论坛的特点是针对某个专题性质的问题分组进行反复深入的讨论，一般由小组组长来主持，可以有许多听众。

4. 工休座谈会议 工休座谈会议是医院中会议的一种特殊形式，由医、护、患共同参与，每月召开一次，由护士长或科室主任主持。参加人员有病情允许的、能活动的病人及陪床者、科室主任或秘书、护士长及管床护士。工休座谈会议的主要内容：①向病人及陪护宣传住院规则及须知、探视陪护制度、卫生常识、有关疾病知识、住院期间应注意的事项等；②征求病人及陪护对医疗、护理工作的意见，以便提高护士素质和改善服务态度，提高护理质量；③征求病人及陪护对饮食的意见。

工休座谈会议要有会议记录，记录主持人、日期、会议内容、病人或陪护提出的意见、处理措施、结果，通过会议将病人及陪护反映的意见、要求，逐项答复、解决，解决不了的向有关领导及部门反映。

（三）个别交谈

个别交谈是管理中的一个主要工作形式，是指领导者用正式的或非正式的形式，在组织内或组织外同下属或同级人员进行的个别交谈。这种交流形式大部分建立在相互信任的基础上，可以敞开心扉、自由自在地进行，双方都感到有亲切感，可以表达真实的思想，提出不便在会议场合提出的问题，有利于统一思想，认清目标，体会各自的责任和义务。

在进行个别交谈时，作为交谈的主动方，要注意不要带有任何成见，不能先入为主，要耐心听取说话人的意见、想法，站在说话人的角度理解信息，用形象的比喻或手势、幽默的语言与表情，营造融洽的谈话气氛。在话题结束前不急于发表自己的看法，可适当地提问、复述，澄清易混淆的谈话内容，千方百计地从沟通中获取说话者所要表达的全部信息，在交谈结束时做出自己的判断。

在护理工作中汇报、报表、口头或书面调查访问等形式也可应用于护理沟通中，成为管理者了解下级工作情况及对现行制度、政策意见的一种途径。

（四）建立沟通网络

沟通网络实际上是对各种沟通形式的概括，指的是组织中两个或两个以上相互作用、相互依赖的个体，为了达到群体特定目标而组成的集合体，并在此集合体中进行交流的过程。美国心理学家莱维特（Levitt）把组织中常见的沟通网络归纳为以下 5 种，见图 10-1。

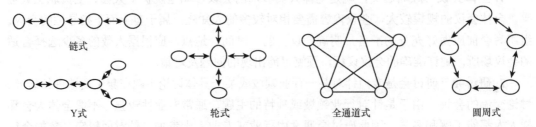

图 10-1　正式沟通的 5 种典型沟通网络

1. 链式　表示信息传递是逐级进行的，信息可由上而下传递，也可由下而上传递，就像一根链条一样环环相扣。这种信息沟通的特点是传递速度快；缺点是它没有横向联系，成员的满意程度低，只适合组织中主管人员与下级部属之间存在若干中间管理者。

2. 轮式　表示主管人员居中，分别与若干下级发生联系的沟通。这种沟通具有传递迅速、易控制、保密性强的优点，如果组织接受攻关任务，要求进行严密控制，则可采取这种方式。但是，由于缺乏联系，各下级成员之间互不了解，信息闭塞，成员满意程度低，不利于协作。

3. 圆周式　表示各成员之间依次联系沟通。这种沟通网络具有群体士气高、满意感强的特点，但信息传递速度慢，效率不高。

4. 全通道式　表示组织内每个人都可以与其他成员直接、自由地沟通，所有的成员都处于平等地位，并无中心人物，沟通渠道多，平均满意度高且差异小，成员士气高昂，易形成浓郁的合作气氛。对于解决复杂问题，增强组织合作精神，提高士气有很大的作用。但由于缺乏中心人物，没有权威，信息传递速度慢，容易造成混乱。

5. Y 式　是链式、轮式相结合的沟通方式，其中有一个成员位于沟通网络的中心，充当了沟通的媒介。这种沟通网络传递信息速度较快，可为主管人员分担工作，但是由于增加了中间环节，易导致信息失真，成员满意程度不高，尤其是多头领导，要求不一，不利于下级正常开展工作。

四、影响护理人员沟通的因素

一般来说，影响沟通的因素主要有语言、信息、时机、渠道、情绪等。护理人员在沟通过程中影响有效沟通的因素很多，既有来自沟通双方的个人因素，也受沟通的环境和情景影响。沟通过程中采用的沟通种类和技巧也是影响沟通不可忽视的因素之一。

1. 表达能力　不管信息如何传递，如果信息发出者传出的信息表达不清、隐晦难懂，或者措辞不当，可造成对方错误解读，导致沟通无效。如护士告知欠费病人缴纳医疗费用时，如果不清楚明白地告诉病人用药制度及用药流程，只是含糊其词地要求病人缴费，或者简单停药，就会给病人造成医护人员过度关注经济效益而不尽救死扶伤道义的错觉。

2. 知识水平　沟通双方的文化程度存在差异，使用的语言不同、对同一事物的理解不一致，都会影响沟通的效果。沟通中还应注意沟通对象的教育背景，对于文化程度差异悬殊的沟通对象，尽量使用通俗易懂的语言，避免因使用专业术语造成沟通障碍。

3. 社会背景　沟通双方的社会文化背景存在差异，如种族、民族、职业、社会阶层不同，造成了沟通成员的知识、经验、所从事的职业、对事物的看法不同，所以对同一信息可能有不同的看法和理解。

4. 沟通时机　信息传递者忽视了信息沟通中时间的意义，信息传递过早过晚、过快过慢都会影响沟通的效果。如护士长传达上级指令或找护士谈话时应避开护理工作的高峰期，寻找相对闲暇的时间进行；护士给病人做术后宣教，如果选择在病人刚入院就进行，病人很容易遗忘；选择在术后数日进行，会遗漏重要的注意事项。

5. 沟通渠道　信息发出者选择的沟通媒介不合适，如适合书面沟通的内容选择了口头传达，导致口头传达内容与文件不符，造成不良沟通；信息传递者过多，增加了中间环节，使信息在传递过程中丢失或改变；沟通方式也会对沟通效果造成影响。如因人手紧张，护士长计划改变排班模式，在征求意见阶段采用非正式沟通的方式能收集到护士更多信息，但是在正式施行时则应采用正式沟通的形式以利于护士更好配合和执行。

6. 情绪状态　情绪是影响沟通最常见的因素之一。交流包括信息和情感的交流，情绪本身也是信息的重要部分。沟通的任何一方如果处于情绪不稳定状态如压力、消沉、愤怒或兴奋时，都会出现词不达意，非语言行为过多，使沟通对方判断出现偏差，影响沟通的准确性。

7. 沟通技巧　不恰当地应用沟通技巧也会影响有效沟通。如病人跟责任护士诉说自己的不适时，护士一边忙着正在进行的工作一边"嗯，好的，我知道了"敷衍着，就会给病人一种不愿与之沟通的感觉而不想倾诉；此外，主观判断和匆忙下结论常常会使沟通中断；虚假、不恰当的安慰和欠诚恳的解释都会给沟通的对方一种敷衍了事、不负责任的感觉。

8. 其他因素　其他因素如物理因素、社会环境、个人因素、专业知识的掌握等均可影响信息沟通的准确性。

第二节　冲突与冲突管理

一、冲突的概念和基本特征

(一)概念及其认识观

1. 冲突的概念　冲突（conflict）是指群体内部个人与个人之间，个人与群体之间，或者群体与群体之间目标、认识或情感互不相容引起的对立或不一致的一种矛盾的表现形式。冲突是一种普遍的现象，它可能发生于人与人之间，人与群体之间，群体与群体之间，冲突可由于目标不一致、认识不相同、情感不相投等多个原因引起。冲突是双方意见的对立或不一致，有一定程度的相互作用，可表现为争吵、无理取闹、破坏及其暴力行为。冲突是双方都感知到的，如果冲突的一方没有意识到冲突，则常常认为冲突不存在。

知识拓展

美国管理协会一项调查表明：管理者平均花费 20% 的工作时间处理冲突。

在一项有关管理成功与 25 项技能和人格因素的关系研究中显示，唯有处理冲突的能力与管理的成功呈正相关。

在管理技能重要性的排名中，冲突管理位于决策、领导和沟通技能之前。

因此，管理冲突毫无疑问是管理者必须掌握的重要技能。

2. 对冲突的认识观点

（1）传统观点（20 世纪 30 ～ 40 年代）：这是冲突的早期观点，认为所有的冲突都是不良的、消极的，常常被作为暴乱、破坏、非理性的同义词，冲突是有害的，是应该避免的。

（2）人际关系观点（20 世纪 40 ～ 70 年代）：这种观点认为冲突是任何群体与生俱来、不可避免的结果，其性质并不一定是坏的，它可能对群体工作绩效产生积极影响，应该接纳冲突，使它的存在合理化。

（3）相互作用观点（20 世纪 70 年代以后）：这种观点代表当代思想，认为冲突不仅可以成为群体内的积极动力，某些冲突还是推动组织发展必不可少的因素。过于融洽、和平、安宁、合作的组织容易忽视变革的需要。这一观点不仅接受冲突的存在，而且鼓励管理者维持冲突的最低水平，使群体保持旺盛的生命力，有利于创新。

（二）冲突的分类及特征

根据不同的分类方法，冲突可以分为多种类型。根据冲突的范围界限，可以将冲突分为群体中个体与个体之间的冲突，群体与群体之间的冲突，个体与群体之间的冲突 3 种类型。在管理过程中，最主要的是根据冲突对组织工作绩效的影响，分为积极冲突和消极冲突。

1. 积极冲突 也称建设性冲突，是指一种支持组织或小组实现工作目标，对组织或小组工作绩效具有积极建设意义的冲突。积极冲突的特点是冲突的双方以争论的问题为中心来相互讨论，彼此愿意了解和听取对方的观点和意见，以讨论为主，对事不对人，目标一致，共同关心目标的实现。

2. 消极冲突 又称非建设性冲突、破坏性冲突，是指由于认识不一致或者资源和利益分配不均导致的人与人之间、人与群体之间或者群体与群体之间的争执甚至攻击行为。消极冲突的特点是冲突双方站在自己的立场各执一词，不愿听取甚至根本不听取对方的观点和意见，争论不再围绕问题展开，而是由对问题、观点的争论转为对人身的攻击。

二、冲突的发展阶段

一般而言，冲突的发展要经历 5 个阶段：潜在的对立阶段、被认识阶段、被感觉阶段、行为阶段和结果阶段。

1. 潜在的对立阶段 是冲突产生的萌芽阶段。这一阶段，冲突发生的因素已经存在，只是冲突双方或一方对冲突的存在还没有感知。随着环境的变化，潜在的冲突可以消失，也可以被激化。

2. 被认识阶段 在这个阶段，冲突双方至少有一方已经感觉到了冲突的存在，但还没有意识到冲突对自己造成实际的危害，如果及时采取措施，可以将未来可能爆发的冲突缓和下去。

3. 被感觉阶段 这一阶段，冲突已经对感知到的一方情绪上造成影响。感知到冲突的存在并不代表冲突就一定会发生，只有在个人体验到焦虑、紧张、挫败感或愤怒时，情绪会变得易激动或消极，消极情绪会导致过于简单地看待和处理问题，对对方的问题做出消极解释；激动易使人失去理智，变得言辞激烈使冲突爆发。对不公的待遇感到气愤，还是对需要进行的选择感到困惑，甚至采取行动，与当事人的个性、价值观等因素有关，不同人对冲突的感觉不同。

4. 行为阶段 随着个人情绪的介入，潜在的冲突以外显的形式表现出来。对于不同的冲突有不同的处理方式，即便是同样的冲突，不同的个人采取的措施也不尽相同。对冲突处理的方式是多种多样的，如语言对抗、直接攻击、抗争或使用暴力等，也会有逃避、妥协、合作等形式。对冲突的处理，集中体现了个人的处事方式和处事能力，也体现了个人的价值体系和对自己的认识。

5. 结果阶段 冲突的处理总会有结果。不同的处理方式会产生不同的结果。当冲突提高了决策质量，激发了创新与改革，调动了群体成员的兴趣与好奇心，促进了组织目标的实现，那么这种冲突是积极的，具有建设性；如果冲突双方置身于对立的意见中，造成敌对、紧张和焦虑，分散组织资源，使组织的凝聚力降低，阻碍组织或小组目标的实现，降低效率，那么这种冲突就是消极的，具有破坏性。

三、冲突处理策略及方法

积极冲突和消极冲突的划分不是绝对的，如果处理不当，积极冲突也可转化为消极冲突。在处理冲突之前，要评估冲突当事人的情况，预估和分析产生冲突的原因，选择合适的处理方式。合理解决消极冲突，保持组织内最低水平的积极冲突，提高管理的有效性是管理人员的责任。

（一）处理冲突策略

1. 竞争 指发生利益冲突时，冲突双方站在各自的利益上思考问题，采用争论、争吵或其他形式的对抗，各不相让，一定要分出是非曲直。其特征是冲突双方在冲突中都寻找自我利益而不考虑对他人的影响。竞争虽然考虑自己的利益大于对方的利益，但并不是在任何情况下采取竞争的方式都是不可取的，在面对那些既有重要性又有紧迫性的问题时，竞争策略十分必要并且行之有效。

2. 退让 是指在冲突发生时，只考虑对方的要求和利益，不考虑或牺牲自己的要求和利益，把对方的利益放在自己的利益之上。高度合作，不进攻，尽管自己有不同意见，但还是支持他人意见，为了维护相互关系牺牲自我。

3. 回避 是指冲突发生时既不合作，也不维护自身利益，采用漠不关心、冷处理的一种方式。当发生的冲突没有严重到损害组织的功能时，管理者可以采取这种方式处理冲突。此外，当解决冲突给组织带来的损失大于带来的利益时，采用回避的处理方式是明智的选择。或者冲突的双方情绪比较激动时，使用冷处理比较合适。

4. 妥协 妥协是指冲突双方都做出让步，让出一部分要求和利益，同时又保存一部分要求和利益，达成共同承担冲突问题协议。妥协没有明显的输家或赢家，是谈判的一个重要形式。

5. 协作 当冲突双方都愿意采纳他人的建议和主张，了解他人的观点，明确冲突的内在原因，在满足自己利益的同时也考虑到对方的需要，便会协商寻求对双方都有利的解决方式。协作方案被认为是互惠互利、双赢的方案，因此被认为是处理冲突的最佳方式。

（二）处理冲突的方法

处理组织内的冲突一般可选择结构法、谈判法、促进法。

1. 结构法 结构法是通过把冲突的各方进行分离来控制和减少冲突的直接表现。主要包括权威裁决法、组织调整法、工作轮换法。

（1）权威裁决法：是借助组织中拥有职位的人通过正式权威来解决冲突。这种方法的明显之处是简单、省力。如护理人员之间发生冲突，当冲突双方不能自行协商解决时，可以由领导职位的护士长或护理部主任协调解决。

（2）组织调整法：是通过拆离或缓冲等方式改变正式的组织结构和冲突双方的相互关系来控制和减少冲突。具体方法：①拆离法：管理人员直接通过组织设计减少各部门间的相互依赖；②缓冲法：缓冲法可分为以储备做缓冲、以联络员做缓冲、以调解部门做缓冲三种形式。

（3）工作轮换法：使互相冲突的岗位、人员相互轮换，以进行角色体验，加深彼此了解，改变造成冲突的态度和行为。

2. 谈判法 谈判有两种基本方法，即分配谈判和综合谈判。分配谈判是谈判的一方获得收益恰好是以另一方付出代价为前提，在进行分配谈判时，谈判方申诉各自的目标，试图使对手同意自己的具体目标点或尽可能接近它。综合谈判是为了寻求办法，满足双方的要求，构建长期的合作关系，达到双赢目的。

3. 促进法 促进法以缺乏"足够"的冲突为假设，通过提高冲突的等级和数量，使冲突明朗化，一般用于处理认识性冲突。

四、护理管理中的冲突

（一）护患之间的冲突

护患之间的冲突是指护士与病人（或家属）之间的冲突。是护患双方在护患关系的基础上形成的不协调的矛盾状态。护患冲突发生的原因有病人因素，也有护理方面的原因。有研究表明，在护患冲突中，病人的原因占38.89%。这与病人对医疗护理期望值过高、对护理工作的不理解有关。导致护患冲突的护理方面的原因有护理服务制度的不完善，护理人员未认真履行护理规章制度、操作规程，未按照职业道德要求为病人提供服务，或者法律意识淡薄，忽视了病人的权利等。此外，护理人员配备不足，工作不能细化，没有足够的时间与病人进行有效的沟通，也是造成病人与护士冲突的因素之一。

护理管理者应通过加强医德医风教育，增强护理人员的法治意识和主动服务的意识，规范服务行为，严格执行各项规章制度和操作流程，合理配置护理人员，减少或杜绝护患冲突的发生。

（二）医护之间的冲突

医护之间的冲突是指医生和护士之间的冲突。医生、护士是医院的主要组成部分，医护的密切合作对改善病人的健康状况，保障医疗质量，促进疾病恢复具有重要作用。医护发生冲突有工作性质不同的因素，也有个人情绪方面的因素，沟通不良也可以导致医护冲突的发生。护理管理者在处理医护冲突时，鼓励双方加强沟通，理解、尊重对方，给予对方支持和信任，注意与科主任共同合作，营造科室内的团队氛围。

（三）护护冲突

护护冲突是指护士与护士之间的冲突。包括护士与护士之间的各种不客气、不礼貌、对抗性的相互关系。护理人员朝夕相处，一旦发生冲突就会使个人陷入不安，产生焦虑，影响护士的身心健康，同时，增加差错发生概率。

首先，护护冲突发生的原因可能与医院中存在着不同的用人体制有关，如正式在编护士较合同制护士优越；合同制护士较助理护士优越。由于自我感觉的不平等，容易造成一些权力的滥用或分配不均。其次，护理人员不足，承担任务繁杂，压力过大会促使一些护士利用等级权力压制同事，形成不和谐的护理工作环境。最后，利益冲突如晋升、学习机会的不均等也容易引发内部矛盾。护理管理者应意识到护护冲突普遍存在，在解决冲突时不能将冲突的原因完全归咎于个人，应注意团队及团队文化建设，培养护士的同理心，在信任的基础上合理解决冲突。

案例分享

小林毕业于某大学护理学院，毕业后在一家综合性医院成为一名护士。她本以为可以和其他同事成为好朋友，共同合作把护理工作做好，但是工作一段时间后，她发现表面上和和气气的科室，人际关系并不和谐，自己也融不进"老员工"群体里。她经常被"老员工"安排做自己不愿意做的事情，由于她性格内向，平时不爱说话，"老员工"就认为她是在表达自己的不满。小林做事很细心，但不够快，有时就不能帮"老员工"干活，有些"老员工"就故意说她的风凉话："现在的年轻人呐，我们刚进来的时候那些老资格的护士说一我们不敢做二，哪像现在的年轻人，不爱干活，仗着自己学历高，一副自以为是的样子。"1年后，本来性格内向的小林因为长期的人际关系不和谐感到压抑苦闷，不得不向护士长递交辞职信。护士长看了辞职报告才了解小林的情况，后悔没有及早处理冲突，导致人才流失。

思考题

1. 如果你是一名护士，你认为在工作中怎样才能做到有效沟通？

2. 冲突是不是都是不可取的？如何正确看待冲突？

第十章　知识思维导图

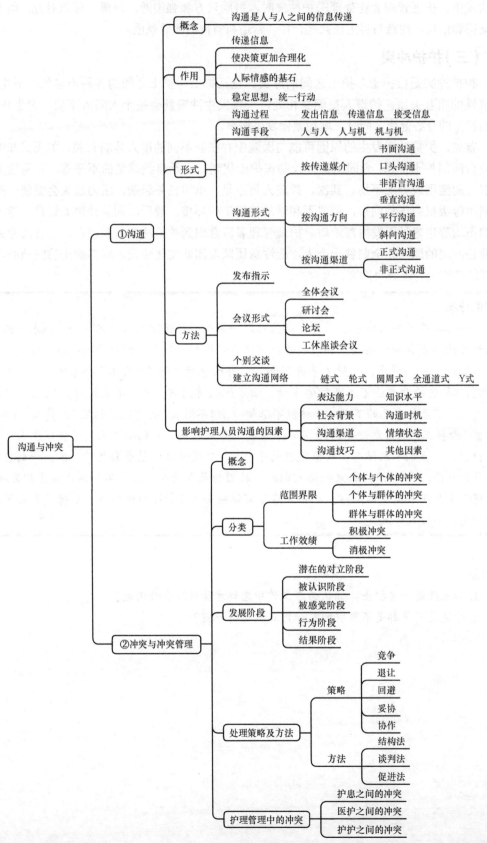

第十一章　临床护理教学管理

【学习目标】

1. 知识目标　掌握临床教学、临床护理教学的概念；熟悉临床护理教学的形式、方法、考核及评价。

2. 能力目标　能够遵守临床教学的形式、方法、考核及评价，增强护生的独立工作能力。

3. 素质目标　规范临床护理教学，培养具备专业知识和临床技能的高质量护理人员。同时，在实习过程中，培养护生热爱病人、热爱护理工作、尊敬师长的良好品质。

【学习建议】

参阅《教育学》《护理教育学》等知识资源，并采用阅读、讨论等方法辅助学习。

护理学是一门实践性很强的学科，临床护理教学是护理理论与实践联系的重要环节，是护生获得临床护理技能，成为合格护理人员的重要阶段，也是护理教育的重要组成部分，同时，也是现代医院护理管理的重要任务之一。因此，规范临床护理教学管理，提高临床护理教学质量，对培养高质量护理人员有着非常重要的作用。

第一节　概　述

一、概　念

（一）临床教学的概念

临床是指任何为人们提供健康服务的场所，它并不仅仅局限于"病人床边"的意思。在护理工作中，许多活动是在医院以外，如人们所在的家里、学校、工厂、康复中心等进行的。由于护理活动的场所不同，我们对护理服务对象的称呼也不同，只要有教师、护生和护理服务对象的场所都存在临床教学。Meleca 等将临床教学定义为：帮助护生将既往学到的基础知识与有关疾病的诊断、治疗及护理病人的操作技能相结合，并获得进入健康保健系统所必需的专业、技能、态度和行为。临床护理教学不仅能帮助护生学习和应用专业理论，而且还可以进一步丰富其临床实践。临床护理教学面临的是广泛的社会场所，护生在提高自身护理实践能力的同时，也将学到各种生活技能，如沟通技巧、照顾能力等。

（二）临床护理教学

临床护理教学是帮助护理学专业的护生将课堂上所学的专业知识和技术运用到为人提供护理服务之中，使之获得应有的专业技能、态度和行为的教学组织形式。

（三）临床护理教学的基本内容

临床护理教学是护理教学工作的重要部分，是护理教学中理论联系实践的重要过程，是培养合格护理人才的关键环节。护理专业的临床教学包括临床见习和毕业生产实习两部分内容。我国护理教育有研究生、本科、高职、中职等多个层次，教育层次不同，其教育目标和教学大纲也有所不同。临床教学内容应根据不同层次的教学大纲而确定，如中职教育主要是护理基础理论知识和基本操作技能培养，教育目标是培养实用型护理人员；高职教育侧重于急救技能、专科护理、整体护理能力，主要是为临床一线培养护理骨干；本科生、研究生教育则是培养临床护理能力、护理教学能力、护理管理能力和护理科研能力，使之成为全面的高级护理人才。

教学管理者在安排临床护理教学时应注意：

（1）全面合理：使专科理论知识学习和专业操作技能培养并重。

（2）教学方法多样化：根据学习内容特点采用讲授、专题讲座、查房、病例讨论等多种教学方法。

（3）相互渗透，融会贯通：临床护理教学中理论和技能的学习不是孤立的，而是相互联系、相互渗透的。理论指导技能操作，在操作时往往需要基础医学、心理学、管理学等知识进行指导。临床护理教学中要注重多学科知识的相互渗透，融会贯通，以培养护生发现问题、分析问题和解决问题的能力，从而提高护生的临床思维能力和综合素质；注意培养护生树立良好的职业道德、职业形象。

二、临床护理教学的特点

临床护理教学是在社会与临床实践中进行现场教学活动的形式，主要包括以下四个特点：

1. 协调性强　护理工作的可服务性决定了在实施治疗和护理的过程中，护士必须始终配合治疗的需要，努力为患者创造合适的环境和条件，使治疗和护理协调一致。

2. 严格性强　护理科学性要求护理工作要以医学和科学理论为指导，严格执行操作规程，严格执行医嘱，护士是否严格遵守护理制度，认真做好各项护理工作，准确无误。及时、准确，直接关系到医疗质量和患者的安全保障。

3. 灵活性强　护士在强调严格的护理伦理的同时，要灵活主动。特别是在一些特殊情况下，如抢救危重病人和临时安置急诊病人，不应被动等待医生的建议，他们应该灵活果断，主动承担一定的治疗和抢救任务。这是护士在特殊情况下的特殊道德要求。

4. 责任性强　在处理医生、护士和病人之间的关系，自觉履行职责的过程中，促进护士保持正确的姿势，达到医疗保健的目的，是护士的内在动力。其核心是协调医生、护士和病人之间的关系。

知识拓展

有时，去治愈；常常，去帮助；总是，在安慰。

三、临床护理教学目标

临床护理教学目标包括认知目标、技能目标及态度目标。

（一）认知目标

认知目标包括将课堂所学理论知识运用于为人提供具体的护理指导和服务，并在实践中验证和巩固理论知识，同时，将接触到的大量书本上没有的知识，通过临床学习，补充和更新自己已有的知识体系。也包括发现问题、解决问题，护生通过理论学习后，到临床上将面对大量有待解决的真实问题，如何发现问题，解决问题的能力是临床护理教学的重要目标。

（二）技能目标

护理学是一门实践性很强的学科，护生除了应具备丰富、扎实的护理专业理论知识外，还应具备熟练的护理操作技能。护理操作技能包括基础护理操作技能和专科护理操作技能。

（三）态度目标

护生在校学习的过程中，对护理学专业、护士角色已有了初步的理解和价值取向。进入临床阶段，护生对护理学专业、护士角色、职业发展会有更直接、深入的了解，临床护理教学应为护生树立专业的角色榜样，以促进护生形成正确的态度和价值观念。

第二节　临床护理教学管理与考核

一、临床护理教学组织制度

（一）建立健全临床护理教学管理系统

教学管理工作是连续不断的过程，具有系统性和持续性。临床实习管理的组织和实施是整个教学管理过程的一部分，由学校教务处/实训处（科）和实习医院护理部、实习科室护士长（教学组长）、临床带教老师共同组成三级临床护理教学管理体系。院校双方共同参加教学活动，定期研究教学工作，组织实施教学计划，完成临床护理教学管理任务。

（二）明确临床护理教学管理职责

1. 学校职责　学校教务处/实训处（科）应提前与实习医院联系，按护生的教育层次，将临床实习目标和要求、临床实习手册及实习人员名单提交给实习基地，以便实习基地制订临床实习带教计划。

2. 教学医院职责

（1）明确教学任务、制订带教计划：实习基地护理部在接受临床教学任务后，应根据护生的教育层次、学校的实习大纲，明确教学目标和任务，确定带教科室及带教老师，制订实习带教计划，统筹安排轮转科室和实习时间。实习轮转安排应尽量做到全面、公平，让每个护生都能到内科、外科、妇产科、儿科、急诊科和手术室实习。内科、外科实习时间以 8 ~ 10 周为宜；专科实习时间一般安排在 4 周左右。实习科室和时间的合理安排，有利于护生巩固理论知识和培养实际工作能力，避免面面俱到、走马观花、来去匆匆，这样护生虽接触病种较多，但每个病种的护理知识掌握不全面，影响护生实际工作能力的培养。

（2）明确教学工作职责，建立健全护理教学管理制度：临床护理教学质量高低直接关系到能否培养出合格的护理人员。护理部在思想上应重视临床护理教学工作，加强临床护理教学的组织领导，明确各级临床护理教师职责，带教工作流程，建立健全临床护理教学管理规章制度，如临床护理教师遴选制度、临床护理教学质量考评制度、实习护生管理制度等。定期与学校和实习科室联系，及时进行全面的检查、总结、反馈，并做好经验交流，共同提高临床护理教学质量。

二、临床护理带教人员管理

临床护理教师在临床护理教学过程中发挥着不可或缺的重要作用，他们不仅指导护生临床实践，帮助护生适应护理专业角色，而且通过临床教学中的传帮带等，言传身教地促使护生将所学的理论知识转化为直接为病人提供护理服务的实际工作能力，培养护生树立良好的职业道德和职业素质。临床护理教师素质的高低，是影响临床护理教学质量的关键因素。

（一）临床护理教师的基本素质要求

（1）热爱护理专业及护理教育工作，具有良好的医德医风，关心体贴服务对象，工作中能为人师表，以身作则。

（2）大专及大专以上学历，3年及3年以上临床工作经验，专业理论知识扎实，护理操作技术规范、熟练，有一定的人文社会科学知识。

（3）具有良好的沟通能力和表达能力，做到语言精练、口齿清晰、逻辑性强。

（4）有一定的组织管理能力。组织小讲座、教学查房，能协调好护生、教师、病人及其他工作人员之间的关系。

（5）具有临床思维能力，临床护理教师需要对教学实践中遇到的各类问题进行分析处理，开拓创新教学方法，引导护生深入思考，开展科学研究工作。

临床护理教师在整个实习过程中不仅是护生护理实践的指导者，同时也是护生效仿的榜样。国外一些研究报告指出，教师有下列行为因素将有碍于护生学习：①使护生有威胁感；②嘲笑讽刺护生；③行为傲慢；④轻视护生；⑤在其他人面前纠正护生的错误。因此，临床护理教学过程中，教师应克服对护生不利的行为表现，为护生创造良好的学习氛围，调动护生学习的积极性，提高临床护理教学效果。

（二）临床护理教师的培训

由于临床护理教学的复杂性，临床护理教师在带教的过程中扮演着多种角色，他们既是护理实践者，也是一个教育者，同时还是组织者、管理者和协调者。因此，临床护理教师对于临床护理教学质量起着举足轻重的作用，为培养一支高素质的临床护理教师队伍，临床护理教学管理中院校双方均应重视临床护理教师的选择与培养。基本的培训内容包括：

1. 教学意识和教学观念培养　树立以护生为主体，教师为主导的教学理念，培养全员教学意识，主动为护生提供学习机会，关爱护生，充分调动护生学习的积极性。

2. 教学能力培养　护理部或学校教务处/实训处（科）组织临床护理带教老师、护士长、教学组长集中进行培训，使之熟悉各层次教学目标、教学大纲、教学内容，避免对不同层次的护生使用同样的带教计划和教学模式。教师承担教学工作前，必须学习教育学、心理学和管理学的基本知识，且在考试合格后方能负责临床护理教学工作，以提高临床护理教师的综合素质及教学能力。

3. 临床知识和操作技能培养　采用专题讲座、专项训练或自学形式，学习临床护理的新技术、新知识，使临床护理教师了解护理专业发展新动态。组织专家讲授护理心理学、美学、社会学等人文知识，使教师开阔视野，创新思维。

4. 临床护理教学方法培训　临床护理教学面临复杂的学习环境，教师需要掌握多种带教方法。掌握小讲课、病例讨论和护理教学查房的要求和操作流程；熟悉不同实习阶段护生的心理变化和应对策略。教师在教学过程中能够动态地评估护生的学习态度和能力，并根据护生层次和学习中存在的问题，有针对性地制订教学计划，灵活运用各种教学方法，激发护生学习热情，培养护生勤动手、勤思考的习惯，不断提高临床思维能力和工作能力。

三、临床护理教学的形式

临床护理教学主要有临床见习和临床实习两种形式。

（一）临床见习

1. 概念　临床见习（clinical observation）：是指在理论学习期间，为了使护生加深课堂理论知识，与实践相结合而进行的一种教学形式。

2. 基本程序　包括见习前的准备和组织见习。临床见习是由院校各课程组根据教学大纲的要求进行统筹安排的，与见习医院教学管理组织沟通见习内容与要求，教学管理组织安排相关科室见习内容与要求，见习前 2～3 天学院教师或临床教师根据教学的要求，首先选择有典型症状和体征的病人，并与病人进行沟通，取得病人的同意与配合。学院教师要做好护生的组织工作，使护生了解见习的目的、内容、要求和注意事项。护生到临床见习时，带教老师一般先清点护生人数，查看护生着装是否符合职业规范；其次，讲解见习安排及注意事项；再次，实施见习，主要通过讲解、示教、床边提问、指导等方法进行。在实际教学中，上述方法交替应用；最后，进行总结与点评。临床见习以床边教学为主，重点要突出"见"，切忌脱离病人的讲课，避免大量重复理论课的内容和知识。

（二）临床实习

1. 概念　临床实习（clinical practice），又称生产实习或毕业实习，是指全部课堂教学完成后，集中时间对护生进行临床综合训练的一种教学形式。临床实习是护生将课堂上所学的基础知识与护理专业理论知识及操作技能相结合，并应用到临床护理实践的过程，是护生理论联系实际，培养临床思维能力和培养良好工作作风的重要阶段。

加强临床护理实习管理是确保教学质量，培养高质量护理毕业生的重要保证，也是医院护理管理的重要内容。学校教务处（科）与医院护理部应充分发挥计划、组织、领导、控制的管理职能，保证完成临床教学任务，提高临床教学质量。

2. 基本程序　包括学校和医院的安排。学校要建立实习基地（医院），制订实习大纲如目的要求、起止日期、实习科室等。医院要根据学校的实习大纲制订实习计划，包括岗前教育、实习轮转科室的安排、遴选带教老师、实习内容、专题讲座、小讲课、教学查房、出科考核（理论和技能）、出科鉴定及征求意见等。

护生进入临床实习后，院校教学管理部门和班主任应经常与实习基地保持联系，定期到各实习点了解护生实习情况，及时与实习基地有关部门沟通，并协助解决护生在实习中发生的问题。

案例分享

张晓光在某三级甲等医院开始了她的实习生涯。根据医院安排的轮转实习科室路径表，她分别在内科、外科、妇科、泌尿科、手术室、急诊等科室进行实习。在其中轮转的每个科室中，她都努力认真地向带教老师学习，严格遵守科室制度，按时参加护理查房，熟悉病人病情，能正确回答带教老师的提问，规范熟练地进行各项基础护理操作及专科护理操作，正确执行医嘱。在临床工作一线中，她深深体会到了医务人员的辛苦。为此，她实时确切地为病人做基本护理，耐心详尽地给病人介绍相关疾病知识。最终，经过 10 个月的实习经历，她被医院评为一名优秀的毕业实习生，与此同时，她的老师也被评为优秀的带教老师。

四、临床护理教学方法

临床护理教学方法包括带教制、床头交接班、护理小讲课、护理教学查房、专题讲座、反思学习法等。

（一）带教制

在实习期间，护生由一名带教老师进行指导的学习形式称为带教制。目前，提倡"一对一带教制"，即一名护生在一定的时间内由一位老师指导。在这种教学模式中，护生全程跟随带教老师一起工作，可全面了解临床护理工作及其内容，也有利于教师对护生提供个体化的指导，培养护生的专业素质。需要注意的是教师的选择。

（二）床头交接班

床头交接班是临床护理工作的重要内容和方法，是保证对病人连续观察及维护护理安全的保证制度，交接班质量的高低直接反映了护士的工作质量、业务水平和护理管理水平，通过床头交接班可以学会与病人的沟通，了解病人的病情，掌握专科护理的重点、难点等。

（三）护理小讲课

护理小讲课是指讲课题目小、细、具体，时间在 10 ~ 20 分钟，内容为护理理论与临床典型病例相结合，适当增加新知识、新技术和学科发展的介绍，不与理论简单重复，凸显专科护理的特色。

（四）护理教学查房

护理教学查房是护理查房的一种，是护理实践教学中有效的教学形式，是培养护生临床思维能力和临床实践能力的重要途径。护理教学查房是通过对典型病例中的具体问题进行系统讲解、示范操作、讨论分析、归纳总结等方法，使护生理论联系实际，巩固所学的临床护理知识，培养和锻炼护生的操作能力、观察能力、分析思维能力和临床实际工作能力的一种教学方法，是常用的临床护理教学方法。

1. 护理教学查房的基本要求 ①护理教学查房由临床带教老师、教学组长或护士长主持，全体实习护生、进修护士或低年资护士参加。②护理教学查房一般每周 1 次，每次查房时间以 1 ~ 1.5 小时为宜。每次查房后及时做好记录。③护理教学查房常选择典型病例，以常见病、多发病为主。④教学查房前教师应充分准备，护生应熟悉病人病情，复习有关理论知识,进行知识查新,做好准备工作,如护理病历、操作演示用物等。⑤要求用普通话。

2. 护理教学查房的形式与方法　护理教学查房根据查房者的能级、查房的目的、内容、组织形式不同,将护理教学查房分为以下几种:①由教学组长或带教老师组织的查房:一般为每周或隔周 1 次,以常见病、多发病为主。②由科护士长或护士长组织的护理教学查房:一般每月组织 1 次,以病情较复杂、护理问题较多的病例,或是开展新技术、新业务的病例为主。③由护理部组织的护理教学查房:每 2 ~ 3 个月 1 次,以病情复杂,有跨学科的护理问题,需各专科护理会诊和讨论的病例为主。通过教学查房达到示范和解决跨学科交叉存在护理问题的目的。④预告式护理教学查房:即事先将查房的内容告诉护生及其他参与者,要求复习查房病例相关知识,查阅有关资料,并了解该病种治疗、护理的新方法、新进展。通过查房收集病人的资料,评估病人的身心状况,以讨论的形式提出病人存在的护理问题并发表自己的观点、建议或方法。此类查房特点:气氛热烈、趣味性强、印象深刻,能使护生理论联系实际,有利于培养护生主动学习的兴趣和评判性思维的能力,是临床护理工作中最常采用的护理教学查房形式。⑤随机式护理教学查房:以临床护理工作中遇到的有教学意义的个案或罕见的个案为主,做到边查边问边讲地开展护理教学查房。查房的组织者往往是护士长或高年资带教老师,常常于晨交班后进行。该查房形式的特点是随机的,没有时间精心准备,这要求查房者具有丰厚的专业知识,能把握该病例的评估要点、常见的护理问题和主要的护理措施,满足护生的学习需求,培养护生灵活应用知识的能力、理论联系实际的能力和处理突发事件的应变能力等。

3. 护理教学查房的程序　①查房前的准备:查房者应评估护生的理论基础;明确本次查房的目的和重点;了解参加查房的人员。②查房者位置:查房者或带教老师、护士长或护理部人员站在病人右侧,责任护士、责任护生、主管护师、护师及护士、进修护士、实习护士等站在病人左侧。③查房者或指导者介绍查房目的和形式,主动向病人及其家属做介绍。④病情汇报:由主管床位的护生汇报病人病史,并按照护理程序的方法陈述该病例护理评估的重要资料、存在的主要护理问题、目前的治疗和护理措施等内容。⑤师生互动分析讨论:查房者查阅护理病历,并进行必要的体格检查或操作演示,然后按照以护生为主体、教师为主导、以问题为基础的原则,从疾病的概念、病理生理、临床表现、治疗原则及护理诊断、护理措施等知识进行分析讨论。讨论过程中,查房者/指导者应充分调动所有参加护理教学查房人员的积极性,通过提问或补充的方式,进行讨论、分析,进一步丰富查房内容。⑥总结评价:指导者围绕本病例实际情况,就护理病历书写是否准确、规范,护理评估内容是否全面、重点突出,护理问题是否恰当、符合依据,护理措施是否及时、切合实际等内容进行补充纠正;通过基本概念的渗透、临床推理的展示将临床护理基本理论、基本知识、基本技能、疾病的治疗护理的最新进展以及个人的学术思想融会贯通地进行分析讲解。让护生系统认识疾病,树立整体护理观,培养护生评判性思维能力、获取信息能力、信息管理能力及交流沟通能力。

4. 护理教学查房的意义

(1)有利于培养护生和带教老师的综合素质。护理教学查房中通过护理问题,展开讨论,能调动护生的学习兴趣,激发其主动探讨有关问题。通过讨论,培养护生发现问题、分析问题和解决问题的能力,锻炼护生的语言表达能力和心理应激能力。

(2)强化理论联系实践。查房中通过分析问题对相关知识进行引证、分析、讨论、解答,加深了护生对理论知识的理解，强化了记忆，拓宽了思路，达到了学以致用、活学活用的目的。

（3）能了解护生的知识掌握程度和应用知识的能力。在查房过程中，通过提问、讨论、解答问题，能直接了解护生的理论知识掌握程度、应用知识能力，以及分析问题和解决问题的能力，有利于培养具有创造性的护理人才。

（4）有助于提高临床护理教师的教学能力。护理教学查房较课堂讲授更能反映教师水平，也给教师提出了更高的要求。主持查房的教师除了要具备扎实的基础理论和专业理论、较强的语言表达和沟通技巧外，还必须具有丰富的临床经验和教学管理能力。护理教学查房的过程也是教师再学习、再认识、再提高的过程。

5. 护理教学查房的注意事项 ①查房前充分准备：主持查房的教师必须熟悉病例及其疾病知识，要注意与临床护理工作相结合的知识点。②护理教学查房选择相同病种的 1 ～ 2 个病人准备，以保证教学查房的实施。③护理教学查房要根据实习大纲及本病房病种特点选择典型的常见病、多发病病例。查房过程中要注意实行保护性医疗措施。④护理教学查房的重点在于培养护生发现问题、分析问题及解决问题的能力。查房的各个环节要体现互动，补充新知识、新进展。⑤汇报病史应简明扼要，讨论中用护理程序指导，实施整体护理观。语言清晰流畅、重点突出。⑥查房者/指导者要对护生的汇报进行适当点评分析。分析紧扣目标，结合病例的实际，展开要适度；补充介绍国内外的新进展、新观点；关键词要应用专业英语词汇；指导护生查找有关参考文献。⑦护理教学查房要体现人文关怀和良好的职业道德，查房前查房者要做自我介绍；查房中不能增加病人痛苦；查房后整理好病人衣被并表示感谢。

护理教学查房作为临床护理教学方法之一，它不仅反映了护生临床学习情况，同时也反映了临床护理教师教学水平及质量。成功的护理教学查房，既能促进护生主动学习、勤思考，又能帮助临床护理教师丰富、完善理论知识和提高教学能力，有利于教与学双方共同提高。

五、考核及评价

临床护理教学质量评价工作是临床护理教学管理的重要内容，是检验护生临床学习效果和临床护理教师教学水平的有效方法，也是不断提高临床护理教学质量的重要环节。临床护理教学质量评价应从护生和临床护理带教老师两方面进行检查和考评。

（一）对护生的检查和考核

护生的成绩是反映临床教学质量的标志，可通过平时抽查、出科考试、病人满意度调查等手段，了解护生的护理理论知识、护理操作技能和职业态度三方面情况。

1. 平时抽查 科室内平时考核主要是临床护理教师通过提问、护理教学查房、护理记录书写质量或平时工作情况来评价护生对专科理论知识和护理技术操作的掌握水平。

2. 出科考试 护生在每个轮转科室学习结束前，由科内带教老师根据专科疾病特点，组织全体护生进行专科理论知识和护理操作技能的出科考试。例如，OSCE 中的护生考试主要用来评估医学生、实习护士、临床医生及护士等的临床操作技能。

3. 工作态度 根据护生在工作中的学习态度、对病人服务的态度、与医务人员协作的态度等多方面进行评价。

知识拓展

　　OSCE（客观结构化临床考试）：概念始于 1975 年，由英国邓迪大学的哈登（R. M. Harden）博士提出。OSCE 是一种通过考试模拟临床情景来测试受试者临床能力的方法，考生在规定时间内完成对标准化患者的检查，并完成考官提出的一系列问题或任务。OSCE 并不是一种具体的考核方法，而是提供一种客观、有序、有组织的考核框架，并注重对知识、技能和态度的评估。

（二）对临床护理带教老师的检查评价

　　1. 定期召开护生联系会　每个月召开 1 次护生联系会，实习中期、后期向护生发放临床护理带教老师质量评价表，收集护生对临床护理教师的教学态度、带教能力的评价，以及教学计划实施的意见和建议，并推选出优秀的临床护理带教老师。

　　2. 教学资料检查　对各临床带教科室的临床教学任务书、教学计划及其实施记录、专题讲座教案、临床教学总结、护生出科考试试卷等教学档案资料进行检查，结合护生对临床护理教学的反馈意见进行综合评价，评选出优秀临床教学科室及教师，进行表彰，鼓励临床护理人员积极从事临床护理教学工作，不断提高临床护理教学质量。

思考题

　　1. 何谓临床教学？临床护理教学主要包括哪几个部分？

　　2. 简述临床护理教学的特点。

　　3. 如何进行护理教学查房？

第十一章 知识思维导图

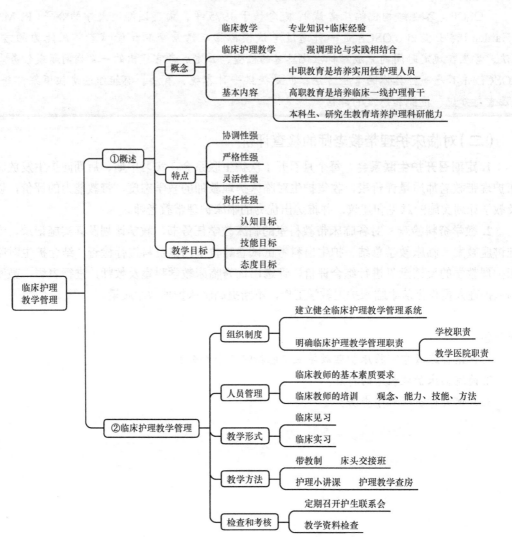

第十二章 护理研究

【学习目标】

1. 知识目标 掌握护理研究论文的基本格式及要求；熟悉护理研究的类型、护理科研设计；了解科学、研究的概念。

2. 能力目标 能够运用所学护理研究知识书写护理论文。

3. 素质目标 培养护理学生的科研素质，使其具备基本科研技能。

【学习建议】

参阅《文献检索》《护理研究》《医学统计学》《SPSS 统计分析教程》等知识资源，并采用阅读、讨论、观看视频等方法辅助学习。

第一节 概 述

一、基本概念

1. 科学 科学（science）是指运用范畴、定理、定律等思维形式反映各种现象的本质和规律的知识体系。

2. 研究 研究（research）是人们探索自然现象和社会现象规律的一种认识过程。它是人们有目的、有计划、有意识、系统地在前人已有认识的基础上，运用科学的方法，对客观事实加以掌握、分析、概括、揭露其本质，探索新规律的认识过程。

根据研究工作的目的、任务和方法不同，研究通常划分为：

（1）基础研究：是以研究自然现象、探索自然规律为目的，旨在增加新知识、发现新的探索领域，为新的技术发明和创造提供理论前提。

（2）应用研究：主要是把基础研究获得的新理论应用于特定的目标的研究，它是基础研究成果应用和开发的应用途径，如临床观察、临床实验研究、现场调查研究等。

（3）开发研究：又称发展性研究，是利用应用研究的成果发展新材料、新产品、新方法、新技术或对现有的材料、产品、方法和技术进行改善的创造性研究。

3. 医学研究 是以人体为研究对象，揭示生命奥秘和疾病发生与变化的规律，探索有效防止疾病，提高生命质量的技术与方法的实践活动。

4. 护理研究 是指从护理工作中发现需要研究的护理问题，通过科学的方法系统地探索现存的或新的知识，从而直接或间接地指导护理实践活动的过程。在护理研究过程中应注意：①研究对象的复杂性：护理研究的对象是人，人的个体差异大，除了在形态、生理等方面存在差异性外，在环境、文化、饮食等方面也有差异，这些因素都会增加研究的复杂性。因此，在研究中要充分考虑研究对象的生理、心理、社会、环境等因素的影响，使获得的资料更接近实际，减少偏差。②测量指标的不稳定性：由于研究个体在生理、心理、社会、环境等多方面的差异，测量指标的结果变异性大、离散度大，尤其是有些指标不能直接测量，需要采用间接方法，更易增加误差。③临床研究的特殊性：护理研究多为应用研究，研究对象大多是病人，在病人身上进行科学研究工作，不能对病人身心带来不良影响，不能增加病人的痛苦，也不能延误病人的治疗或促进病人病情的恶化，同时，也不能增加病人的经济负担，这些都是临床研究的道德和伦理所要求的。护理研究工作者对待研究工作必须持严谨、科学的态度。

二、护理研究的范畴

目前大部分护理研究内容为应用性研究，主要有以下几个方面：

1. 护理教育的研究　护理教育研究是护理中开展最早的研究，主要研究的是课程设置、师资培养、教学方法、教学质量评价、在职教育和继续教育等方面。

2. 护理管理的研究　护理管理研究探讨有关护理行政管理、领导方式、护理人员配置和人才流动、工作考核和护理质量控制等方面的问题，也探讨护理人员自身的发展、如何提高护理人员的业务和心理素质、护理人员工作满意度等。

3. 各专科临床护理研究　包括对各专科的护理技术、护理措施、护患关系、应用新理论和新技术等方面的研究，以及评价护理措施、探讨护理措施的优缺点和临床效果等。

4. 护理理论的研究　主要是研究发展护理的哲理、护理模式及理论方面的内容。

5. 测量工具的研究　护理工作中有很多可以用量化的指标来衡量，还有一些工作不能用量化的指标评价，为了使这些工作的评价更科学、客观，就需要进行量表等的研究。

6. 护理学历史的研究　研究有关护理学起源、变化及发展方向等内容。

三、护理研究的发展趋势

1. 研究领域的不断扩大　随着医学科学技术的发展、人类健康需求的提高、临床护理专科的发展等，护理研究的范围在不断扩大，护理研究还有跨地区、跨部门、跨学科的综合发展，使研究更深入，更有推广意义。

2. 研究方法的不断完善　目前护理研究已从自选的、分散的小型研究趋向于系统性和综合性研究。在研究设计上目前大多选用量性研究方法，质性研究方法近年来略有增加，质性与量性综合研究还较少，今后应采用全面、多维度的综合性研究。

四、护理论文的种类

所谓论文，是指对某一问题进行讨论或对某一专题进行研究的文章。

护理论文是指护理科学技术领域中的学术论文，是将护理学科中新的理论、技术、成果和经验等以严谨的科学态度、准确的语言文字，加以介绍和表达的专业性、论述性文章。护理论文是对护理研究及其结果分析的系统阐述和深入表达，是护理研究成果的一种表现形式，也是护理科研工作的总结。护理论文可促进护理学科的发展和完善护理学科体系，加快科研信息的传播和学术交流，也是提高广大护理人员学术水平的重要途径。

护理论文是护理科学技术信息领域中的载体，具有传播、交流、储存护理科技信息的作用。常见的护理论文按学科、期刊目次、论文的格式、研究对象等进行分类。

1. 护理科研论文　是指按照护理设计方案，有目的、有步骤、有计划地完成某项护理研究而获得的第一手研究资料，并通过资料整理、分析后撰写的学术论文。

2. 护理个案论文　是通过对临床个案护理中罕见事件的观察或对反常规事件的研究，重新认识原有的理论，并提出新的观点和见解。

3. 护理经验论文 是护理人员对某一护理问题通过长期的护理实践积累而总结出来的经验和体会。

4. 护理综述论文 是指围绕近五年的护理文献资料，并对其进行整理、归纳、分析、整合后所撰写而成的综合性护理学术文章。

五、护理研究中的伦理原则

20 世纪 60 年代后，在研究领域中越来越多的人开始重视对研究对象权力的保护，尤其是以人为研究对象的医学领域，认识到必须要遵循一定的伦理规范和原则，尤其当研究与伦理发生冲突时，遵守伦理原则就显得格外重要。1978 年美国生物医学和行为科学研究委员会制定并通过《贝尔蒙报告》（*Belmont Report*）已成为很多专业遵循的伦理原则。报告中主要强调了在以人为研究对象的研究中应遵循的三项基本伦理原则，即有益原则、尊重人的尊严原则和公正原则。

知识拓展

《贝尔蒙报告》中提及的三项基本伦理原则：

1. 有益原则 研究要给研究对象或其他人群带来益处。

2. 尊重人的尊严原则 即在研究中研究对象有自主决定的权利和充分认知的权利。

3. 公正原则 指研究对象有被公平对待的权利和隐私权。

第二节 护理科研设计

一、护理研究的基本内容

科研设计（research design）是科研工作中很重要的一个环节，可使抽象的研究具体化，形成研究方案，指导研究者有计划地完成研究工作。

（一）选题

围绕难以解决的问题和现象，调查研究，收集资料、浏览文献，提出问题，捕捉灵感，产生联想。把提出的问题、现象通过查阅文献等方法进一步向深层次完善，形成一种理论。关键是提出假说，把问题上升为理论。科学假说、可行方法、合理构思、文字确切是立题的基本要求。

1. 提出研究问题 是科研选题的开始，也是关键的一步，具有重要的战略意义和指导作用。

2. 文献检索与文献回顾 查阅文献资料，熟悉研究领域的国内外最新进展，进而对所要研究的问题进行识别和反思。

3. 确定研究问题 就是解决一个具体、相对单一且独立的问题。研究问题的目标比较明确，研究规模较小，研究周期较短。

4. 确认研究变量 在确定研究问题后，界定问题中的研究变量就是一个非常重要的工作，这是研究中最容易忽略的步骤，也是最能影响研究成果科学性的关键步骤。在研究中，需要以变量关系的方式对确定研究的问题作假想性的回答并加以表述，因此确定研究问题后，首先必须确定变量。

变量就是研究者感兴趣的所要研究和测量的，随条件和情境变化而变化的研究因素。在研究过程中，有些变量是需要有意加以改变的，有些是要详细加以观察、记录的，有些则要尽量控制使其恒定或加以排除。按变量间的关系，一般将变量分为自变量、因变量、外变量等。

（1）自变量：是指能够影响研究目的的主要因素，即由研究者安排的人为操纵控制的因素。

（2）因变量：又称依变量或应变量，它是随着自变量的变化而变化的，是研究者打算观测的变化因素，也可受到其他因素的影响。

（3）外变量：是指除了研究者操纵的自变量外，能引起研究对象因变量变化的因素。

总的来说，自变量是研究问题的"因"，而因变量是"果"，大多数科研都可事先确认研究变量，再通过研究结果来解释变量间的因果关系。

5. 形成研究假设　假设是指研究者对研究问题提出的一个预期性的研究结果（各变量之间的关系）或暂时性的答案，需要通过研究最后来证实或否定。

（二）科研设计

科研设计是研究者按照研究目的确定研究对象，选择恰当的研究方法。也是科学研究中具体内容和方法的设计安排，以保证获得有意义的资料和结果。

1. 确定研究对象　研究者需要从符合要求的对象中选取一部分作为研究对象。研究工作中的研究对象称为样本，它是从总体中随机抽取，从而代表样本，需从样本的研究结果推论总体。为保证研究对象或样本对总体的代表性，在研究设计中选择样本时要注意：严格规定总体的条件；任何一项研究都必须有足够的样本量，既不能太多也不能太少，样本太多不易控制，还会造成浪费，样本太少缺乏代表性。因此，要合理设计总体的条件和样本例数。

2. 选择研究方法　不同研究问题往往有不同的研究方法（研究方法详见下文叙述）。

3. 确定研究指标　研究指标也称观察指标，是指在研究中用来反映研究目的的某些现象和测量指标，也是确定研究数据的观察项目，通过指标所取得的各项资料，从中可归纳出研究结果。

在选择观察指标过程中，应注意以下几点：①特异性：指研究中所选用的指标能准确反映研究的内容，如判断泌尿系感染，用体温和血常规检查中的白细胞计数升高来说明有无感染，这些指标就属于非特异性指标，而采用尿培养、膀胱刺激症状（尿频、尿急、尿痛）等作指标，就具有特异性。②灵敏性：所选择的指标其灵敏度应能反映出指标的真正效果，包括指标本身和测量手段的灵敏性。③客观性：客观指标多采用仪器或化验等方法测量得到，而主观指标是通过研究者和受试者自己的主观判断得到的。客观指标有较好的重现性，主观指标易受主观因素影响。④可行性：指确定的研究指标在现有的研究仪器设备、经费、技术等条件下是否能够达到，是否能够准确获得。

（三）资料收集

在确立了研究问题，确认了研究变量，形成研究假设与科研设计之后，就进入了护理研究资料的收集阶段。

1. 预试验　预试验也称可行性研究或试验研究，是指在正式开始研究工作之前，为保证科研工作能够按照科研设计内容顺利进行，先按照研究设计的内容进行小规模（选择少量研究对象）的试验。目的是检查研究设计是否切合实际，是否有修正完善的需要，核实样本量的估计是否合适，也可了解和熟悉研究条件，可以使研究人员统一方法，减少误差，对课题工作量、时间和人力安排做出恰当的估计，还可以获得自行设计调查研究工具的有关信度和效度方面的资料。因此，在开展大规模或大样本量研究之前进行预试验是非常有意义的。

2. 实验　按照研究设计实施。

3. 资料收集　资料的收集是研究内容中最具有挑战性的环节之一，也是经过周密设计后通过不同的方法从研究对象处获取资料的过程。真实、准确和完整的资料是研究结果科学性和真实性并具有说服力的基础。

（四）资料的整理与分析

1. 资料整理　在资料收集工程结束之后，应对所收集到的原始资料和数据进行科学合理的整理和归纳，并根据资料的性质和研究目的选用合适的统计学方法进行数据分析，最后针对分析结果进行讨论。资料整理的目的是使原始数据系统化、条理化，便于进一步计数和做出分析。在实施调查结束后，首先要审核每份调查材料的准确性和完整性，剔除不符合要求、不完整的资料；其次，经全面核查无误的资料按某些本质特征重新排列、分组，进行编号；最后，资料的录入，有手工法和电子计算机法两种方法，一般采用计算机数据库进行数据管理，常用的管理数据格式为 Excel、EpiData、FoxPro。

2. 资料的统计学分析　统计分析方法的选择是以研究目的和资料的性质为依据，以统计理论为指导的。对数据的分析（尤其是大型资料）要有统计分析计划。统计分析的任务不仅仅是根据研究目的对结果直接进行分析，同时还应包括对本次研究的质量进行评价和对研究过程中可能的干扰进行控制。进行统计分析应尽可能选用专门的统计分析软件，如 SPSS、SAS、Stata 等。除了专门针对统计方法进行研究，一般应用的统计分析方法均需是国际公认、争议少的方法。应用统计分析软件时，要充分了解其功能和特性，正确选用相应的方法，谨慎设置各种方法的选择项，确保分析结果正确无误。

知识拓展

　　护理科研设计的步骤：选题→科研设计→收集资料→资料的整理和分析→撰写论文→成果交流与应用。

二、护理科研设计中的常用研究方法

（一）实验性研究和非实验性研究

1. 实验性研究　实验性研究（experiment study）又称流行病学研究或干预性研究，是指研究者根据研究目的人为地对研究对象设置干预措施，采用随机分组、设立对照和重复的基本原则控制非干预措施的影响，通过对实验结果的分析，评价干预措施的效果。

（1）实验设计的基本要素：有实验单位、处理因素和实验效应 3 个部分。实验单位是处理因素作用的客体，是接受处理因素的基本单位，亦称实验对象或受试对象。处理因素一般是指研究者根据研究目的施加于实验单位，在实验中需要观察并阐明其效应的因素。因素在实验中所处的状态称为因素的水平，亦称处理。实验效应是处理因素作用于受试对象的反应，是研究结果的最终体现，也是实验研究的核心内容。实验效应一般通过观测指标来表达。

（2）实验设计的基本原则：为了使实验能够较好地控制随机误差，避免系统误差，以较少的实验对象取得较可靠的信息，达到经济高效的目的，实验设计时必须遵循对照、随机化、重复的统计学基本原则。对照原则，在确定接受处理因素的实验组时，应同时设立对照组，设立对照应满足"均衡性"原则，即在设立对照时除处理因素不同外，其他对实验结果有影响的因素尽量一致，这是实验成败的关键。常用的对照形式有空白对照、实验对照、标准对照、相互对照和潜在对照（历史对照）等。随机化是指在实验分组时，每个受试对象均有相同的概率或机会被分配到实验组和对照组。随机化是在大量未知或不可控非处理因素存在的情况下，保证实验组和对照组均衡性的统计学手段。随机化分组主要通过随机数来实现，常通过随机数字表和计算机或计算器随机数发生器获得随机数。实验设计中常用的是完全随机化和分组随机化。重复是指研究的实验组和对照组应有一定数量的重复观测，即研究对象要达到一定的数量。随机误差是客观存在的，只有在同一实验条件下对同一观测指标进行多次重复测定，才能估计出随机误差的大小；只有实验单位足够多时才能获得随机误差比较小的统计量。因此，重复在统计学上的主要作用在于控制和估计实验中的随机误差。

（3）常用的实验性研究设计：①实验前后对照设计（before-after experimental design）：将研究对象随机分为实验组和对照组，实验组给予干预性措施，对照组不给予干预性措施，比较和分析两组测量结果的差别，评价干预的有效性。②单纯实验后对照设计（after only experimental design）：将研究对象随机分为实验组和对照组，只有实验组给予干预或处理因素，然后观察或测量所研究的因变量，比较两组结果的不同。③所罗门四组设计（Solomon four-group design）：实际上是为避免霍桑效应及其他因素的影响，将实验前后对照设计和单纯实验后设计结合起来的一种研究方法。

2. 类实验性研究 类实验性研究（quasi-experimental study）亦称半实验研究，与实验性研究的区别是设计内容缺少按随机原则分组或没有设对照组，或两个条件都不具备，但一定有对研究对象的护理干预。常用的类实验性设计有无相等对照组设计、自身实验前后对照设计和时间连续性设计。

（1）无相等对照组设计（nonequivalent control group design）：是根据标准选择合格的愿意参加的研究对象，按随机或非随机的方法将研究对象分为实验组和对照组，施予不同的干预措施，然后观察比较其结果。

（2）自身实验前后对照设计（one group pretest-posttest design）：研究者没有设置对照组，即同一研究对象接受前后两个阶段、两种不同的处理措施，然后对其效果进行比较。因为是同一个体，故前后两个阶段不需要再分层，但第一阶段同第二阶段的观察期必须相等。

（3）时间连续性设计（time series design）：其实是自身实验前后对照设计的一种改进。当自身变量的稳定性无法确定时，可以应用时间连续性设计。

3. 非实验性研究 非实验性研究（non-experiment study）是指研究过程中对研究对象不施加任何护理干预和处理的研究方法。这类研究常在完全自然状态下进行，其结果虽不能解释因果关系，却是实验性研究的重要基础。常用的非实验性研究一般有描述性研究、相关性研究和分析性 / 比较性研究 3 种类型。

（1）描述性研究（descriptive research）：是利用已有的资料或特殊调查的资料，按不同地区、不同时间及不同人群特征分组，把疾病或健康状态和暴露因素的分布情况真实地描述出来。常见的有现况调查和纵向研究等方法。①现况调查（cross-sectional study）：又称为横断面调查，是在特定时间与特定空间内对某一人群事件（或疾病）的发生（或患病）状况及其影响（暴露）因素进行调查分析。用普查或抽样调查的方法，在特定时间内收集某种疾病的患病情况，分析疾病患病率及疾病与某些因素之间的关系，是最常用的一种描述性研究方法。②纵向研究（longitudinal research）：也称随访研究，是在不同时间点对同一特定人群进行定期随访，观察疾病或某种特征在该人群及个体中的动态变化，即在不同时间对这一人群进行多次现况调查的综合研究。

（2）相关性研究（correlation study）：是探索各变量之间的关系或探索是否存在关系的研究。它同描述性研究一致的是在研究中没有任何人为的施加因素。

（3）分析性 / 比较性研究（comparative study）：是在自然状态下，对两种或两种以上不同的事物、现象、行为或人群的异同点进行比较的研究方法。与描述性研究不同的是，描述性研究是对一种现象的描述，而分析性研究是对依据存在差异的至少两种不同的事、人或现象进行分析比较的研究。根据其研究目的不同，可以将分析性研究分为队列研究和病例对照研究两种。

1）队列研究（cohort study）：属于前瞻性的研究，是观察目前存在差异的两组或两组以上的研究对象，在自然状态下持续若干时间后再分析比较两组的情况。研究方法是从一个人群样本中选择和确定两个群组，一个群组暴露于某一可疑的致病因素（如接触 X 线、联苯胺、口服避孕药等）或者具有某种特征（如某种生活习惯或生理学特征，如高胆固醇血症），这些特征被怀疑与所研究疾病的发生有关，这一群组称为暴露群组；另一个群组则不暴露于可疑因素或不具有该特征，称为非暴露群组或对照群组。两个群组除暴露因素有差别外，其他方面的条件应基本相同。将这两个群组的所有观察对象都被同样地追踪一个时期，观察并记录两个群组在观察期间该疾病的发病率或死亡率，并进行比较，如果两组的发病率或死亡率确有差别，则可以认为该因素（或特征）与疾病之间存在着联系。队列研究的群组划分是根据暴露因素的有无来确定的，暴露因素是客观存在的，研究方向是纵向的、前瞻性的，即由因到果的研究方法，可以直接计算发病率，并借此评价暴露因素与疾病的联系。

2）病例对照研究（case-control study）：是回顾性研究，是将现已确诊患有某疾病的一组病人作为病例组，不患有该病但具有可比性的另一组个体作为对照组。通过调查回顾两组过去的各种可能存在的危险因素（研究因素）。测量并比较病例组与对照组存在各因素的比例差异。病例对照研究方法，从不同的角度分析不同的特征。从获得有关因素的方向来看是回顾性的，而有关危险因素的资料是通过回顾调查得到的，从因果关系的时间顺序来看是从果到因的研究方法。

（二）回顾性研究和前瞻性研究

1. 回顾性研究　回顾性研究（retrospective study）是运用临床现有的资料如病历进行分析和总结的一种方法。这种研究不需要预先进行设计和随机分组，资料都是从随访调查或查阅病历中得到的。其研究结果除可总结经验外，还可发现问题或为进一步深入研究提供线索。回顾性研究的优点是较省时、省钱、省人力，易为医护人员采用，也是进行深入研究的基础。缺点是偏差大，粗糙，常因记录不全而不够准确，使误差增大，且主观因素多，只能用作试探性研究，其结果不能得到科学的结论。

2. 前瞻性研究　前瞻性研究（prospective study）又称预期性研究，多采用随机对照方法进行研究，如分析性研究中的队列研究属于前瞻性研究，它是观察已存在差异的两组或两组以上的研究对象，在自然状态下持续若干时间后，两组情况变化的比较研究。前瞻性研究是一种科学的、合理的研究方法。它有严谨的研究设计、设立对照、有可比性，并有明确的研究指标，一般研究人员也是相对固定的。因此，研究结果是可信的，可做出科学的结论。

（三）量性研究和质性研究

1. 量性研究　量性研究（quantitative research）是一种计量研究方法，通过观察指标获得数据资料，用科学方法来验证模式或理论。实验性研究、类实验性研究和非实验性研究均属于量性研究。

案例分享

生物学家海因里希（Heinrich）和他的助手们曾经花了一个夏天的时间对一种名叫食蚁狮子的小昆虫进行了详细、系统的研究。在他们秋天回到学校后，海因里希发现他的研究结果与其他研究者发表的结果有很大差异。为了解释这些差异，第二年夏天他又重新做了一次实验，他和他的研究团队对食蚁狮子时间框架的假设没有经过验证，所以被误导了，他们的观察时间不够长，还没有发现这些昆虫的重要特征。他最后得出结论："如果关键的理论假设错了，即使再仔细的研究结果都可能是错误的。"

---

2. 质性研究　质性研究（qualitative research）又称质的研究，或称定性研究，是对某种现象在特定情形下的特征、方式、含义进行观察、记录、分析、解释的过程。质性研究以研究者本人作为研究工具，在自然情境下采用多种资料收集方法对社会现象进行整体性探究，使用归纳分析资料，通过与研究对象互动对其行为和意义构建获得解释性理解。质性研究主要包括现象学研究法、扎根理论研究法、人种学研究法。

1）现象学研究法（phenomenology）：是一种观察特定的现象，分析该现象中的内在成分和外在成分，把其中的重要因素提炼出来，并探讨各要素之间及各要素与周围情景之间关系的一种质性研究方法。现象学研究法最初由 Husserl 和 Heidegger 发展而来，目的在于描述人们的亲身经历，用归纳、描述的方法来捕捉研究对象的某种"真实的体验"。

深入会谈法（intensive interview）是现象学研究法收集资料常用的手段。即研究者与被研究者面对面有目的地交谈。研究对象一般在 10 人左右，但也可根据研究规模扩大研究对象的数量。通过深入会谈，研究人员请研究对象描述某方面的生活经历，但不会主导会谈的内容和方向。研究人员应努力体察研究对象的世界，除深入会谈外，现象学研究法还通过参与、观察、档案、资料查询、反思来研究研究对象的经历。

2）扎根理论研究法（grounded theory approach）：又称根基理论研究法，是在 20 世纪 60 年代由社会学家 Glaser 和 Strauss 提出的，该方法以社会学中的符号关联理论为基础，研究社会过程和社会结构，以及社会发展和演化过程。强调通过系统地收集资料同时分析资料进而产生理论的过程。其主要目的是对现实中的现象进行深入解释产生理论。

根基理论是一种自下而上建立理论的方法,一定要有情景资料的支持,但是它的主要特点不在其经验性,而在于它从实践中抽象出新的理论和思想。根基理论认为,只有从资料中产生才具有生命力,根基理论的概念框架来自资料而不是先前的研究。典型的研究案例就是有关临终病人的心理特点的研究。

根基理论研究法采用持续比较法发展和提炼理论的相关概念,这一特征是其资料分析方法的独特之处。持续比较法将实际观察到的行为单元一再相互比较,发掘和归纳共同的性质从而得到"类别",再将提炼出来的类别不断与以往的资料中的事件、现象进行比较和对照,以找出同一性和变异性,并据此不断收集新资料,不断对照,渐渐澄清类别的范畴、定义,目前类别之间的关系,直至呈现出概念和理论。

3)人种学研究法(ethnography):起源于人类学研究,是对人们在某种文化形态下行为的描述和解释。人种学研究法通过实际参与人们自然情形下的生活、深入观察、深度会谈、档案或文史资料查寻,探讨一定时间内人们的生活方式和体验。文化是一组特定的社会人群中普遍接受的获得性行为、价值观、信仰、常模、知识、习俗的总称。在卫生保健领域,人种学研究法最适合探讨不同文化环境中人们的健康信念、健康行为、照顾方式等。

> **知识拓展**
>
> 质性研究的基本特征:
>
> 质性研究是建立在构建主义专业范式(constructivist paradigm)、诠释主义专业范式(interpretive paradigm)、社会批判主义范式(social critical paradigm)基础上,是一个从实际观察的资料中发现共性问题的过程,属于探索性和叙述性的研究。

第三节 护理研究论文的撰写

护理研究论文是指按照护理研究设计方案,有目的、有计划、有步骤地完成某项护理研究课题而获得的第一手研究资料,并经过资料整理、分析后撰写的学术论文。

一、护理研究论文的特点

1. 科学性 是指论文取材客观真实、科研设计合理、论证科学严谨、表达逻辑性强、多次实验具有实验结果的重复性。科学性是护理研究论文基本属性中最重要的,是科研论文的根本和生命,是成果得以成立的先决条件和前提要素。如果论文失去了科学性,不论其逻辑多么严谨,文笔多么流畅,辞藻多么华丽,也失去了意义,只能是浪费了人力、物力和时间。

2. 创新性(先进性) 创新是科研工作最基本的原则,科研工作最忌讳重复前人无意义的工作。"创新"体现选题者的创造性,是科研题目得以承认的基本条件和价值体现,选定科研题目可以从以下几方面考虑是否有创新:①选题所研究的内容与提出的问题是前人未涉足的领域,即填补某一项科学空白。②前人对此虽有研究,但本人在选题中提出新的观点和预测试验结果,对既往的理论认识有所发展和补充。③国内外对此虽有过一些资料,但尚需结合我国医学实际情况进行研究,从而填补国内空白,引进新的医学技术。④古医籍或前人虽有记载，但不完善，不成体系，不能上升为一个基本理论，尚需通过逻辑思维加以归纳提高，形成对科学实践有指导意义的新理论。

3. 可行性　可行性是指要切合实际，要考虑主观因素与客观条件。一般情况下，主观因素是指研究者的业务水平、专业知识的深度和广度，是否掌握一定的科研方法和基本操作技能。客观条件则涉及本单位的业务特点、设备条件、科研经费是否能够保障课题的实施和执行。

4. 实用性　护理研究论文应当源于实践并能指导实践，有利于促进人类的健康和满足维护生命的护理需求，能解决护理实践中存在的问题，提高护理质量，促进学科发展。发布论文最终目的就是给同行参阅，效仿使用，推动护理事业向前发展。

5. 可读性　撰写护理研究论文的目的是交流、传播、存储新的护理信息，使人们用较少的时间和精力顺利阅读、理解论文的内容、信息。它要求论文的结构要严谨，层次要清晰，语句要流畅，文字叙述要简明、精炼、重点突出，使用规范的名词术语，标准的量化单位、统一的格式，以较小的篇幅传递较多的科技信息。

二、护理研究论文的书写格式

（一）文题

文题是文章的题目要能高度概括论文的主要内容，表达出论文的主题。一篇论文的题目是给编辑和读者的第一印象，是文章精髓的聚光镜，对论文起着画龙点睛的提示、评价、吸引和检索作用。文章题目与内容要相符，对全文的中心内容有一个明确的概念，文题要求准确、简洁、醒目、新颖和规范，易引起读者的注意和兴趣。问题不宜太长，一般以不超过 20 个字为宜，英文题目与中文题目一致，一般不超过 10 个英语实词，同时文题中尽量不用标点符号。若遇文题必须过长，可加用附题说明，在附题前用一破折号与主题分开，附题是对文题的说明和补充，在标题不能完全表达论文主题时采用。论文题目的文字一般不用简称或外文缩写，必须用时也只能选用公认和常用名称。

（二）作者署名和单位

作者、单位居文题的下方，工作单位应写全称，其后为邮编并用括号括起来，如作者不是同一单位时，在作者姓名右上角及工作单位前加注"1""2"等标明。作者姓名居单位之后，如多位作者，其序应以对该文的贡献大小排列，且无署名争议，署名作者不超过 8 人。

（三）摘要

1. 中文摘要　摘要是文章内容的高度概括，是文章的浓缩和精华，也是论文的重要组成部分。目前医学期刊摘要主要从目的、方法、结果、结论 4 个方面进行书写，"目的"主要陈述研究的宗旨、研究和解决的问题；"方法"主要陈述研究对象、研究途径、实验范围、分析方法等；"结果"主要陈述研究的重要数据及其统计学意义；"结论"主要陈述论文的关键论点及经验教训和应用价值。摘要部分不列图或表，也没有引文，尽量不用缩略语，一般不分段落而是独立成章的。摘要采用第三人称撰写，不用"本文""作者"等主语，字数在 200 ~ 300 字。一般投稿文章字数在 3000 字左右时。

2. 英文摘要　英文摘要是将优秀论文介绍给更多读者和促进国际学术交流的重要桥梁。为了便于国际交流，联合国教科文组织规定："全世界公开发表的科技论文，不管用何种文字写成,都必须附有一篇短小精悍的英文摘要。"外文摘要通常出现在文章的前面,也有的放在文章结尾处,还有的期刊把所有论文的英文摘要集中放在刊物后面。英文摘要主要包括:论文题目、作者及单位,以及由研究目的、材料、方法、结果、结论等构成的简短、扼要的正文,并在最后附上关键词。要求简短、完整、明确、精炼。"简短"是以精炼的词句集中表达出文章的精髓,一般不超过 200 个词(1000 个印刷字符左右)。"完整"是指英文摘要必须"有头有尾",自成篇章,一般应包括前述的 4 项内容,重要信息不能遗漏。"明确"是指结构尽量格式化,语法符合规则,用词选词适当,应使用标准化的专业术语。"精炼"是指用词力求简化,尽量简明扼要。英文摘要正文中一般不用图表、结构式,不引用脚注和参考文献,不用缩写、简称和特殊符号,必须使用时,要采用国际公认的、通过的,并以标准的书写方法书写。

(四)关键词

关键词(key word)又称主题词,是位于摘要之后,在论文中起关键作用、最能说明的、代表论文特征的名词或词组。每篇文章可选 3 ~ 5 个关键词,从问题、摘要、正文中特别是文中小标题中选择,也可参考美国出版的 *Index Medicus*。1984 年中国医学科学院情报所翻译的《医学主题词注解字顺表》和中国科技情报所及北京图书馆主编的《汉语主题词表》等也可作为参考。关键词要写原形词,而不能用缩写词,应尽可能用规范语音作关键词,以便论文能被国内外文献检索系统收录,提高论文的引用率。关键词按字母顺序排列而编制在关键词索引(key word index),可与分类索引互补使用。选出的关键词各词间不用标点符号而采用空一格书写,也可用分号隔开,但最后一个词末不加标点。

(五)正文

论文的正文是文章的核心部分,多年来已形成相对固定的格式,包括前言、研究对象 / 材料与方法、结果和讨论等。此格式并非一成不变,而是根据文章的实际内容具体应用。

1. 前言 前言亦称导言或引言,主要叙述本课题的研究背景和研究预期目的,即介绍立题的依据、研究工作的重要性和假设等。前言不宜过长,也不宜作自我评价和用国内首创、填补空白等字描述,点明主题即可。国外护理研究论文前言部分还包括对文章内重要名词和理论框架的介绍,以及文献回顾(文献查证)等内容。文献回顾主要是为了了解本次研究问题以往所做过工作的深度和广度,以便能在前人的基础上做进一步的研究,因此在论文中要叙述关于文献回顾的内容,将所看过的参考文献中相关内容归纳和进行综合叙述,以显示本次研究的知识背景和连贯性,使读者了解前人对本类问题的研究水平和成果,并有助于理解和考虑进一步的研究方向。

> **知识拓展**
>
> 前言相当于一个小的标书,多数限 200 ~ 300 字,涵盖研究方法、内容、目标、科学意义。要阐明为什么进行这项研究、用什么手段、观察什么指标、达到什么目的。
>
> 例如,用……的方法(手段) / 进行……的研究,探索 / 证明……的问题,对阐明……机制 / 揭示……规律有重要意义,为……奠定基础 / 提供……的思路。

2. 对象与方法 又称为"材料与方法"或"资料与方法",对象与方法不但是科研设计实施的基础,还是论据的主要根据和阐明论点、引出结论的重要前提,在全文中起着承上启下的作用。其内容包括研究对象条件、抽样方法、收集资料场所、观察项目、如何遵循伦理原则、研究步骤、选用的量表和仪器、研究工具的信效度和资料整理与统计学处理方法等。作者都要准确翔实地介绍，不仅可启迪读者与编者的科技实践意识，而且可增强论文的真实性与可靠性，并便于他人重复其实验或观察结果，促进技术交流和传播。

3. 结果 结果是论文的核心部分，是将收集到的原始资料和数据，经过核对、整理、归纳和必要的统计学处理后，用文字叙述或图表的形式，准确、客观、具体地报告出来，是讨论部分论述观点的依据和基础。结果部分也要注意逻辑性，先说什么，后说什么，层次清楚。基本要求是图表要美观，用图表标示结果的目的是将研究结果表述得一目了然。

表、图、文字配合使用。三者内容不应重复，而以文字为主。表格应简洁、明了、直观地表达结果，一般采用三线表。表中一般不设"备注"栏，如有需要说明的事项，可在表内有关内容的右上角标出注释符号，在表格底线的下方以相同的注释符号引出简练的文字注释。表注不是表格的必要组成部分。表格中的数据、量、单位、符号及缩略语等必须与正文一致。表应随正文，一般先见文字后见表。

4. 讨论 讨论部分是科研论文的精华和中心内容，是针对研究结果的各种现象、数据及资料进行阐述、推理和评价，结合相关理论和他人研究结果做出科学理性的分析和解释。讨论是将研究结果从感性认识提高到理性认识的阶段，包括：对所得结果进行补充说明或解释；重点说明该项研究的创新性、先进性；对结果进行分析探讨；对可能原因机制提出见解并阐明观点；将结果与当前国内外研究结论进行比较提出新的见解并对其理论和实践意义作出评价；提出在调查研究过程中的经验体会；指出该结果的可能误差及教训。

这部分写作要求：大量阅读有关文献，充分地了解本研究的历史发展及现状；不罗列文献，详略得当，重点突出，着重关注围绕本研究课题近 5 年文献的结果和观点，比较自己的结果与别人的异同点；实事求是地对自己的研究成果进行公正的评价，对于与别人不同的研究结果要分析原因，切忌报喜不报忧，对某些现象不好下结论时措辞要客观、留有余地，不要轻易去填补国内外空白；层次清楚，如讨论的问题较多，可按内容进行分段列出小标题，每段围绕一个论点加以论证，做到论证充分。

（六）参考文献

参考文献是作者写作中对论文中某些论点、数据、资料、方法的出处所得的引据，通常按顺序编码法标示。它可证实论文的科学性，表明科研工作的继承性，也是对他人研究成果的尊重。同时，参考文献的数量和质量也反映出作者对本课题的了解程度，在一定程度上反映出论文的水平和质量。参考文献一般 5 ～ 10 篇，最好以近 3 ～ 5 年内的文献为主，在该研究领域有开创性贡献的旧文献也可以适当引用，但不宜过多。文献的种类很多，一般常引用的是期刊和书籍，而文摘、内部刊物和网上的文章等均不列入参考文献中。参考文献在正文中标注时，一定在引用文字最后的右上角，标注一个带阿拉伯数字的方括号角码，如用"[1]"，角码号所采用的顺序编码与文后列出的参考文献序号要相对应，说明文中某些论点、数据、资料或方法的出处。

参考文献的书写格式：

1. 期刊格式 序号 作者名.文章题目.期刊名称,年份,卷(期):起止页码

例：[1] 杨惠燕,谢秀玉,何玉美.护士长应具备的基本素质.中国医药导报,2010,7(15):106-107

注：期刊文章作者不超过 3 人者全部写出作者名，超过者只写出前 3 位，后加等字，姓名之间加逗号。

2. 书籍格式 序号 主编名 . 书名 . 版次 . 出版地 : 出版社 , 年份 . 起止页码

例：[1] 李继平 . 护理管理学 . 第 3 版 . 北京 : 人民卫生出版社 , 2011.232-233

科研工作结束后，要尽快完成论文，并投稿刊物争取发表，以便及时进行学术交流。投稿刊物前一定先了解该刊物的投稿须知，根据要求准备好论文发出，注意不要一稿多投。

思考题

1. 什么是护理研究？

2. 护理研究中常用的研究方法有哪些？

3. 护理研究论文的基本格式包括哪些内容？

第十二章 知识思维导图

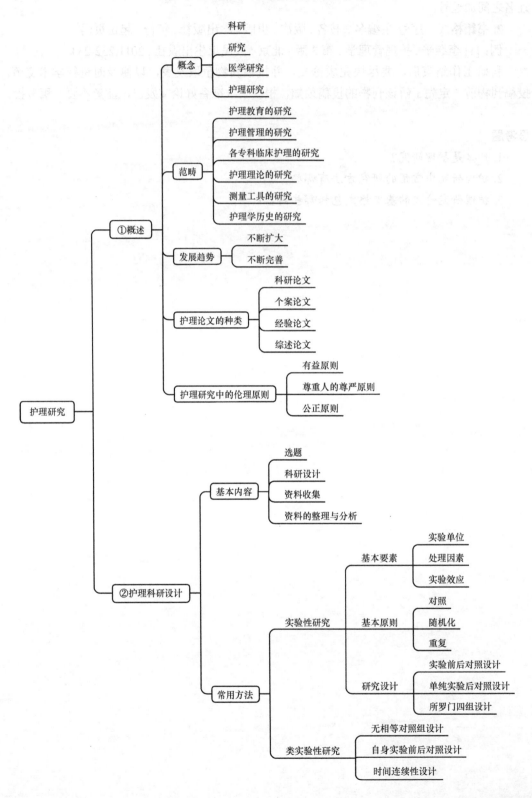

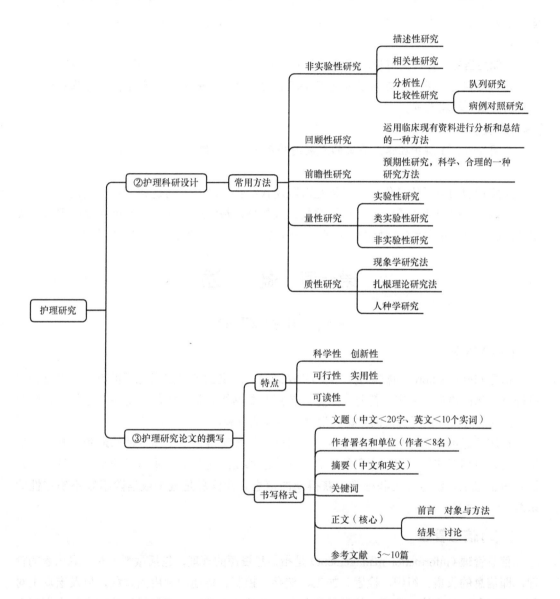

第十三章　护理信息管理

【学习目标】

　　1. 知识目标　掌握信息、信息管理、信息系统的相关概念；护理信息的概念、特点；熟悉信息的特征和种类、医院信息系统的概念、组成及作用；了解护理信息的构成；护理信息的应用。

　　2. 能力目标　能够更好地利用医院信息技术，有效地提高护理质量和护理技能。

　　3. 素质目标　培养护理人员成为具备现代化信息技术的应用型人才，具有基本信息技术知识内涵的护理人员。

【学习建议】

　　查阅资料，了解护理信息系统的发展趋势及面临的挑战。

　　医院管理的电子信息化、网络化是医院现代综合管理发展的趋势，其实施极大地提高了管理效率。护理信息是医院信息的重要组成部分，是实现科学管理不可缺少的因素。认识信息的价值，建立和管理好护理信息系统是新时期护理管理工作对我们的要求。

第一节　概　　述

一、相关概念

（一）信息

　　信息（information）的概念有广义和狭义之分。广义的信息是指客观世界中反映事物的特征及变化的语言、文字、符号、声像、图形和数据等。狭义的信息是指经过加工、整理后对接受者有某种使用价值的数据、消息、情报的总和。

　　理解信息的概念，应抓住几个要点：①信息是客观事物变化和特征的最新反映。②信息是与外界相互交换、相互作用的内容。③信息都要经过传递。④信息的范围广泛。⑤人们获得信息后，经过加工和处理，获得新的信息。⑥信息是减少或消除事物不确定性的东西。

（二）信息管理

　　信息管理（information management）是指信息资源的管理，包括微观上对信息内容的管理，即信息的收集、组织、检索、加工、储存、控制、传递和利用的过程，以及宏观上对信息机构和信息系统的管理。信息是现代化社会的基本特征，信息管理是信息社会有序运转和发展的基本条件，在现代社会中具有十分重要的作用。

> **知识拓展**　　　　**信息管理的 4 个发展阶段**
>
> 　　信息管理是 20 世纪 60 年代后才出现的新概念，一般认为，信息管理的整个发展过程可以划分为以下 4 个发展阶段：

传统管理时期：该时期以"信息源"为核心，以文献为主要载体，以公益性服务为主要目标，以图书馆为象征，也称文献管理时期，为手工管理模式。

技术管理时期：该时期以"信息流"为核心，以计算机为工具，以自动化、信息处理和信息系统建设为主要工作内容。其象征是电子信息系统。

资源管理时期：其主要特征是涉及信息活动的各种要素都被作为信息资源的要素纳入信息管理的范围，它是一个综合性全方位的集成管理，是目前信息管理的最主要形式。

知识管理时期：它是信息管理发展的趋势和方向。它使信息管理向自动化、网络化、数字化方面发展，使其从辅助性配角地位向决策型主角地位转变。

虽然信息管理经历了这4个发展阶段，但这几个管理阶段并不仅仅是先后更替的，实际上到目前为止，它们还是同时并存的。

（三）信息系统

信息系统（information system）是由人、计算机硬件、软件、网络和通信设备、数据资源和规章制度组成的以处理信息流为目的的人机一体化系统。

二、信息特征和种类

（一）信息的特征

所谓信息特征，是指信息区别于其他事物的本质属性。尽管各种信息的种类内容不同，但基本特征有共同之处。信息的一般特征包括：

1. 可量度　信息可采用某种度量单位进行度量，并进行信息编码，如现代计算机使用的二进制。

2. 可识别　信息可采用直观识别、比较识别和间接识别等多种方式来把握。

3. 可转换　信息可以从一种形态转换为另一种形态，如自然信息可转换为语言、文字和图像等形态，也可转换为电磁波信号和计算机代码。

4. 可存储　信息可以存储。大脑就是一个天然信息存储器。人类发明的文字、摄影、录音、录像以及计算机存储器等都可以进行信息存储。

5. 可处理　人脑就是最佳的信息处理器。人脑的思维功能可以进行决策、设计、研究、写作、改进、发明、创造等多种信息处理活动。计算机也具有信息处理功能。

6. 可传递　信息的传递是与物质和能量的传递同时进行的。语言、表情、动作、报刊、书籍、广播、电视、电话等是人类常用的信息传递方式。

7. 可再生　信息经过处理后，可以以其他形式再生。如自然信息经过人工处理后，可用语言或图形等方式再生成信息。输入计算机的各种数据文字等信息，可用显示、打印、绘图等方式再生成信息。

8. 可压缩　信息可以进行压缩，可以用不同信息量来描述同一事物。人们常常用尽可能少的信息量描述一件事物的主要特征。

9. 可利用　信息具有一定的实效性和可利用性。

10. 可共享　信息具有扩散性，因此可共享。

（二）信息的种类

信息现象的复杂性以及信息内涵的广泛性，决定了信息种类的多样性。了解信息的类型不仅有助于对信息内涵及其特征的认识，也有助于丰富信息检索的知识。

1. 按产生信息的来源分类 可分为自然信息、生物信息和社会信息。自然信息是指自然界中各种非生命物体传播出来的信息，如天气预报；生物信息是指自然界中具有生长、发育和繁殖能力的各种动物、植物和微生物之间相互传递的信息；社会信息是指人与人之间交流的信息，既包括通过肢体、眼神所传递的非语言信息，也包括用语言、图表、文字等表达的一切对人类社会运动变化的描述。按照人类活动领域分类，社会信息又可分为政治信息、经济信息、军事信息、医药卫生信息、文化信息等。

2. 按信息的表现形式分类 可分为文本信息、图像信息、声音信息和数据信息等。文本信息是指用文字记载和传递的信息；图像信息是指人们用眼睛看到的信息；声音信息是指人们用耳朵听到的信息，如电话、录音等都是人们用来处理声音信息的工具；数据信息是指计算机所能生成和处理的所有数字、文字和符号等。

第二节　医院信息管理

一、医院信息管理的概念

医院信息管理（hospital information management）是在医院活动中围绕医疗服务而开展的医院信息的收集、处理、反馈和管理等活动，把管理决策建立在对信息充分利用的基础上。

二、医院信息系统

医院信息系统（hospital information system，HIS）是指利用电子计算机和通信设备，为医院所属各部门提供病人诊疗信息和行政管理信息的收集、存储、处理、提取和数据交换的能力，并满足所有授权用户的功能需求的信息网络平台。

现代数字化医院信息系统是一个体系，包括基础设施、应用系统、服务系统等方面。其中，基础设施涵盖网络架构、服务器系统、存储系统、机房建设等方面，为应用系统安全、稳定地运行提供支撑；应用系统包括医院管理信息系统和临床信息系统；服务系统包括客户管理与服务系统和医院网站；此外，还包括与公共卫生部门、医疗保险、区域协同等外部应用。

医院信息系统的发展过程大体上经历了 4 个阶段，第一阶段，单机单任务阶段，其特征为各单机相互独立，没有联网，信息不能共享，如收费模块和药费模块各自独立运行。第二阶段，部门信息管理阶段，这个阶段的特征是每个局部系统内部联网，信息可共享。但局部系统和局部系统之间相互独立，不能完善地集成。如病房与门诊系统之间相互独立，不能有效地交换信息。第三阶段，集成医院信息系统阶段，这一阶段的主要特征是系统覆盖面广，但存在大量的信息孤岛。第四阶段，大规模一体化的医院信息系统阶段，这一阶段的主要特征是医院信息系统孤岛现象严重，缺乏标准和互联互通，各个系统缺乏顶层设计和系统整合。

（一）医院信息系统的作用

1. 优化服务流程，提高工作效率 传统的手工作业流程环节多、周期长，经常发生差错、延误。医院信息系统的应用，改变了医院原有的手工作业方式，加快了医院内部的信息流动，提高了工作效率，减轻了医护人员的劳动强度，为医院节约了大量的人力、物力。例如，住院病人的一般信息在其住院、出院、付费时，就可以及时提通过网络传输到各相关部门。

2. 科学经营管理，提高经济效益 医院信息系统的应用，使得医院在以往经营管理中由于信息不完善、不准确、不及时造成医疗费用错收、漏收等现象和药品、物资、器材积压浪费情况得以改善，从而降低了医疗成本，为医院节省了开支，提高了医院的经济效益。

3. 加强费用管理，提高医院信誉 采用自动化管理方式，保证按标准收费，避免漏收、错收，费用"一日清单"，在方便病人看病的同时，使病人的花费一目了然，让病人置身于一个管理规范、收费透明的诊疗环境中，有利于提高病人对医院的信任度。信息系统对各部门的成本进行有效的分析、过程监控，通过计算机分析出各种药品、材料的物耗规律及库存节余，做到开源节流，使成本控制由事后控制提前为事前、事中控制，提高工作人员的节约意识，并及时发现管理中存在的问题，采取有针对性的改正措施。

4. 加强医疗监管，规范医疗行为 在信息化管理模式下，各种医疗护理文书一经确认，上级医生签字或护士校对执行后，不能随意更改，这对医护人员形成了较好的监督、制约作用。

5. 支持领导对信息管理的需求 医院的最高领导层要实现对全院的科学化管理，离不开信息化系统。管理人员可以通过调用和查询大量的数据，将医疗和财务等信息重新组织，产出上交高层领导的报表和报告以便于领导实时监控医疗过程，及时发现医疗护理过程中各环节的问题，直接辅助医院最高领导层决策，对医疗工作的运行实施指挥和调度，把握业务运营"脉搏"。

（二）医院信息系统的组成

1. 管理信息系统 管理信息系统（management information system，MIS）的主要功能是支持医院行政管理与事务处理，如财务收支、物资供应、医疗管理、护理管理等。

2. 临床信息系统 临床信息系统（clinical information system，CIS）的主要功能是为医务人员提供临床数据信息，以便医务人员能够及时、准确、全面地获得有关病人的数据，方便临床诊疗活动。

3. 区域医疗信息网络（regional health information network，RHIN） 近年来，国内一些有条件的大医院实现了在一定区域内医疗卫生机构间医疗保健信息的资源共享。实现了远程医疗，以及医院社区之间的双向转诊、分级医疗、信息发布等。

> **案例分享**
>
> 甲病区采用传统护理工作方法，中午班时需要统一为患者测量体温、询问二便（大便、小便）情况。今天病区共有 45 位患者，护士小张是中午班护士，从体温计的发放、回收、体温记录及体温单的绘制，共耗时约 1 小时。乙病区将个人数码助理（PDA）应用到护理工作中，护士小王需要为 50 位患者做同样的护理，在采集体温时，她将数据直接录入 PDA，再上传到病区护士工作站，护理信息系统自动生成体温单，整个过程花费大约 30 分钟。

第三节　护理信息管理与应用

一、概　　述

护理信息管理是医院信息管理的重要组成部分。护理工作的特点决定了护理信息管理内容繁多，涉及范围广泛。护理信息（nursing information）是指在护理活动过程中产生的各种情报、消息、数据、指令、报告等，是护理管理中最活跃的因素。护理信息管理（nursing information management）是为了有效地开发和利用信息资源，以现代信息技术为手段，对医疗及护理信息资源的利用进行计划、组织、领导、控制和管理的实践活动。简单地说，护理信息管理就是对护理信息资源和信息活动的管理。

（一）护理信息的特点

护理信息除具有信息的一般特点外，还具有其专业本身的特点。

1. 生物医学属性　护理工作的对象是人，其信息主要是与病人健康有关的信息，因此具有特定的生物医学属性。

2. 广泛性　护理信息来源广泛，涉及的部门和人员多，这些信息往往互相关联，相互影响，各方面的密切配合很重要。

3. 随机性　日常工作常有突发事件，无规律可言，需要护理人员具备良好的判断和分析能力。

4. 准确性　护理信息有些要通过护士的主观判断，如病人的神志及意识状况、心理状态等，这些信息缺乏直观性，但在临床工作中又十分重要，需要护理人员能够准确判断和综合分析。

5. 复杂性　护理信息涉及面广，信息量大，种类繁多。来自护理系统内部、外部信息各不相同，内部信息如护理工作、病人病情等；外部信息如医生医疗信息、医技部门信息等，这些信息的收集和传递需要各科室各级人员的相互配合与参与。

6. 不完整性　不完整性是指信息的获取不完整、不全面。护理信息来源于病人，受获取信息的手段和时间的限制，信息在使用时不能提供完整、全面、准确的资料。如在危重病人抢救时，需要分秒必争，不可能等所有的病历资料都收集齐全了再进行治疗护理，只有依靠护理人员的综合判断能力来完成对病人的抢救护理工作。

7. 相关性　护理信息在使用的过程中，往往需要许多单个信息的相互关联、综合考虑来判断一种征象。如脉搏既反映了人体心脏的功能、血管的弹性，又反映血容量的情况，必须参照其他相关的指标，才能对病人的病情做出准确的判断。

（二）护理信息的分类

按照护理信息的属性，将其分为护理管理信息、护理业务信息、护理教育信息、护理科研信息。

1. 护理管理信息　包括护士的基本档案、各级护理人员工作质量标准、各级护理人员岗位职责、各种护理规章制度、护理管理制度、护理工作计划、护理会议记录、护理质量检查结果等。

2. 护理业务信息　包括病区护理工作基本资料、病区病人的个案病历、病人出入院记录、护理工作指标的原始材料、各种护理工作量统计表、护理人员排班表和考勤表、护士长管理的病区财产资料等。

3. 护理教育信息　包括教学计划、实习、见习安排、进修生管理资料、科室护理人员继续教育计划、业务学习资料、人员培训计划、各级护理人员考试考核成绩及原始试卷等。

4. 护理科研信息　包括护理人员技术档案、护理科研计划、护理技术资料、开展新技术新业务的情况、发表的护理论文、著作、成果情况、学术活动情况、护理专业考察报告、护理专利、各种疾病的护理常规、健康教育、卫生宣传资料等。

（三）护理信息收集和处理方法

1. 人工处理　人工处理是指以口头传达或书写的方式进行信息的收集、传递、加工、存储的过程。常有以下 3 种方式：

（1）口头传递：这是较常用的护理信息沟通方式，如晨交班及抢救病人时的口头医嘱等都采用这种方式。其特点是简单、快捷，但容易发生错误，且错误的责任难以追查。

（2）文书传递：文书传递是传统的最常用的传递方式，如交班报告、护理记录等。其特点是保存时间长、有证可查。缺点是信息的储存和查阅不方便，传递速度慢。

（3）简单的计算方式：利用计算器进行护理信息中数据的处理。如护理工作量统计、质量评价结果统计等。其特点是操作简单。缺点是无法将结果进行科学分析，已经不能满足现代护理管理的发展。

2. 计算机处理　目前许多大中型医院采用计算机进行信息处理。利用计算机处理信息，运算速度快、计算精确度高，且有大容量的储存功能和逻辑判断能力，是一种先进的信息管理方式。利用计算机进行信息管理，大大地节省了护士人力资源，减轻了护理的工作负荷，改变了以往护理人员手工抄写、处理医疗、护理文书的方法，使工作效率及工作质量有了显著提高。

二、护理信息系统

护理信息系统（nursing information system，NIS）是指一个由护理人员和计算机组成，能对护理管理和业务信息进行收集、存储和处理的集合，是医院信息系统的一个子系统。近年来，护理信息系统（NIS）运用在护理质量管理、护理人力资源管理、临床护理教育、护理综合信息管理等方面，改变了传统的护理工作模式，对于提高管理质量，促进护理管理的科学化、规范化有着重大意义。

（一）护理信息系统的构成

护理信息系统在医院应用广泛，主要包括护理管理信息系统和临床护理信息系统。

1. 护理管理信息系统

（1）护理质量管理信息系统：将护理质量监控小组的检查结果输入计算机，可随时为管理者提供护理质量的相关信息，使管理者随时掌握护理质量信息动态，从而及时发现和纠正问题，变终末质量管理为环节质量控制。同时，临床护士、护士长能及时得到质量信息反馈，使各护理单元很快对质量问题进行分析，提出改进措施，提高工作质量。

（2）护理人力资源管理信息系统：该系统上设有护士长排班系统，护士长可将病房中病人数、床位数、分级护理情况、病人需执行的护理项目等输入计算机，该软件运行就可得到病房每班所需的护士人数。护理部也可据此对全院护士进行统一调配，从而做到根据病人的实际需求，科学合理地调配人员，有效避免护理单元人浮于事和超负荷运转现象的出现。

（3）人员档案管理信息系统：包括个人简历、技术职称、护士执业注册、护士考核、护士奖惩、继续教育、科研课题及论文、科室轮转等。管理者使用系统的查询功能，可以全面掌握全体护理人员的信息，了解护士层次结构的分布，为人员、人才管理提供依据。

（4）人员继续教育信息系统：随着护理事业的迅猛发展，要求护理人员不断学习，更新知识，以适应学科发展现状。在网络环境运行下，护士可根据自己的时间，灵活机动地参加院内统一的培训和考核，而管理人员可根据自己的权限查询分管人员的培训与考核情况，有效地解决由于护士倒班难以参加院内培训的难题。

（5）护理成本管理信息系统：管理者能随时通过网络掌握护理物资的数量、分布及使用情况，便于调配，以达到资源共享的目的。

2. 临床护理信息系统　该系统涵盖了护士日常工作中所涉及的所有信息处理的内容，如医嘱处理、收集护理观察记录、制订护理计划、实施病人监控等。

（1）门诊病人信息管理系统：门诊部是医院的窗口，门诊部的信息化建设关系到整个医院信息化建设的整体发展水平。门诊信息化系统，如挂号、就诊排队叫号系统、收费、化验、取药等，极大地方便了病人就诊，减少了不必要的排队时间，简化了就医流程。并且，病人资料可永久性储存，避免了因病历资料及检查结果丢失而造成的重复检查，诊断时间延长等现象的发生，提高了病人的满意度。

（2）住院病人信息管理系统：住院病人管理是医院管理的重要组成部分，耗用医院大量的人、财、物资源。护士需耗费大量的时间和精力去办理收费、记账、填写各种卡片等间接护理工作。该系统的运用，在病人办理住院手续后，病人信息直接显示在病区护士站电脑终端上，有利于病房及时做好接待病人的准备。并且在病人入院后的一系列诊疗过程中，检验科、放射科、药房、病案室、收费处等都可以从这一系统中提取该病人的信息。这样既强化了病人的动态管理，又节省了护理人员的间接护理工作时间。

（3）住院病人医嘱处理系统：该系统由医生在电脑终端录入医嘱，在护士站电脑中即可显示，经护士核实确认后即产生各种执行单及当日医嘱变更单、医嘱明细表；确认领取当天、明天药品后，药房自动产生请领单及单个病人明细表，药房自动划价后与收费处联网入账。住院费及各治疗项目按医嘱自动收费。

（4）住院病人药物管理系统：本系统在电脑上设有借药及退药功能，在病人转科、出院、死亡及医嘱更改时可及时退药，并根据病人用药情况设有退药控制程序，避免人为因素造成误退药现象。

（5）住院病人费用管理系统：该系统根据医嘱的录入、诊疗、手术情况，在病人住院的全过程中可随时统计病人及病区费用信息，如病人的费用支出情况，科室某时间段的出、入院情况，各项收支比例，有利于对费用结构的了解，随时予以调整。

（6）手术病人信息管理系统：该系统在外科各病区电脑终端输入手术病人的信息，如拟行的手术名称、手术方式、手术时间、是否需要特殊手术器械、麻醉方式等；该系统在外科各病区电脑终端录入手术病人的信息，再由麻醉科和手术室做出安排，最后系统将安排后的信息反馈至各病区医生和护士站，使病区与手术室之间密切衔接。

（二）护理信息系统的应用

1. 护理电子病历 电子病历也称计算机化的病案系统，它是用电子设备（计算机、健康卡等）保存、管理、传输和重现数字化的医疗记录，取代手写纸张病历。它是医院信息系统的重要组成部分。相比传统手写病历，电子病历具有记录清晰、格式规范、书写快捷、共享性好、存储方便、长期管理、使用成本低等优点。护理电子病历是电子病历的重要组成部分，是护理人员对病人的病情观察和实施护理措施的原始记载，主要包括护理评估单、病人体温单、护理记录单（包括一般护理记录、危重病人护理记录、首次护理记录、术后护理记录、分娩护理记录）等。护理电子病历属于护理文书，具有法律效应，因此，严格权限与安全管理极为重要。登录必须有用户名及密码，护士只能修改自己的记录，护理小组长、护士长可以修改所管辖护士的病历，护理电子病历软件对电子病历的书写时限、书写质量进行预先提醒、过程控制、事后评价的全过程监控。

2. 移动护士站 移动护士站是护士工作站在病人床旁的扩展和延伸，它以医院信息系统（HIS）为支撑平台，以终端掌控电脑为硬件平台，以无线局域网为网络平台，充分利用HIS的数据资源，实现了HIS向病房的扩展和数据的及时交换，极大地推动了医院信息化建设和数字化发展。个人数字助理（personal digital assistant，PDA），体积小巧、携带方便、价格低廉、功能性强，满足了护士随时随地获取病人信息的需求。

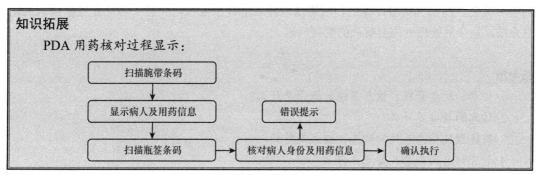

知识拓展

PDA用药核对过程显示：

3. 移动护士站的功能

（1）确认病人身份：护士在病人床旁为病人进行治疗护理时，用PDA对病人手上的腕带扫描进行病人身份识别与确认。

（2）生命体征的实时采集：护士随身携带PDA，将采集的护理数据即时在床旁录入，保存后信息直接呈现于医生及护士工作站，HIS系统即时生成体温单、护理记录单等记录。

（3）出入量的录入：PDA里设置有累加和查询项目，再次输入此项目时，只需在"添加名称"中选择该项目即可。各种出入量录入后将自动累加，24小时累加结果自动记录在体温单上。

（4）跟踪医嘱的全程：移动护士站将护士工作站延伸至病人床头，真正实现了对医嘱实际执行全过程的跟踪，闭合了医嘱的生命周期，建立和完善了医嘱管理制度，使医嘱和护理任务的执行更为规范合理。

（5）床旁即时书写护理病历：PDA内设置常用医学术语及护理记录单模板，护士可在病房内随时将病人测得的结果、所执行的操作、观察到的病情、治疗和护理等情况以精确的时间记录于PDA上，信息直接回传到HIS系统，呈现于医生及护士工作站。录入过程简化，工作效率提高。

（6）护理质量查房移动记录：移动护士工作站有护理质量检查记录模块，护理管理者行质量检查时，持 PDA 在病区发现问题时，选择检查内容，点击不合格项，信息记录于数据库，及时上传到护理部；并自动汇总个人、病区、全院合格率。

（7）条码扫描检验标本：抽血前护士在床旁先用 PDA 扫描病人腕带识别身份，提取检验医嘱，然后根据提示在试管架中选择所需试管，扫描试管条码后即可进行采血，省去了人工对照的麻烦，同时保证了试管与病人信息的一致性，解决了床旁标本采集容易出错的问题。

（8）耗材的录入和费用显示：在护理过程中所使用的耗材，可随时点击耗材对话框，选择相应的耗材名称、规格，即完成录入，可有效避免遗漏。同时，可自动显示病人住院费用，便于通知病人缴纳治疗费用和解释费用支出。

（三）护理信息系统的发展趋势

近年来，随着信息系统的快速发展，护理信息系统也顺应学科发展的需要朝着护理专家系统、远程护理、医院社区一体化管理等信息系统的建立方向发展。例如，护理专家系统可利用计算机储存一定区域内的专家知识，建立护理资源库，应用专家丰富的经验和知识，为临床解决疑难问题。远程护理系统是利用远程通信技术、计算机多媒体技术及信息技术来传输医学护理信息，实现在线学习、仿真医学模拟训练等，为护理人员带来更多更便利的学习机会。而如何利用计算机和网络技术建立适合医院社区护理一体化管理新模式的信息系统，是今后管理者需要解决的重要问题。

思考题

1. 信息、信息管理、信息系统的概念是什么？
2. 信息的特征是什么？
3. 简述医院信息系统的概念、组成及作用。
4. 护理信息的概念及特点是什么？
5. 简述护理信息系统的分类。

第十三章　知识思维导图

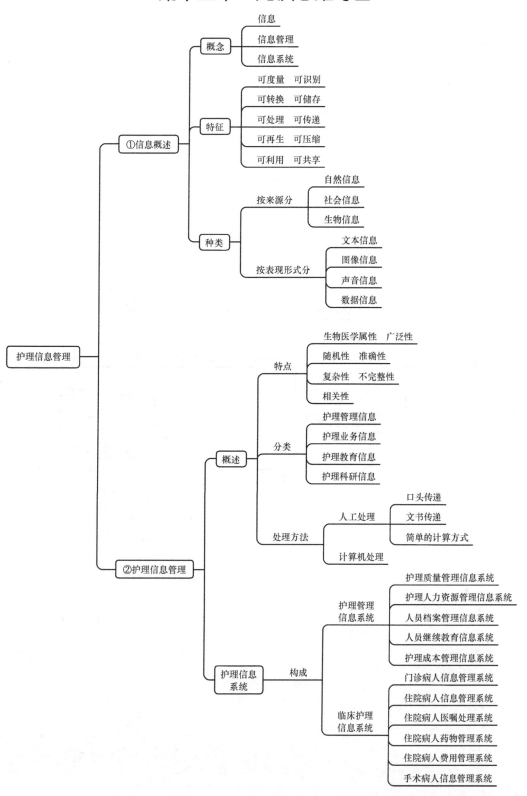

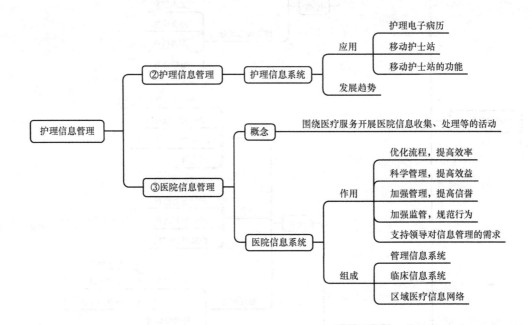

护理信息管理
- ②护理信息管理
  - 护理信息系统
    - 应用
      - 护理电子病历
      - 移动护士站
      - 移动护士站的功能
    - 发展趋势
- ③医院信息管理
  - 概念——围绕医疗服务开展医院信息收集、处理等的活动
  - 医院信息系统
    - 作用
      - 优化流程，提高效率
      - 科学管理，提高效益
      - 加强管理，提高信誉
      - 加强监管，规范行为
      - 支持领导对信息管理的需求
    - 组成
      - 管理信息系统
      - 临床信息系统
      - 区域医疗信息网络

第十四章　护理管理与医疗卫生法律法规

【学习目标】
　　1. 知识目标　掌握医疗卫生法规的概念与基本原则，以及护理管理中常见的法律问题；了解护理立法的意义。

　　2. 能力目标　能够运用所学法律法规正确从事护理相关的职业活动。

　　3. 素质目标　使护生具备知法、懂法、守法的精神，并能依照法律法规进行护理服务。

【学习建议】
　　阅读法律的基本知识、学习《中华人民共和国护士管理条例》和《医疗事故处理条例》。可采用自学、阅读、个案讨论等学习方法。

　　依法办事是每个公民的责任和义务，医疗卫生相关法律法规是规范医疗卫生行业从业人员职业行为的准则。在医疗护理工作过程中，存在着许多潜在的法律问题，因此，作为护理人员应该懂得如何运用法律保护病人和自己，以及如何处理有关的法律问题。同时，重视法律法规对医务人员行为的职业规范和监督作用，运用法律手段来规范和调整各种护理活动的进行，以满足法治建设的需要和护理专业发展的需要。

第一节　医疗卫生法律法规概述

一、医疗卫生法规的概念及基本原则

（一）医疗卫生法规的概念

　　医疗卫生法是我国法律体系的重要组成部分，是由国家制定或认可的，并由国家强制力保证实施的医药卫生方面的行为规范的总和。卫生法的表现形式既有国家立法机关正式颁布的规范文件，也有许多非正式立法机关颁布发行的在其所辖范围内普遍有效的规范性决定、条例、办法等。

（二）医疗卫生法的基本原则

　　1. 卫生保护原则　健康是每个公民的权利，卫生保护为保护人民健康，提高民族素质提供了保证，也是卫生保健制度的重要基础。卫生保护原则的主要内容是人人享有卫生保护的权利。

　　2. 预防为主原则　预防的目的是建立和改善合乎人们生理要求的生活和生产环境，保护健康，防止疾病的发生和流行。

　　3. 公平原则　公平原则要求合理分配可使用的卫生资源，协调卫生保健活动，使任何人在法律上都享有平等使用卫生资源的权利。

　　4. 保障社会健康原则　其本质是协调个人利益与社会健康利益的关系。人具有社会性，要参加社会活动，并对社会承担一定的义务。因此，个人在行使自己的权利时，不得做出

任何有损社会健康利益的行为。

5. 病人自主原则　病人的自主原则是指病人有权决定和处理卫生法所赋予病人的权利。我国现行的法律、法规从不同的角度对病人的权利做了明确、具体的规定，如医治权、知情权、同意权、选择权、隐私权、申诉权、赔偿请求权等。

二、我国与护理管理相关的法律、法规和政策

（一）《护士条例》

2008 年 1 月 23 日国务院第 206 次常务会议通过，第 517 号国务院令公布，并于 2008 年 5 月 12 日起施行。

《条例》共 6 章 35 条，包括总则、执业注册、权利和义务、医疗卫生机构的职责、法律责任和附则 6 个部分。

（二）《中华人民共和国护士管理办法》

中华人民共和国卫生部部长令第 31 号公布，1994 年 1 月 1 日起施行。它规定的法律制度包括护士资格考试制度、护士注册制度、护士执业管理制度和护士执业监督处罚制度。

（三）《医疗机构管理条例》

中华人民共和国国务院令第 149 号颁布，1994 年 9 月 1 日起施行。它明确规定我国医疗机构管理的基本内容，医疗机构必须遵守的规范，以及违反有关规定应承担的法律责任。

（四）《医疗事故处理条例》

中华人民共和国国务院令第 351 号颁布，2002 年 9 月 1 日起施行。医疗事故（medical negligence）是指医疗机构及其医务人员在医疗活动中，违反医疗卫生管理法律、行政法律、部门规章和诊疗护理规范、常规，过失造成病人人身损害的事故。根据对病人人身造成的损害程度分为四级：一级医疗事故，是指造成病人死亡、重度残疾；二级医疗事故，是指造成病人中度残疾、器官组织损伤，导致严重功能障碍；三级医疗事故，是指造成病人轻度残疾、器官组织损伤导致一般功能障碍；四级医疗事故，是指造成病人明显人身损害的其他后果。

（五）《医疗废物管理条例》

国务院第十次常务会议通过，2003 年 6 月 16 日起施行。

医疗废物（medical waste）是指医疗卫生机构在医疗、预防、保健及其他相关活动中产生的具有直接或间接感染性、毒性及其他危害性的废物。《医疗废物管理条例》的主要内容：医疗废物的概念；医疗废物的存放、转移和集中处置要求；医疗机构对医疗废物的管理要求；卫生行政部门的监督管理职责；未执行本条例的法律责任。相关法规包括《医疗废物分类目录》《医疗废物管理行政处罚办法》《医疗卫生机构医疗废物管理办法》等。

（六）《医院感染管理规范（试行）》

2000 年 11 月 20 日，卫生部 431 号文件颁布。

《医院感染管理规范（试行）》明确了医院感染管理组织与职责；确定了医院感染知识培训的具体要求；医院感染监测的内容和要求；门诊、急诊、治疗室、产房、ICU、手术室、

血液净化室、消毒供应室、口腔科、内镜室、检验科、营养室等重点科室部门的医院感染管理要求;明确了医疗污物的处理方法。

案例分享

患儿,男,1岁,因面色苍白,发热,呕吐5天,以营养不良性贫血收入院。入院后医嘱:10%氯化钾10ml加入10%葡萄糖溶液500ml静脉滴注。值班护士没有认真阅读医嘱,将10%氯化钾10ml直接静脉注射。注射完毕发现患儿昏迷、抽搐、心脏停搏。立即组织抢救,进行人工呼吸、心脏按压,注射钙剂、脱水剂等。经多方抢救无效死亡。

思考:

1. 值班护士在治疗活动中违法了吗?

2. 违法行为如何确定?

第二节 护士执业法律、法规

护士执业法律制度是调整医疗卫生保健过程中护理关系的法律规范的总和。其内容主要包括护理立法的目的、护士执业资格考试制度、护士执业许可制度、护士的权利和义务及违法责任。

一、护理立法

(一)护理法的概念

护理法(nursing legislation),是指由国家制定的,用以规范护理活动(如护理教育、护士注册和护理服务)及调整这些活动而产生的各种社会关系的法律规范的总和。

护理立法始于20世纪初。英国在1919年颁布了世界上第一部护理法,荷兰1921年颁布了本国的护理法。在以后的几十年里,许多国家纷纷颁布了护理法。1953年世界卫生组织发表了第一份关于护理立法的研究报告。1968年,国际护士会成立了护理立法委员会,制定了世界护理法史上划时代的纲领性文件《系统制定护理法规的参考性指导大纲》,为各国制定护理法所涉及的内容提供了权威性的指导。2008年1月23日国务院第206次常务会议通过了《护士条例》,自2008年5月12日起施行,它的颁布与实施填补了我国护理立法的空白,对推进我国护理事业的健康发展具有深远的历史影响和现实意义,它是我国护理事业发展史上一个重要的里程碑。同时,该条例的颁布实施也为广大护理工作者营造了有法可依的执业环境。

(二)护理立法的意义

1. 促进护理管理法制化,保障护理安全,提高护理质量 通过护理法制定一系列制度、标准、规范,将护理管理纳入到规范化、标准化、现代化、法治化的轨道,使一切护理活动及行为均以法律为准绳,做到有法可依、有法必依、违法必究,保证了护理工作的安全性及护理质量的提高。

2. 维护护士的合法权益 护理立法使护理人员的地位、作用和职责范围有了法律依据,当其从事正常的护理活动,履行自己的法定职责时会受到法律的保护。增加了护理人员的职业安全感。

3. 促进护理教育及护理学科的发展　护理立法使护理专业向专业化、科学化的方向发展，为护理专业人才的培养和护理活动的开展制定了法治化的规范和标准。护理法在护士资格、注册、执业范围等方面都有明确的要求，促使护士不断学习，更新知识，从而有利于护理专业的发展。

4. 促进护理人员不断学习和接受培训　以法律的手段促进护理人员不断学习和更新知识，促进了护理专业的整体发展。我国实行的《护士条例》也规定，护士执业注册有效期为5年，各省市都有相应的继续教育规定。

5. 有利于维护病人及所有服务对象的正当权益　护理法规定了护士的义务和责任，护士不得以任何借口拒绝护理或抢救病人。对不合格或违反护理准则的行为，病人有权利依据法律条款追究当事人法律责任，从而最大限度地保护服务对象的合法权益。

二、护士执业

（一）护士执业考试

1. 护士执业考试的资格　《护士条例》第七条规定：凡申请护士执业注册者必须通过卫生主管部门组织的护士执业资格考试，取得护士执业证书。该条确定了我国实行护士执业资格考试的制度。

申请参加护士执业资格考试的条件：一是专业要求，必须接受过护理专业教育；二是学历要求，必须取得普通中等卫（护）校的毕业文凭或普通高等医学院校大专以上毕业文凭。

2. 申请护士执业注册的条件　《护士条例》第七条规定：申请护士执业注册，应当具备下列条件：

（1）具有完全民事行为能力。

（2）在中等职业学校、高等学校完成国务院教育主管部门和国务院卫生主管部门规定的普通全日制3年以上的护理、助产专业课程学习，包括在教学、综合医院完成8个月以上护理临床实习，并取得相应学历证书。

（3）通过国务院卫生主管部门组织的护士执业资格考试。

（4）符合国务院卫生主管部门规定的健康标准。

护士执业注册申请，应当自通过护士执业资格考试之日起3年内提出；逾期提出申请的，除应当具备前款第（1）项、第（2）项和第（4）项规定条件以外，还应当在符合国务院卫生主管部门规定条件的医疗卫生机构接受3个月临床护理培训并考核合格。护士执业资格考试办法由国务院卫生主管部门会同国务院人事部门制定。

3. 护士执业考试内容　护士执业考试实行全国统一组织、统一大纲、统一试题、统一评分标准。每年举行一次。考试由国家医学考试中心具体组织实施，地、市以上卫生行政部门的医政部门承担本地区的考试实施工作。考试采用标准化模式，分西医和中医两个专业。考试内容包括基础护理学、内科护理学、外科护理学、妇产科护理学、儿科护理学、护理心理学、护理伦理学、医疗卫生法律法规等科目。

（二）护士的权利和义务

护士的权利是指取得护士执业资格依法注册的护士在执业活动中依法所享有的权利。护士的义务是指护士在执业过程中必须履行的责任。这两者是并存的。

1. 护士的执业权利

（1）工资、福利待遇权利：有按照《工伤保险条例》、《国务院关于建立城镇职工基本医疗保险制度的决定》、劳动和社会保障部等部门《关于事业单位、民间非营利组织工作人员工伤有关问题的通知》、劳动部《关于护士工龄津贴的若干规定》等国家有关规定获取工资报酬、享受福利待遇、参加社会保险的权利。

（2）职业安全防护权利：有获得与其所从事的护理工作相适应的卫生防护、医疗保健服务的权利。从事直接接触有毒有害物质、有感染传染病危险工作的护士，有依照有关法律、行政法规的规定接受职业健康监护的权利；患职业病的，有依照法律、行政法规的规定获得赔偿的权利。

（3）职称晋升和参加学术活动的权利：有按照国家有关规定获得与本人业务能力和学术水平相应的专业技术职务、职称的权利；有参加专业培训、从事学术研究和交流、参加行业协会和专业学术团体的权利。

（4）执业知情权和建议权：有获得疾病诊疗、护理相关信息的权利以及其他与履行护理职责相关的权利，可以对医疗卫生机构和卫生主管部门的工作提出意见和建议。

2. 护士的义务

（1）依法执业义务：护士在执业的过程中应当遵守法律、法规、规章和诊疗技术规范的规定。履行对病人、病人家属及社会的义务。

（2）紧急处置义务：护士在执业活动中，发现病人病情危急，应当立即通知医师；在紧急情况下为抢救垂危病人生命，应当先行实施必要的紧急救护。

（3）问题医嘱报告义务：护士在执业活动中发现医嘱违反法律、法规、规章或者诊疗技术规范规定的，应当及时向开具医嘱的医师提出；必要时，应当向该医师所在科室的负责人或者医疗卫生机构负责医疗服务管理的人员报告。

（4）尊重、关爱病人，保护病人隐私的义务：护士在执业活动中，应尊重、关心、爱护病人，保护病人的隐私。

（5）服从国家调遣的义务：护士有义务参与公共卫生和疾病预防控制工作。发生自然灾害、公共卫生事件等严重威胁公众生命健康的突发事件，护士应当服从县级以上人民政府卫生主管部门或者所在医疗卫生机构的安排，参加医疗救护。

第三节　护理管理中常见的法律问题

一、依法执业问题

（一）侵权行为与犯罪

侵权行为是指医护人员对病人的权利进行侵害导致病人利益受损的行为。侵权行为主要涉及侵犯生命健康权、侵犯自由权、侵犯隐私权、侵犯病人的知情权，病人合法权益受法律保护。所以，侵权行为是违反法律的行为，情节严重者将承担刑事责任。

1. 侵犯病人生命健康权　护士在执业过程中，因护理不当、工作不负责任、技术水平问题，给病人健康带来损害甚至造成病人死亡，是对病人生命健康权利的侵犯。

2. 侵犯病人自由权　护士以治疗护理需要的名义拘禁病人或以其他形式限制或剥夺病

人的人身自由，就是对病人自由权的侵犯。

3. 侵犯病人隐私权 护士在执业中要注意尊重保护病人的隐私，要对病人的生理缺陷、所患疾病及正在进行的治疗方案等保密。不得擅自公开病人的疾病资料，不以病人病情作为闲谈资料，以免造成言语扩散，侵犯到病人的隐私权。

4. 侵犯病人知情权 任何治疗、护理方案，病人都有权了解。对病人的病情、检查目的及结果、药品的作用及价格等，护士有告知义务。特别是在进行一些特殊治疗、检查项目、护理操作之前，护士应给病人详细做好解释、宣教，取得病人的同意，特殊需要时应履行签字手续。如因工作忙或疏忽大意而不履行告知义务或告知不够充分，就可构成侵犯病人的知情权。

犯罪是指一切触犯国家刑法、危害社会的行为，应当受到法律惩处的行为。犯罪可根据行为人主观方面的内容不同而分为故意犯罪和过失犯罪。故意犯罪是明知自己的行为会发生危害社会的结果，仍然希望或者放任这种结果的发生。过失犯罪是指应当预见自己的行为可能会发生危害社会的结果，因疏忽大意而没有预见，或者虽有预见而轻信能够避免，以致发生不良结果。如为病人注射药物前常规要进行"三查、八对"，但护士操作前自信不会出错，没有履行查对，给病人用错了药物，导致病人死亡，就构成了犯罪。

（二）失职行为与渎职

主观上的不良行为或明显的疏忽大意，造成严重后果者属于失职行为。例如，对急危重症病人不采取任何急救措施或转院治疗，不遵循首诊负责制原则，不请示医生进行转诊，以致贻误诊疗或抢救时机的行为。违反护士职业道德要求，如为戒酒、戒毒者提供酒或毒品是严重渎职行为。窃取病区麻醉限制药品，如哌替啶、吗啡等，或自己使用成瘾，视为吸毒；贩卖捞取钱财构成贩毒罪，将受到法律严惩。

（三）收礼与受贿

救死扶伤是护理人员的神圣使命，不应借工作之便谋取额外报酬。护士主动向病人及家属索取红包等不义之财，则犯了索贿、受贿罪。如果是病人在出院后，出于对护士精心护理的感激而自愿赠送的小纪念品，则不属于贿赂范畴。

（四）护理记录中潜在的法律问题

护理记录不仅是检查衡量护理质量的重要资料，同时也是医生观察诊疗效果，调整治疗方案的依据。一旦发生医疗、护理纠纷，它还是评判医疗、护理纠纷性质的重要依据。因此，及时、客观、准确、翔实地记录尤为重要，随意对原始护理记录进行添删及篡改都是非法的。

（五）执行医嘱中潜在的法律问题

医嘱是护理人员对病人实施治疗措施的依据，具有法律效应。护理人员对医生的医嘱应严格执行，随意篡改或无故不执行医嘱都属于违规行为。但如发现医嘱有明显错误，护理人员有权拒绝执行，并向医生质疑，若医生仍执意要求执行，则护士将不对由此产生的不良后果承担任何法律责任；反之，若明知该医嘱可能会给病人造成损害，酿成后果，仍照旧执行，护理人员将与医生一同承担由此引起的法律责任。

（六）药品使用不当存在的法律责任

医疗过程中如使用假药、过期药、无批号药，滥用毒麻药、精神药品和非处方药品，均可引起法律纠纷。护理人员若利用职权将麻醉药品提供给不法分子倒卖或吸毒分子自用，这些行为就构成了参与贩毒、吸毒罪。如护理人员利用职务之便，将贵重药品、物品占为己有，情节严重者，可被起诉盗窃公共财产罪。

（七）执业过程中违反法律法规

护士未经注册，从事护理工作；或在遇到自然灾害、疫病流行、突发重大伤亡事故时，不服从卫生行政部门调遣的，则违反了《护士条例》。护士在执业时，未按要求对一次性使用医疗卫生用品进行及时回收、毁形，对需要消毒的器械、物体表面、空气未进行消毒处理；对传染病病人的排泄物未按要求进行处理；特殊病人的手术，如乙肝、艾滋病病人手术，未做好消毒隔离，造成同期手术病人感染的，违反《中华人民共和国传染病防治法》。

（八）护理专业实习生的法律责任

护理专业实习生在临床护理活动中不具备独立操作的资格，必须在有执业资格护士的指导下为病人实施护理操作，特别是侵入性操作。如果在执业护士的指导下，实习生因操作不当给病人造成损害，实习生不负法律责任。但如果实习生未经带教护士同意，擅自独立操作对病人造成了损害，就应负法律责任。病人也有权向其获取经济赔偿。所以，带教护士要严格带教，护士长在排班时不可因人员短缺而将实习生当作执业护士使用。

（九）其他法律问题

目前，在我国安乐死尚未立法，护士不得随意执行安乐死，否则将引发法律纠纷。

二、执业安全问题

（一）禁止无证上岗

《护士条例》第二十一条明确规定，医疗卫生机构不得允许下列人员在本机构从事护理工作：①未取得护士执业证书的人员。②未按规定办理执业地点变更手续的护士。③执业注册有效期届满未延续注册的护士。护理管理者不得以任何理由安排她们独立上岗，只能安排她们在注册护士的指导下做辅助性的护理工作，否则将被视为无证上岗，非法执业。

（二）执业安全防护

《护士条例》第十二条、第十三条、第十四条、第二十八条和第二十九条中明确了护士在执业过程中享有的职业卫生防护的权利，如在第十三条中规定"护士执业，有获得与其所从事的护理工作相适应的卫生防护、医疗保健服务的权利。从事直接接触有毒有害物质、有感染传染病危险工作的护士，有依照有关法律、行政法规的规定接受职业健康监护的权利；患职业病的，有依照有关法律、行政法规的规定获得赔偿的权利"。《护士条例》第三十三条还明确规定"扰乱医疗秩序，阻碍护士依法开展执业活动，侮辱、威胁、殴打护士，或者有其他侵犯护士合法权益行为的，由公安机关依照治安管理处罚法的规定给予处罚；构成犯罪的，依法追究刑事责任"。上述法规的颁布与实施，为护士的职业安全防护提供了法律上的保障，也为规范医疗机构护士的职业安全防护提供了法律依据。

（三）职业保险

职业保险是指从业者通过定期向保险公司缴纳保险费，使其一旦在职业保险范围内突然发生责任事故时，由保险公司承担对受损害者的赔偿。护理是一项高风险的职业，参加职业保险可看作是对护理人员自身利益的一种保护，它虽然不能摆脱护理人员在护理纠纷或事故中的法律责任，但若事故发生可在一定程度上减轻其为该责任所付出的经济代价。

思考题

1. 何谓医疗卫生法规、护理法？
2. 我国与护理管理相关的法律、法规和政策有哪些？
3. 简述护士的权利和义务。
4. 护理管理中如何依法执业和安全执业？

第十四章 知识思维导图

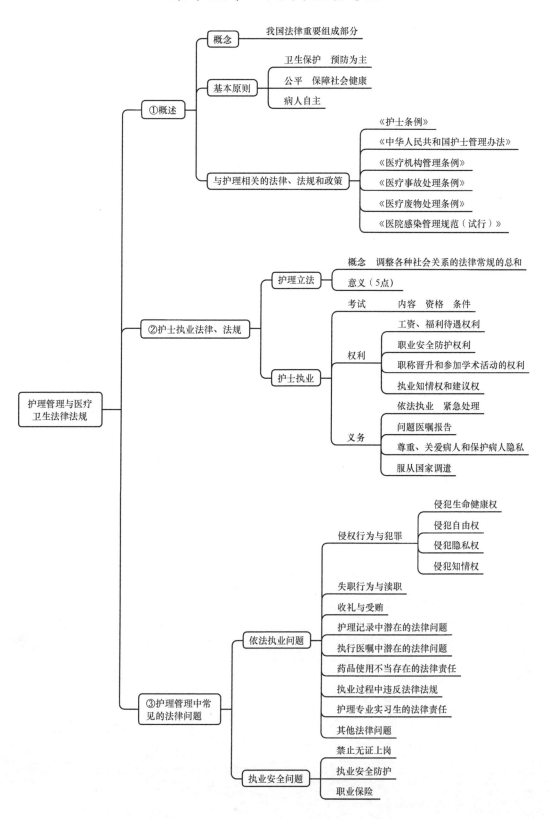